“十三五”江苏省高等学校重点教材(编号2019-2-209)
信息素养文库·高等学校信息技术系列教材

医学信息技术教程

主　编　刘　伟　耿　伟
副主编　马　凯　吕恩辉　张红伟　朴　雪
　　　　刘　莘　朱婷婷　孟晓静

南京大学出版社

内容简介

本书是信息素养文库·高等学校信息技术系列教材之一，作为大学计算机信息技术课程理论教材使用。全书共10章，对计算思维、人工智能和大数据进行了详细的讲解，内容既符合计算机等级考试要求，又针对医药相关知识进行了专门的介绍，书中使用了大量医学相关的实例，特别适用于医药类高等院校及卫校各专业的大学计算机信息技术课程教材，也可作为医药类研究生信息技术课程的参考教材，还可供医院医护人员、制药企业职工进行信息技术知识能力培训时使用。

本书获江苏省研究生教育教学改革课题资助，项目批准号：JGZZ19_065。

图书在版编目(CIP)数据

医学信息技术教程/刘伟，耿伟主编. — 南京：南京大学出版社，2021.5(2022.11 重印)
(信息素养文库)
高等学校信息技术系列教材
ISBN 978-7-305-23242-8

Ⅰ.①医… Ⅱ.①刘… ②耿… Ⅲ.①医学信息学—高等学校—教材 Ⅳ.①R-058

中国版本图书馆 CIP 数据核字(2020)第 181729 号

出版发行 南京大学出版社
社　　址 南京市汉口路 22 号　　　邮　　编 210093
出 版 人 金鑫荣

书　　名 医学信息技术教程
丛 书 名 信息素养文库
主　　编 刘 伟 耿 伟
责任编辑 苗庆松　　　编辑热线 025-83592655

照　　排 南京开卷文化传媒有限公司
印　　刷 南京人民印刷厂有限责任公司
开　　本 787×1092 1/16 印张 14.25 字数 350 千
版　　次 2021 年 5 月第 1 版　2022 年 11 月第 2 次印刷
ISBN 978-7-305-23242-8
定　　价 39.80 元

网　　址：http://www.njupco.com
官方微博：http://weibo.com/njupco
官方微信号：njuyuexue
销售咨询热线：(025)83594756

前 言

人类社会已进入了以微电子技术、通信技术、计算机及网络技术为主要特征的信息社会，信息技术已经渗透到了人们工作和生活的方方面面，当然也包括医药领域，掌握必要的信息技术知识已成为人们必备的技能。为了满足计算机基础课程的教学要求，我们组织了具有丰富教学经验的教师，编写了《医学信息技术教程》。全书共 10 章，第 1 章简单介绍了信息技术基础知识、计算机的发展历程、计算机软硬件及网络基础知识；第 2 章介绍了计算思维的概念及其在医学方面的应用；第 3 章详细地介绍了人工智能的研究目标和研究途径，以及人工智能在医疗领域的应用；第 4 章详细地介绍了大数据的应用、大数据的处理技术及医疗大数据安全的相关知识；第 5 章介绍了医院信息系统与医学信息相关标准；第 6 章详细地介绍了门急诊管理信息系统的业务和流程；第 7 章详细地介绍了住院管理信息系统的业务和流程；第 8 章详细地介绍了电子病历系统；第 9 章详细地介绍了实验信息系统的业务和流程；第 10 章介绍了数据库技术的相关知识。

本书结合了编者多年的教学经验，以《高等学校医药类计算机基础课程教学基本要求及实施方案》为蓝本，按照教育部高等学校大学计算机课程教学指导委员会 2016 年发布的《大学计算机基础课程教学基本要求》文件要求，结合《全国计算机等级考试二级公共基础知识考试大纲(2018 年版)》相关要求组织编写。

本书由刘伟、耿伟担任主编，马凯、吕恩辉、张红伟、朴雪、刘莘、朱婷婷、孟晓静担任副主编，其中第 1 章由马凯编写，第 2 章由孟晓静编写，第 3 章由吕恩辉编写，第 4 章由刘伟编写，第 5 章由耿伟、张红伟编写，第 6 章由朴雪张红伟编写，第 7 章由刘莘编写，第 8 章由耿伟编写，第 9 章由朱婷婷编写，第 10 章由张红伟编写。教材的编写得到了各级领导及专家的大力支持和帮助，编写过程中也参阅了大量的书籍，在此一并表示感谢。由于编者经验有限，加之时间仓促，书中难免会有疏漏和不足之处，敬请广大读者批评指正！

编　者

2021 年 4 月

目　　录

第1章

计算机信息技术概述

计算机广泛应用于社会生活的各个领域,有力推动了人类社会的现代化进程。掌握以计算机为核心的信息技术是当代大学生必备的基本素质和技能。本章简单介绍信息技术,计算机的发展历程,计算机的硬件、软件、网络等基础知识。

1.1 信息技术概论

1.1.1 信息与信息技术

1. 信息与信息处理

在现实世界中,每时每刻都会产生大量的信息,但信息需要以一定形式表述出来才能被记载、传递和应用,所以必须使用一组符号及其组合来对信息进行表示,这样的一组符号及其组合表示的信息称为数据。计算机中数据包括数值、文字、语音、图形和图像等。

国际标准化组织(International Standards Organization,ISO)对"信息"的定义是:"信息"是对人有用的数据。ISO对"数据"的定义是:"数据"是对事实、概念或指令的一种特殊的表达形式。通常意义下的数字、文字、图画、声音、动画、影像等都是数据,因为它们都能负载"信息"——"有用的数据"。

目前,对信息的研究已经形成一门专门的跨多学科的科学,即信息科学。信息科学中研究的信息处理包含信息的收集、加工、存储、传递和使用。计算机就是一种强大的信息处理工具。

2. 信息技术

信息技术(Information Technology,简称IT)指的是用来扩展人们信息器官功能、协助人们更有效地进行信息处理的一类技术。信息技术是指主要包括信息的获取、存储、传输及控制等方面的技术,是所有高新科技的基础和核心。基本的信息技术主要有以下四种:

(1) 扩展感觉器官功能的感测与识别技术。

(2) 扩展神经系统功能的通信技术。

(3) 扩展大脑功能的计算与存储技术。

(4) 扩展效应器官功能的控制与显示技术。

自 20 世纪以来,现代信息技术取得了突飞猛进的发展,在扩展人类信息器官功能方面取得了杰出的成果,极大地拓展了人类信息功能水平。雷达、卫星遥感、电话、因特网、通信技术、计算机等产品的问世,代表了人类正在积极地向信息化、智能化社会逐步迈进。

现代信息技术的主要特征是:以数字技术为基础,以计算机及软件为核心,采用电子技术(包括激光技术)进行信息的收集、传递、加工、存储、显示和控制。它包括通信、广播、计算机、因特网、微电子、遥感遥测、自动控制、机器人等诸多领域。

1.1.2 计算机概况

1. 计算机的特点及发展历程

计算机具有运算快、精度高、存储记忆强、逻辑判断、高度自动化和人机交互等特点。1946 年 2 月,世界上第一台电子计算机——ENIAC(Electronic Numerical Integrator And Calculator,电子数字积分计算机)在美国宾夕法尼亚大学诞生。1946 年 6 月,美籍匈牙利数学家冯·诺依曼首次提出“存储程序”思想模型,从而为后期电子计算机的发展奠定了理论基础。

根据主机采用的元器件,计算机的发展分为四个时代。

第一代计算机(1946—1959 年)——电子管计算机,主要采用电子管作为基本器件,如图 1-1(a)所示,体积大、耗电量大、速度慢、内存容量小,使用机器语言和汇编语言编写程序,主要用于科学计算。

第二代计算机(1959—1964 年)——晶体管计算机,采用晶体管作为主要基本器件,如图 1-1(b)所示,采用磁芯存储技术,计算机的整体性能比之前有了很大提高,体积小、重量轻、功耗低;软件上出现了 FORTRAN、COBOL、ALGOL 等多种高级编程语言,除了用于科学计算,还用于数据处理和过程控制。

第三代计算机(1964—1975 年)——中、小规模集成电路计算机,采用小规模集成电路(Small Scale Integration,SSI)和中规模集成电路(Medium Scale Integration,MSI)作为基础元件,并且有了操作系统,如图 1-1(c)所示,这是微电子与计算机技术相结合的一大突破。首次实现了亿次浮点运算/秒,运算速度和效率大大提高。

第四代计算机(1975 年至今)——大规模集成电路(Large Scale Integration,LSI)和超大规模集成电路(Very Large Scale Integration,VLSI)计算机,计算机逻辑元件采用超大规模集成电路技术,如图 1-1(d)所示。器件的集成度得到了极大的提高,体积更小,携带方便,运算速度达到上百亿次浮点运算/秒,高集成度的半导体芯片取代了磁芯存储器。此外,计算机操作系统得到了进一步完善,形成了软件工程理论与方法,应用软件层出不穷。此时,计算机才真正进入社会生活的各个领域。

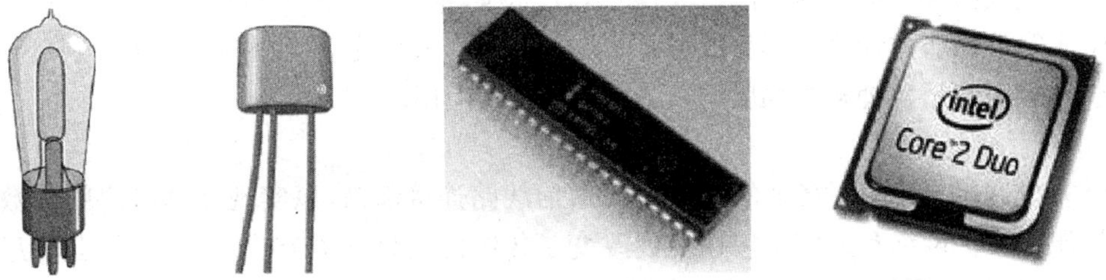

（a）电子管　（b）晶体管　（c）中、小规模集成电路　（d）大规模集成电路

图1-1　电子管、晶体管与集成电路

随着新的元器件及其技术的发展，新型的超导计算机、量子计算机、光子计算机、生物计算机、纳米计算机、人工智能计算机等将会逐步得到发展，特别是量子计算机，目前的发展前景十分广阔。

2. 计算机的分类

计算机的分类有多种方法。按照工作原理可分为数字电子计算机、模拟电子计算机和混合电子计算机。按照用途可分为通用计算机和专用计算机。按照规模大小分，可分为巨型机、大型机、小型工作站和个人计算机。

3. 计算机的应用领域

随着计算机的普及，计算机应用已渗透到社会的各个领域，从科研、生产、教育、卫生到家庭生活等。计算机主要应用于以下领域：

（1）科学计算

科学计算也称数据计算。在自然科学和工程技术中，计算的工作量都是巨大的，所以利用计算机进行复杂的计算能够提高工作效率。

（2）信息处理

信息处理就是对各种信息进行收集、存储、整理、分类、统计、加工、利用和传播等一系列活动的统称，是目前计算机应用最广泛的一个领域，其目的是获取有用的信息，为决策提供依据。

计算机信息处理目前已广泛应用于办公自动化、企事业单位计算机辅助管理与决策、文档管理、情报检索、文字处理、激光照排、电影电视动画制作、会计电算化、图书管理和医疗诊断等各个领域。

（3）过程控制

在工业生产过程中，自动控制能有效地提高工作效率。计算机的控制系统把工业过程中的模拟量、开关量，以及脉冲量，经放大电路和模/数、数/模转换电路传送给计算机的处理系统，由计算机进行数据采集、显示，以及现场控制。

（4）计算机辅助技术

计算机辅助技术是指利用计算机协助设计人员进行计算机辅助设计（CAD）、辅助制造（CAM）、辅助测试（CAT）、辅助教学（CAI）等操作。

（5）人工智能

计算机是一种自动化的机器，但是它只能按照用户规定好的程序来工作。人工智能就是让计算机模拟人类的某些智能行为，如感知、思维、推理、学习、理解等。

人工智能一直是计算机研究的重要领域，例如：专家系统、机器翻译、模式识别(声音、图像、文字)和自然语言理解等都属于人工智能的具体应用。

(6) 网络通信

计算机网络是将世界各地的计算机用通信线路连接起来，以实现计算机之间的数据通信和资源共享。网络和通信的快速发展改变了传统的信息交流方式，加快了社会信息化的步伐，计算机和网络的紧密结合使人们能更有效地利用资源。

1.1.3 计算机中信息的表示、编码及数字媒体

计算机可以处理数值、文字、声音、图像、视频等信息，这些信息都采用二进制表示和编码。

1. 比特与字节

比特(bit)是 binary digit 的缩写，中文叫做“二进位数字”。比特的取值只有两种状态：数字 0 或者数字 1。比特是组成数字信息的最小单位，一般用小写字母 b 表示。比特在不同的场合有着不同的含义，用比特可以表示数值、文字、符号、图像、声音等各种各样的信息。

字节用大写字母 B 表示，每个字节由 8 个比特组成，每个西文字符要用 8 个比特表示，每个汉字至少要用 16 个比特才能表示，声音和图像则要用更多的比特才能表示。因此，引入一种较比特稍大的信息计量单位——“字节”。

存储器最重要的指标就是存储器容量。在内存储器的容量计量单位上，计算机中采用 2 的幂次作为单位，经常使用的单位有千字节(KB)、兆字节(MB)、吉字节(GB)、太字节(TB)。

1 KB=1 024 B; 1 MB=1 024 KB; 1 GB=1 024 MB; 1 TB=1 024 GB

外存储器的容量计量单位以 10 的幂次来进行计算，所以各种外存储器制造商也采用 1 MB=1 000 KB 的标准来进行容量计算。另外，数据传输速度单位也是以 10 的幂次来计算的。

2. 十进制与二进制

十进制是人们习惯采用的数制，它使用 0、1、2、3、4、5、6、7、8、9 共 10 个数字来表示数值。十进制的基数是 10，即在每一位上可能出现的状态有 0 至 9，要找到能表示 10 种稳定状态的电子元件是非常困难的，在计算机中通常采用二进制来表示信息，即使用 0 和 1 来表示数值。采用二进制的优点如下：

(1) 电路简单。很容易设计和制造具有两种稳定物理状态的元件和电路，而且二进制数据容易被计算机识别，抗干扰性强，可靠性高。

(2) 便于传输。用 0 和 1 就能表示两种不同的状态，使数据传输容易实现，并且数据不容易出错，传输的信息也更加可靠。

(3) 运算简单。在十进制中所使用的加、减、乘、除运算规则，在二进制中都可以完全套用，所不同的只是在进位时为“逢二进一”，在借位时为“借一为二”。二进制只有 0 和 1 两个数，对这两个数做算术运算和逻辑运算都相对简单，而且容易相互沟通和相互描述。

为了避免使用二进制过于冗长，也为方便记忆和书写，又引入了八进制、十六进制。在实际使用中，二进制、八进制、十进制、十六进制数值后面通常会分别加上字母 B、Q、D、H 来

加以标识和区别，如果不加，则默认为十进制，例如：

10(B)＝2，17(Q)＝15，2F(H)＝47。

3. 数制间转换

(1) 二进制数、十六进制数转换为十进制数：把二进制数、十六进制数转换为十进制数，只要按位权写出其展开式，用数值计算的方法计算相应的数值，即可得到十进制数。

例如：

$1101(B)=1\times2^3+1\times2^2+0\times2^1+1\times2^0=8+4+0+1=13(D)$。

$6F(H)=6\times16^1+15\times16^0=111(D)$。

(2) 十进制数整数部分转换为二进制数值、八进制、十六进制数值：通常最直接的方法就是“除基逆向取余”法，该法示例如下：

【例 1】 将 35(D)表示成二进制，即用除基数 2 的逆向取余法进行转换：

2	35	余1 ↑
2	17	余1
2	8	余0
2	4	余0
2	2	余0
2	1	余1
	0	

所以 35(D)的二进制表示为 100011(B)。

十进制转换成八进制、十六进制时，只需将除数改为 8 或 16 即可。

(3) 十进制数小数部分转换为二进制数，通常采用“乘二取整”的方法。

【例 2】 将十进制小数 0.625 转换为二进制。

计算式	整数部分	小数部分
$0.625\times2=1.25$	1	0.25 ↓
$0.25\times2=0.5$	0	0.5
$0.5\times2=1$	1	0

所以 0.625(D)的二进制表示为 0.101(B)。

(4) 二进制数与八进制数之间的转换：每位八进制数与 3 位二进制数相对应，按此规则，二进制数与八进制数的转换非常简单。

0000(B)＝0(H)，0001(B)＝1(H)，0010(B)＝2(H)，0011(B)＝3(H)；

0100(B)＝4(H)，0101(B)＝5(H)，0110(B)＝6(H)，0111(B)＝7(H)。

例如：

172(Q)＝001111010(B)；

同理，可推导出二进制数与十六进制数之间的转换，每位十六进制数与 4 位二进制数相对应。

例如：

2EC(H)＝001011101100(B)。

4. 比特的运算

(1) 二进制运算

二进制数的运算和十进制数一样，同样也遵循加、减、乘、除四则运算法则。

二进制加法（满二进一）：

```
   0 1 0 1
+  0 1 0 0
----------
 1 0 0 1
```

二进制减法（不够向高位借一）：

```
   1 0 0 1
+  0 1 0 0
----------
   0 1 0 1
```

乘法可以化为加法和移位运算，除法可以化为减法和移位运算。

5. 信息在计算机中的表示

信息有很多种类，如数值、文字、图像、声音、视频、符号等，这些信息在计算机中必须用二进制来表示，计算机才可以对其进行有效的存储、加工、传输等处理。

(1) 数值信息在计算机中的表示

在计算机中，数值的类型通常包括无符号整数、有符号整数、浮点数等三种数据类型。无符号整数中所有位数都用来表示数值，如1个字节表示的范围可以从0～255。对于有符号整数用一个数的最高位作为符号位，0表示正数、1表示负数。这样，每个数值就可以用一系列0和1组成的序列来进行表示。符号数值化之后，为了方便对机器数进行算术运算，提高运算速度，设计了用不同的码制来表示数值。常用的有原码、反码和补码来表示数值。

原码表示法通常采用"符号＋绝对值"的表示形式。假设采用8位二进制数来表示29，那么其中1位必须用来表示符号，用0表示正数，其余7位来表示数值部分。

＋29的二进制表示是11101，采用8位二进制数表示，其数值部分必须满7位，不够的位数在左边用0补上，所以＋29的8位二进制数表示的数值部分应该是0011101，再加上1位符号位0，那么＋29的8位二进制原码完整表示如下：

[＋29]原＝00011101(B)

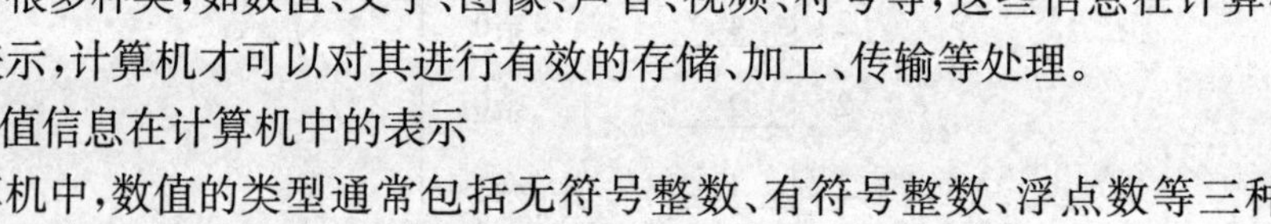

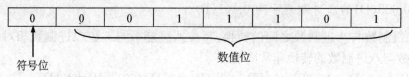

同理，－29的二进制原码表示如下：

[－29]原＝10011101(B)

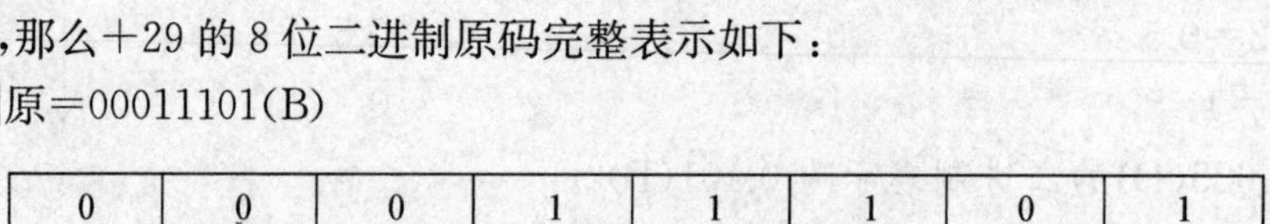

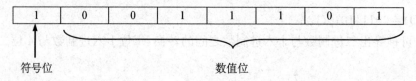

在原码表示法中，0有两种表示方法，即[+0]原=00000000，[−0]原=10000000。

反码表示法，整数的反码与原码相同，负数的反码数值位与原码相反，符号位不变。例如：[+29]反=[+29]原=00011101(B)，而[−29]反=11100010(B)。

在反码表示法中，0也有两种表示方法，即[+0]反=00000000，[−0]反=11111111。

补码表示法是计算机中数值通用的表示方法。正数的补码与原码相同，负数的补码是在反码的基础上末位加1。例如：[+29]补=[+29]原=00011101(B)，而[−29]补=11100011(B)。

在补码表示法中，0只有一种表示方法，即[+0]补=[−0]补=00000000。

在实际应用中，补码最为常见，通常求解负数补码分为三个步骤：① 写出与该负数相对应的绝对值的原码；② 按位求反；③ 末位加1。例如：机器字长为8位，求−46(D)的补码：

+46的绝对值的原码：　　00101110

按位求反：　　11010001

末位加1：　　11010010

所以，[−46]补=11010010(B)=D2(H)。

根据原码、反码、补码的表示方式，有以下特点：[[X]反]反=[X]原，[[X]补]补=[X]原。

(2) 文字符号信息在计算机中的表示

计算机除了处理数值信息以外，还需要处理大量的字符、文字等信息。

在西文字符集中，普遍采用的是美国标准信息交换码(American Standard Code for Information Interchange，ASCII)。ASCII码采用7位二进制编码，总共有128个字符，包括：26个英文大写字母，ASCII码为41H～5AH；26个英文小写字母，ASCII码为61H～7AH；10个阿拉伯数字0～9，ASCII码为30H～39H；32个通用控制字符；34个专用字符。存储时采用一个字节来表示，低7位为字符的ASCII值，最高位一般用作校验位。

计算机控制字符有专门用途。例如，回车字符CR的ASCII码为0DH，换行符LF的ASCII码为0AH等。

中文字符集的组成是汉字。我国汉字总数超过6万，数量大、字形复杂、同音字多、异体字多，这给汉字在计算机内部的处理带来一些困难。下面主要介绍“国家标准信息交换用汉字编码”(GB2312-80标准)，以下简称国标码。

GB2312标准共收录6 763个汉字，同时收录了包括拉丁字母、希腊字母、日文平假名及片假名字母、俄语西里尔字母在内的682个字符。GB2312字符集由三个部分组成：第一部分是字母数字和各种符号；第二部分是一级常用汉字；第三部分是二级常用汉字。GB2312中对所收录汉字进行了“分区”处理，每区含有94个汉字/符号，这种表示方式也称为区位码。其中，01～09区为特殊符号；16～55区为一级汉字，按拼音排序；56～87区为二级汉字，按部首/笔画排序；10～15区及88～94区则未有编码。例如：“啊”字是GB2312中的第一个汉字，它的区位码就是1601。

在计算机内部，汉字编码和西文编码是共存的，如何区分它们是一个很重要的问题，因为对不同的信息有不同的处理方式。

方法之一是对二字节的国标码，将两个字节的最高位都置成1，而ASCII码所用字节最高位保持为0，然后由软件(或硬件)根据字节最高位来做出判断。

汉字的内码虽然对汉字进行了二进制编码，但输入汉字时不可能按此编码输入，因此除了内码与国标码外，为了方便用户由键盘输入，设计了键盘上输入符号组成的代表汉字的编码，称为汉字输入码。汉字输入码是不统一的，区位码、五笔字形码、拼音码、智能 ABC、自然码等都是汉字的输入码。汉字输入码输入计算机后，由计算机中的程序自动根据输入码与内码的对应关系，将输入码转换为内码进行存储。

(3) 图像等其他信息在计算机中的表示

计算机中的数字图像按其生成方法可以分为两大类：一类是从现实世界中通过扫描仪、数码相机等设备获取的图像，称为位图图像；另一类是使用计算机合成的图像，称为矢量图像或者图形。图像在计算机中的存储要比汉字更复杂一些，要在计算机中表示一幅图像，首先必须把图像离散成为 M 列、N 行，这个过程称为取样。经过取样，图像被分解成为 M×N 个取样点，每个取样点称为一个像素，每个像素的分量采用无符号整数表示。

其他形式的信息，如声音、动画、温度、压力等都通过一定的处理后用比特表示。只有用比特表示的信息才能够被计算机处理和存储。

1.1.4 微电子技术

微电子技术是信息技术领域中的关键技术，是发展电子信息产业和各项高技术的基础，微电子技术的核心是集成电路技术。

1. 集成电路

电子电路由电阻、电容、电感和二极管、晶体管等元器件组成，它们通过导线连接起来，使电流在其中流动，完成信号的生成、放大、变换或传输等功能。电子电路中的元器件也随着时代在不断发展，从最早的真空电子管到晶体管，到集成电路，于是电子电路也由单个元器件(分立元件)和电线连接而发展成为集成电路形式。微电子技术正是以集成电路为核心的电子技术，它是在电子元器件小型化、微型化的过程中发展起来的。

集成电路(Integrated Circuit，简称 IC)，是以半导体单晶片(主要材料是硅或砷化镓等半导体材料)作为基片，采用平面工艺，将晶体管、电阻、电容等元器件及其连线所构成的电路制作在基片上所构成的一个微型化的电路或系统。集成电路具有体积小、重量轻、功耗小、成本低、速度快、可靠性高的优点。

集成电路按用途可以分为专用集成电路和通用集成电路；按功能可以分为数字电路和模拟电路；按集成度可以分为中小规模集成电路(SSI)、中规模集成电路(MSI)、大规模集成电路(LSI)、超大规模集成电路(VSI)，乃至极大规模集成电路(USI)。

集成电路的工作速度主要取决于晶体管的尺寸。晶体管的尺寸越小，其极限工作频率越高，门电路的开关速度就越快，相同面积的晶片可容纳的晶体管数目就越多。所以自集成电路问世以来，人们就一直在缩小晶体管、电阻、电容、连接线的尺寸上下功夫。随着纳米级微细加工技术的采用和硅抛光片面积的增大，集成电路的规模也越来越大，现在仍然在进一步发展中。

英特尔(Intel)的创始人之一戈登·摩尔(Gordon Moore)根据集成电路的发展规律提出了摩尔定律：当价格不变时，集成电路上可容纳的元器件的数目，大约每隔 18～24 个月便会增加一倍，性能也将提升一倍。这一定律揭示了微电子技术的进步。

2. IC卡

IC卡(Chip Card、Smart Card),又称集成电路卡,它是把集成电路芯片密封在塑料卡基片内,使其成为能存储信息、处理和传递数据的载体。

IC卡具有存储信息量大、保密性能强、可以防止伪造和窃用、抗干扰能力强、可靠性高等优点,可以作为电子证件,记录持卡人的信息,用作身份识别(如身份证、考勤卡、医疗卡、住房卡等),也可作为电子钱包(如公交卡、加油卡、银行卡等)。

IC卡按芯片类型,可以分为存储器卡和CPU卡。存储器卡封装的集成电路为存储器,信息可长期保存,也可通过读卡器改写。结构简单,使用方便,有一定安全措施。用于电话卡、水电费卡、公交卡、医疗卡等(带加密逻辑的存储器卡增加了加密电路)。

CPU卡封装的集成电路为中央处理器(CPU)和存储器,还配有芯片操作系统(Chip Operating System),处理能力强,保密性更好,常用作身份证和银行卡使用。手机中使用的SIM卡也是一种特殊的CPU卡。

IC卡按使用方式可以分为接触式IC卡和非接触式IC卡。接触式IC卡(如银行IC卡)表面有方型镀金接口,共8个或6个镀金触点。使用时必须将IC卡插入读卡机,通过金属触点传输数据。接触式IC卡一般用于信息量大、读写操作比较复杂的场合,但易磨损、怕脏、寿命也较短。

非接触式IC卡(射频卡、感应卡)是采用电磁感应方式进行无线传输数据,解决了无源(卡中无电源)和免接触问题。非接触式IC卡操作方便、快捷,采用全密封胶固化,防水、防污,使用寿命长,可用于读写信息较简单的场合,如食堂饭卡、公交卡、身份证验证等。

1.2 计算机系统组成

计算机系统由硬件系统和软件系统两大部分组成。

1.2.1 计算机硬件系统

计算机硬件由运算器、控制器、存储器、输入设备与输出设备五大基本部件组成。如图1-2所示是计算机硬件组成示意图。

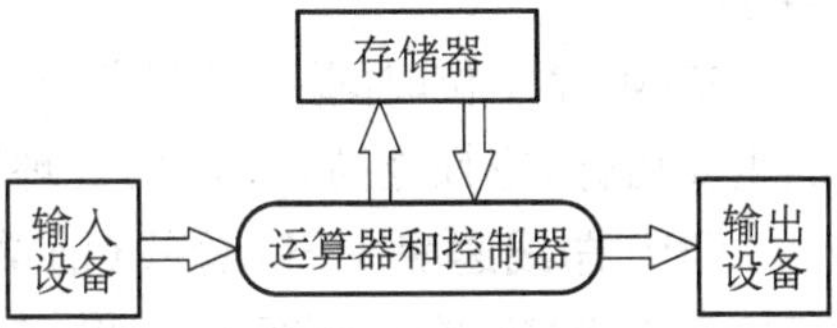

图1-2 计算机硬件组成

1. 运算器

运算器是计算机中进行算术运算和逻辑运算的部件,通常由算术逻辑单元ALU(Arithmetic and Logic Unit)和通用寄存器组成。

2. 控制器

控制器用以控制和协调计算机各部件自动、连续地执行各条指令,是计算机的指挥控制中心,通常由指令寄存器IR(Instruction Register)、程序计数器PC(Program Counter)和控制单元CU(Controller Unit)组成。

运算器和控制器合称中央处理器(Central Processing Unit,CPU),是计算机中的核心部件,是一台计算机的运算核心和控制核心。其功能主要是解释计算机指令以及处理计算机软件中的数据。

(1) 指令与指令系统

指令:计算机内部程序是由一连串指令组成的。指令由操作码和地址码两部分组成。操作码表示本条指令的功能,地址码指向操作数所在的存储单元。如图 1-3 所示,给出了机器指令组成的示意图。

操作码	地址码

图 1-3 指令的格式

计算机任务是由一条一条指令组成的。CPU 的工作就是取指令、分析指令、执行指令的过程。

CPU 执行每一条指令的过程分为以下几个步骤:

① CPU 的控制器从存储器读取一条指令放入指令寄存器;

② 指令寄存器中的指令经过译码,决定该指令应进行何种操作、操作数在哪里;

③ 根据操作数的地址取操作数;

④ 运算器按照操作码的要求,对操作数完成指定的运算,并根据运算结果修改或设置处理器状态;

⑤ 把运算结果保存到指定的寄存器,需要时将结果从寄存器保存至内存单元;

⑥ 修改指令计数器,决定下一条指令的地址。

指令系统:计算机所有指令的集合。不同计算机的指令系统包含的指令种类和数目也不同。一般均包含算术逻辑指令、数据传送指令、转移指令、控制指令、输入和输出等指令。不同厂家的指令系统可能是不兼容的,目前常见的有两大指令系统:CISC(复杂指令系统计算机)和 RISC(精简指令系统计算机)。

(2) CPU 的主要性能指标

字长:CPU 能直接处理的二进制数的位数叫字长,通常与 CPU 内部的寄存器、运算器的位数、系统数据总线和指令宽度有关。它直接关系到计算机的精度、功能和运行速度。一般来说,字长越长,运算精度越高,运算速度越快。目前计算机的字长一般是 64 位。

主频:是单位时间内 CPU 发出的脉冲数,又称 CPU 的时钟频率。它是评定 CPU 性能的重要指标,主频越高,CPU 的处理速度就越快。

CPU 总线速度:CPU 总线(前端总线)的工作频率和数据线宽度决定着 CPU 与内存之间传输数据的速度的快慢。一般情况下,总线速度越快,CPU 的性能将发挥越充分。

高速缓存(Cache)的容量与结构:程序运行过程中,高速缓存有利于减少 CPU 访问内存的次数。通常,高速缓存容量越大、级数越高,其效用就越显著。

3. 存储器

存储器的主要功能是用来保存各类程序和数据信息。存储器分为主存储器(内存)和辅助存储器(外存),主存储器主要采用半导体集成电路制成,辅助存储器大多采用磁性和光学材料制成。

内存的存取速度快而容量较小,外存的存取速度较慢而容量相对很大。通常存取速度较快的存储器成本较高,速度较慢的存储器则成本较低。为了使存储器的性能价格比得到优化,计算机中各种内存储器和外存储器塔式层次结构如图 1-4 所示。

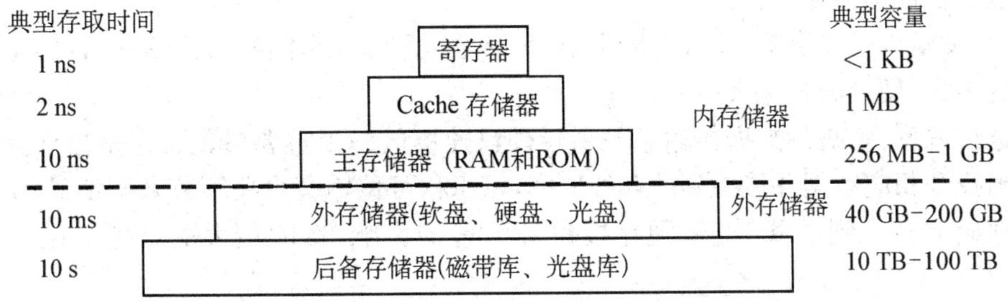

图 1－4　存储器的层次结构

（1）内存储器

内存按照功能划分可分为随机存储器（Random Access Memory，RAM）、只读存储器（Read Only Memory，ROM）和高速缓冲存储器（Cache）。内存的主要特点：运行速度快，容量较小，可以与 CPU 直接进行信息交换，仅用于临时存放程序和数据，关闭电源或掉电数据会丢失。

随机存储器（RAM）是可随机读出信息和写入信息的存储器，读写由控制信号决定。RAM 一般可分为两种：SRAM（静态随机存储器），通常小容量存储器采用这种 RAM，由触发器构成存储单元，每个单元存储 1 位（1 bit）二进制信息。SRAM 电路复杂、集成度低、功耗大、成本高、速度快，目前 CPU 中的 Cache 就是使用这种芯片。DRAM（动态随机存储器），大容量存储器往往采用这种存储器，它是一种以电荷形式来存储信息的器件。DRAM 具有高度集成、电路简单、功耗低、速度快、价格便宜等优点，但速度比 SRAM 慢。DRAM 中的信息在几毫秒后会衰减至消失，因此需要周期性地进行刷新（再生），在电路中必须配备刷新逻辑电路，DRAM 主要用于主存。

只读存储器（ROM），只能读取信息，不能写入信息。与 RAM 相比，ROM 具有高集成度、低成本的特点，且 ROM 中的信息不受断电影响，能始终保存，因此常用来存储固定的程序，如系统软件、引导程序、监控程序等。

ROM 一般可分为三种：掩模 ROM，在芯片生产时就将信息写入其中，一旦成品制造出来，其中的信息就不能再改变；可擦写 ROM，常用的是 EPROM，这种芯片可用紫外线擦去里面的程序，然后在专门的 EPROM 写入器上重新写入新的程序；Flash ROM（快擦除/闪存），低电压只读（ROM），高电压读写（RAM），用于存储 BIOS 等，数码相机存储卡、闪存盘等也是使用 Flash ROM 作为存储器的。

（2）外存储器

外存储器主要有磁盘、磁带、光盘以及 U 盘、移动硬盘、固态硬盘等。此类存储器一般在断电后可以保存数据。磁盘存储器是计算机最主要外存设备，它以铝合金、塑料、玻璃材料为基体，双面都涂有一层很薄的磁性材料。通过电子方法可以控制磁盘表面的磁化，以达到记录信息（0 和 1）的目的。

硬盘结构：是由磁道（Tracks）、扇区（Sectors）、柱面（Cylinders）和磁头（Heads）组成的。一个盘片上面被分成若干个同心圆磁道，每个磁道被分成若干个扇区，每扇区通常是 512 字节。硬盘由很多个磁片叠在一起，柱面指的就是多个磁片上具有相同编号的磁道，它的数目和磁道是相同的。

硬盘的性能指标如下：

容量：硬盘以千兆字节(GB，十亿字节)为单位，作为计算机的数据储存器，容量是硬盘最主要的参数，硬盘容量越大越好；

数据传输率：硬盘的数据传输率是衡量硬盘速度的一个重要参数。它是指计算机从硬盘中准确找到相应数据并传输到内存的速率，以每秒可传输多少兆字节来衡量(MB/s)。数据传输率通常会受到总线速度、硬盘接口等因素的影响，影响最大的是硬盘磁头的读写速度；

平均寻道时间：是指计算机在发出一个寻址命令，到相应目标数据被找到所需时间。平均寻道时间越小，硬盘的运行速率相应也就越快；

硬盘高速缓存：与计算机的其他部件相似，硬盘也通过将数据暂存在一个比其磁盘速度快得多的缓冲区来提高速度，这个缓冲区就是硬盘的高速缓存；

硬盘主轴转速：较高的转速可缩短硬盘的平均寻道时间和实际读写时间，从而提高硬盘的运行速度。一般硬盘的主轴转速为 3 600～7 200 RPM(转/每分钟)。

固态硬盘(Solid State Disk，SSD)是用固态电子存储芯片阵列而制成的硬盘。SSD 由控制单元和存储单元(FLASH 芯片、DRAM 芯片)组成。固态硬盘在接口的规范和定义、功能及使用方法上，与普通硬盘完全相同，在产品外形和尺寸上也完全与普通硬盘一致。

U 盘中文全称“USB(通用串行总线)接口的闪存盘”，英文名为“USB flash disk”，是一种小型的硬盘。用于存储照片、资料、影像，面积只有 1 厘米见方，实现便携式移动存储。

存储卡相当于电脑的硬盘。存储记忆体除了可以记载图像文件外，还可以记载其他类型的文件，通过 USB 和电脑相连，就成为一个移动硬盘。市面上常见的存储介质有 CF 卡、SM、SD 卡、记忆棒和小硬盘。

光盘存储器是一种采用光存储技术存储信息的存储器，它采用聚焦激光束在盘式介质上非接触地记录高密度信息，以介质材料的光学性质(如反射率、偏振方向)的变化来表示所存储信息的“1”或“0”。

光盘存储器的分类：按光盘可擦写性分类，主要包括只读型光盘和可擦写型光盘。

只读型光盘所存储的信息是由光盘制造厂家预先用模板一次性将信息写入，以后只能读出数据而不能再写入任何数据。可擦写型光盘是由制造厂家提供空盘片，用户可以使用刻录光驱将自己的数据刻写到光盘上，它包括 CD-R、CD-RW 和相变光盘及磁光盘等。

CD-ROM(Compact Disk Read Only Memory)：标准 CD-ROM 盘片基质由树脂制成，数据信息以一系列微凹坑的样式刻录在光盘表面上。CD-ROM 是通过安装在光盘驱动器内的激光头来读取盘片上的信息的。

CD-R(Compact Disk Recordable)：是一种一次写、多次读的可刻录光盘系统，它由 CD-R 盘片和刻录光驱组成。与 CD-ROM 不同的是，在 CD-R 光盘表面除了含有聚碳酸酯层、反射层和丙烯酸树脂保护层外，还在聚碳酸酯层和反射层之间加上了一个有机染料记录层。

CD-RW(Compact Disk ReWritable)：光存储系统是在 CD-R 基础上进一步发展起来的，是一种多次写、多次读的可重复擦写的光存储系统。

数字视频光盘(Digital Video Disk，DVD)：即数字通用盘，是一种能够保存视频、音频和计算机数据的容量更大、运行速度更快的采用了 MPEG2 压缩标准的光盘。DVD 盘片分为单面单层、单面双层、双面单层和双面双层四种物理结构。

4. 输入设备

输入设备用于从外界将数据、命令输入到计算机中。常用的输入设备有键盘、鼠标、扫描仪、数码相机等。

键盘(Keyboard)是计算机的基本输入设备。用户通过键盘向计算机输入各种指令、数据,指挥计算机的工作。目前微机配置的标准键盘有101、104、107个按键。

鼠标(Mouse)是计算机常用的输入设备,是控制显示屏上光标移动位置的一种指点式设备。鼠标按其工作原理的不同,可以分为机械鼠标和光电鼠标。

扫描仪(Scanner)是利用光电技术和数字处理技术,以扫描方式将图形或图像信息转换为数字信号的装置。

扫描仪可分为三大类型:滚筒式扫描仪、平面扫描仪、笔式扫描仪。

扫描仪的主要性能指标为:

(1) 分辨率是扫描仪最主要的技术指标,它表示扫描仪对图像细节上的表现能力,即决定了扫描仪所记录图像的细致度,其单位为PPI(Pixels Per Inch)。通常用每英寸长度上扫描图像所含有像素点的个数来表示。

(2) 灰度级表示图像的亮度层次范围。级数越多,扫描仪图像亮度范围越大,层次越丰富,目前多数扫描仪的灰度为256级。

(3) 色彩数表示彩色扫描仪所能产生颜色的范围。通常用表示每个像素点颜色的数据位数即比特位(bit)表示。

(4) 扫描速度有多种表示方法,通常用指定的分辨率和图像尺寸下的扫描时间来表示。

(5) 扫描幅面,表示扫描图稿尺寸的大小,常见的有A4、A3、A0幅面等。

(6) 与主机的接口。即与计算机之间的连接方式,现常用USB接口。

数码相机(Digital Camera),简称DC,是一种利用电子传感器把光学影像转换成电子数据的照相机,它是除扫描仪以外的另一种重要的图像输入设备。数码相机的传感器是一种光感应式的电荷耦合组件(CCD)或互补金属氧化物半导体(CMOS)。

5. 输出设备

输出设备用于将计算机处理后的结果信息,转换成外界能够识别和使用的数字、文字、图形、声音、电压等信息形式。常用的输出设备有显示器、打印机、绘图仪、音响设备等。

显示器是计算机的基本输出设备,用以显示数据、文本、图形、图像。显示器的种类很多,常用的有阴极射线管(CRT)、液晶显示器(LCD)和发光二极管显示器(LED)等。

CRT显示器它主要由电子枪(Electron gun)、偏转线圈(Deflection coils)、荫罩(Shadow mask)、高压石墨电极和荧光粉涂层(Phosphor)和玻璃外壳五部分组成。

液晶显示器,或称为LCD,是平面超薄的显示设备,它由一定数量的彩色或黑白像素组成,放置于光源或者反射面前方。它的主要原理是以电流刺激液晶分子产生点、线、面配合背部灯管构成画面。

其主要性能参数如下:

(1) 显示屏的尺寸。计算机显示器屏幕大小以显示屏的对角线长度来度量,目前常用的显示器有15、17、19、22英寸等。传统显示屏的宽度与高度之比一般为4∶3,宽屏液晶显示器的宽高比为16∶9或16∶10。

(2) 分辨率

分辨率是衡量显示器的一个重要指标，它指的是整屏最多可显示多少像素。是指像素点与点之间的距离，像素数越多，其分辨率就越高，因此，分辨率通常是以像素数来计量的，例如：640×480，其像素数为 307200。显示器常用分辨率 1024×768、1280×1024、1600×1200、1920×1280 等。

(3) 刷新速度

显示器的刷新率指每秒钟出现新图像的数量，单位为 Hz(赫兹)。刷新率越高，图像的质量就越好，闪烁越不明显，用户的感觉就越舒适。

(4) 可显示颜色数目

一个像素可显示出多少种颜色，由表示这个像素的二进制位数决定。彩色显示器的彩色是由三个基色 R、G、B 合成而得到的，因此是 R、G、B 三个基色的二进制位数之和决定了可显示颜色的数目。如 R、G、B 分别用 8 位表示，则它就有 $2^{24}\approx$1 680 万种不同的颜色。

(5) 功耗

液晶显示器的功耗低。

显卡全称显示接口卡(Video card，Graphics card)，又称为显示适配器(Video adapter)。显卡的用途是将计算机系统所需要的显示信息进行转换驱动，并向显示器提供行扫描信号，控制显示器的正确显示，是连接显示器和个人电脑主板的重要元件。

显示卡主要由显示控制电路、绘图处理器、显示存储器和接口电路四个部分组成。显示控制电路负责对显示卡的操作进行控制，包括对 CRT(或液晶)显示器进行控制，如光栅扫描、同步、画面刷新等。接口电路负责显示卡与 CPU 和内存的数据传输。由于经常需要将内存中的图像数据成批地传送到显示存储器，因此相互间的连接方法和传输速度十分重要。

打印机是计算机最常用的输出设备，是将计算机的处理结果打印在相关介质上。常用的打印机有针式点阵打印机、喷墨打印机、激光打印机。

针式打印机具有打印成本低、容易使用，以及单据打印的特殊用途的优点。但具有打印质量低、打印噪声大的缺点。

喷墨打印机具有良好的打印效果与较低价位的优点，还具有更为灵活的纸张处理能力，在打印介质的选择上，喷墨打印机也具有一定的优势：既可以打印信封、信纸等普通介质，还可以打印各种胶片、照片纸、光盘封面、卷纸、T 恤转印纸等特殊介质。

激光打印机分为黑白和彩色两种，它为我们提供了更高质量、更快速、更低成本的打印方式。它的打印原理是将打印内容转变为感光鼓上的以像素点为单位的点阵位图图像，再转印到打印纸上形成打印内容。

打印机的主要性能指标：

(1) 打印精度。也就是打印机的分辨率，它用 dpi(每英寸可打印的点数)来表示，是衡量图像清晰程度最重要的指标。

(2) 打印速度。针式打印机的打印速度通常使用每秒可打印的字符个数或行数来度量。激光打印机和喷墨打印机是一种页式打印机，它们的速度单位是每分钟打印多少页纸(PPM)。

(3) 色彩表现能力。是指打印机可打印的不同颜色的总数。

(4) 其他。包括打印成本、噪音、可打印幅面大小、功耗及节能指标、与主机的接口类型等。

1.2.2 PC主机的组成

PC通常由主机、显示器、键盘、鼠标及外部设备组成。机箱内有主板、硬盘驱动器、电源、显卡、风扇等,其中主板上还安装有CPU、内存、总线、I/O控制器等部件。本节简单介绍PC的主机部分。

1. 主板、芯片组与BIOS

主板又叫主机板、母板,安装在机箱内,是PC最基本的也是最重要的部件之一。主板上安装了组成计算机的主要电路系统,布满了各种电子元件、CPU插座、芯片组、内存插座、显卡插槽、扩展插槽、BIOS芯片、CMOS芯片、外设控制芯片(即主板芯片组)及接口等元件,如图1-5所示。

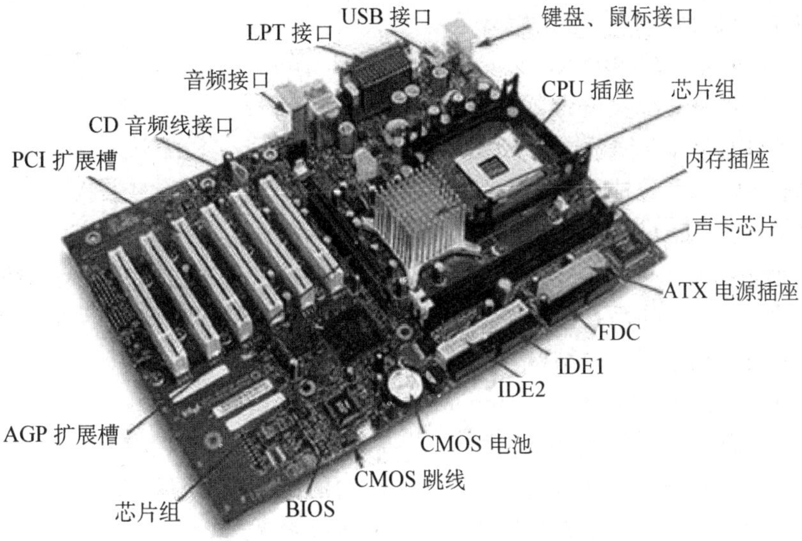

图1-5 PC的主板

芯片组(Chipset)是PC各组成部分相互连接和通信的枢纽,是构成主板电路的核心,它既实现了PC总线的功能,又提供了各种I/O接口及相关的控制。没有芯片组,CPU就无法与内存、扩展卡、外设等交换信息。

按照在主板上的排列位置的不同,芯片组通常分为北桥芯片和南桥芯片。北桥芯片提供对CPU的类型和主频、系统的前端总线频率、内存的类型和最大容量、AGP插槽、ECC纠错等的支持。南桥芯片负责I/O总线之间的通信、扩展槽的种类和数量、扩展接口的类型和数量等。其中,北桥芯片起着主导性的作用,也称为主桥(Host Bridge)。

BIOS(Basic Input/Output System)基本输入/输出系统,是一块闪烁存储器(Flash memory),存放的是一组机器语言程序,具有启动计算机、诊断计算机故障及控制低级输入输出操作的功能。BIOS是PC软件中最基本的部分,没有它则机器无法启动。每次机器加电后,CPU总是首先执行BIOS程序,然后才加载操作系统。

BIOS包含四个部分的程序:

(1) POST(Power On Self Test,加电自检)程序。

(2) 系统自举(装入)程序。

(3) CMOS 设置程序。

(4) 基本外围设备的驱动程序。

2. I/O 总线

总线(Bus)是计算机各种功能部件之间传送信息的公共通信干线,它是 CPU、内存、输入、输出设备传递信息的公用通道,主机的各个部件通过总线相连接,外部设备通过相应的接口电路再与总线相连接,从而形成了计算机硬件系统。总线是由导线组成的传输线束,再加上相关控制电路(芯片)构成。按照计算机所传输的信息种类,计算机的总线可以分为数据总线、地址总线和控制总线,分别用来传输数据、地址和控制信号。衡量总线的技术指标主要有三个:总线的带宽、总线的位宽、总线频率。

I/O 总线指缆线和连接器系统,用来传输 I/O 路径技术指定的数据和控制信号。

常用的计算机总线如下:

(1) 工业标准体系结构 ISA(Industry Standard Architecture),采用单总线结构,数据总线宽度为 16 位,地址总线宽度为 24 位,时钟频率为 8 MHz。

(2) 扩展的工业标准体系结构 EISA(Extension Industry Standard Architecture),提供了 32 位数据总线和 32 位地址总线,其地址空间高达 4 GB,向下兼容 ISA。EISA 总线可支持 7 个 DMA 通道,15 条中断控制线。

(3) 高速局部总线 VESA(Video Electronic Standards Association),是一种基于多总线结构思想的互连结构。使用高速的局部总线在 CPU 和高速外设之间提供了一条高速通路。与 ISA、EISA 总线构成了层次结构,满足各种外设的需求。

(4) 外围元件互连结构 PCI(Peripheral Component Interconnect)。PCI 总线控制器在 I/O 和外设之间插入了一个复杂的管理层,以协调数据传输。PCI 提供了缓冲器,在高速时钟频率下仍能保持高性能,其处理突发数据传输的能力优于 VESA 总线。PCI 总线以 33 MHz时钟频率运行,数据总线宽度为 64 位,其吞吐量高达 264 MBps。

(5) USB(Universal Serial Bus)总线,新型高速串行总线。

(6) AGP 总线,用于显示卡的高速总线。

(7) IEEE1394(美国电气及电子工程师协会 1394 标准),俗称"火线(Fire Ware)"。

3. I/O 接口

I/O 接口是一种电子电路(以 IC 芯片或接口板形式出现),其内有若干专用寄存器和相应的控制逻辑电路构成,它是 CPU 和 I/O 设备之间交换信息的媒介和桥梁。

由于计算机的外围设备品种繁多,CPU 在与 I/O 设备进行数据交换时,存在速度、时序、信息格式不匹配等问题。因此,CPU 与外设之间的数据交换必须通过接口来完成,通常接口有以下功能:

(1) 设置数据的寄存、缓冲逻辑,以适应 CPU 与外设之间的速度差异,接口通常由一些寄存器或 RAM 芯片组成,如果芯片足够大,还可以实现批量数据的传输;

(2) 能够进行信息格式的转换,如串行和并行的转换;

(3) 能够协调 CPU 和外设两者在信息的类型和电平的差异,如电平转换驱动器、数/模或模/数转换器等;

(4) 协调时序差异;

(5) 地址译码和设备选择功能;

(6) 设置中断和 DMA 控制逻辑,以保证在中断和 DMA 允许的情况下产生中断和 DMA 请求信号,并在接受到中断和 DMA 应答之后,完成中断处理和 DMA 传输。

USB(Universal Serial Bus,通用串行总线)是连接计算机系统与外部设备的一种串口总线标准,也是一种输入输出接口的技术规范。USB 接口被广泛应用于个人电脑和移动设备等信息通信产品,并扩展至摄影器材、数字电视(机顶盒)、游戏机等其他相关领域。USB 接口已成功替代 PS/2 键盘鼠标接口、LPT 打印机接口、RS-232 串行通信接口等。

USB 设备主要具有以下优点:

① 即插即用。USB 接口符合"即插即用"(PnP)规范,在操作系统的支持下,计算机会自动识别该设备并进行配置,使其正常工作。

② 自动供电。USB 接口可以为 USB 设备供电,电压一般为 5 V,这一特点对便携式设备非常重要。

③ 支持热插拔。用户在使用外接设备时,不需要关机再开机等动作,而是在电脑工作时,直接将 USB 插上使用。

④ 携带方便。USB 设备大多以"小、轻、薄"见长,如方便携带数据的 U 盘。

⑤ 标准统一。常见的 IDE 接口的硬盘,串口的鼠标键盘,并口的打印机扫描仪。这些外设可以采用 USB 接口同样的标准与个人电脑连接。

⑥ 可以连接多个设备。最高可连接 127 个设备。

USB 版本已经发展为 3.0 版本。USB 1.0 速度 1.5 Mb/s; USB 1.1 速度 12 Mb/s; USB2.0 传输速率达到 480 Mbps; USB 3.0 的理论速度为 5.0 Gb/s。USB2.0 使用 4 线连接器,USB3.0 使用 8 线连接器,可以方便地进行插拔。

1.2.3 计算机软件系统

1. 计算机软件的概念、分类

(1) 计算机软件的概念

计算机软件是由软件开发人员通过编写程序等工作制作的、可以在硬件设备上运行的各种程序。程序是一系列按照特定顺序组织的计算机数据和指令的集合,计算机就是在指令的支配下,完成特定的任务。除了程序,软件一般还包括相应的文档,即描述程序的内容、组成、设计、功能规格、测试结果及使用方法的文字资料和图表等,如程序设计说明书、流程图、用户手册等。简单来说,软件就是程序和文档的集合体。

(2) 计算机软件的分来

根据计算机软件的用途,可以将其分为两大类,即系统软件和应用软件。

系统软件是指控制和协调计算机及外部设备,支持应用软件开发和运行的系统,是无须用户干预的各种程序的集合,主要功能是调度、监控和维护计算机系统;负责管理计算机系统中各种独立的硬件,使得它们可以协调工作。各类操作系统、编译器、数据库管理、存储器格式化、文件系统管理、用户身份验证、驱动管理、网络连接等方面的工具,都是系统软件类。系统软件的任务,一是更好地发挥计算机的效率,二是方便用户使用计算机。

应用软件是为解决各种实际问题而编制的计算机应用程序及其有关资料。应用软件往往都是针对用户的需要，它可以是一个特定的程序，比如一个图像浏览器；也可以是一组功能联系紧密，可以互相协作的程序的集合，比如微软的 Office 软件；也可以是一个由众多独立程序组成的庞大的软件系统，比如事务管理方面的软件包括工资系统、人事档案系统、财务系统等。计算机的作用之所以如此强大，最根本的原因是计算机能够运行各种各样的程序，从而发挥强大的作用。

2. 操作系统的功能、分类和基本工作原理

(1) 操作系统及其分类

操作系统(Operating System，OS)是计算机中最重要、最基本、最底层的软件，它控制所有计算机运行的程序并管理整个计算机的资源，是计算机裸机与应用程序及用户之间的桥梁。

操作系统是一个大型的软件系统。从程序员的角度看，如果没有操作系统，程序员在开发软件的时候就必将陷入复杂的硬件实现细节。大量的精力会花费在这些重复的工作上，使得程序员无法集中精力放在更具有创造性的程序设计工作中去。操作系统可以将硬件细节与程序员隔离开来，即硬件对于程序员来说是透明的，是一种简单的、高度抽象的设备。从用户的角度看，操作系统则用来管理复杂系统的各个部分，负责在相互竞争的程序之间有序地控制对 CPU、内存及其他 I/O 接口设备的分配。从这种角度来看，操作系统是系统的资源管理者，用户通过使用操作系统来管理整个计算机资源。

操作系统可按照不同方式进行分类。

按用户数目的多少，可分为单用户和多用户系统。单用户操作系统一次只能支持一个用户进程的运行；多用户操作系统可以支持多个用户同时登录，允许运行多个用户的进程，比如 Windows XP 它本身就是个多用户操作系统，不管是在本地还是远程都允许多个用户同时在登录状态。它向用户提供联机交互式的工作环境，MS-DOS 是一个典型的单用户操作系统。

根据操作系统管理的原理，可分为批处理系统、分时系统和实时系统。随着计算机体系结构的发展，又出现了许多不同分类的新型操作系统，如个人操作系统、网络操作系统、分布式操作系统和嵌入式操作系统。

(2) 操作系统的功能

在系统软件中，操作系统是负责直接控制和管理硬件的系统软件，也是一系列系统软件的集合。

计算机资源可分为两大类：硬件资源和软件资源。硬件资源指组成计算机的硬件设备，软件资源主要指存储于计算机中的各种数据和程序。当多个软件同时运行时，系统的硬件资源和软件资源都由操作系统根据用户需求按一定的策略分配和调度，其功能通常包括处理器管理、存储管理、文件管理、设备管理等。

操作系统的处理器管理，根据一定的策略将处理器交替地分配给系统内等待运行的程序。

操作系统的文件管理，向用户提供创建文件、撤销文件、读写文件、打开和关闭文件等。

操作系统的存储管理，功能是管理内存资源。主要实现内存的分配与回收，存储保护以

及内存扩充。

操作系统的设备管理，负责分配和回收外部设备，以及控制外部设备按用户程序的要求进行操作。

3. 常用操作系统及其特点

(1) DOS操作系统

DOS是Disk Operation System的缩写，即磁盘操作系统，由于它通常存放在磁盘上，而且主要功能又是针对磁盘存储文件进行管理的，所以被称为磁盘操作系统。

DOS是一种单用户单任务的计算机操作系统。DOS采用字符界面，必须通过键盘输入各种命令来操作计算机。随着计算机的发展，DOS逐步被图形界面的操作系统所代替。

(2) Windows操作系统

Windows是微软公司推出的视窗电脑操作系统。随着电脑硬件和软件系统的不断升级，微软的Windows操作系统也在不断升级，从16位、32位到64位操作系统。从最初的Windows 1.0到大家熟知的Windows 95、NT、97、98、2000、Me、XP、Server、Vista，Windows 7各种版本的持续更新。

Windows是目前世界上用户最多且兼容性最强的操作系统，是彩色界面的操作系统，支持键鼠功能。默认的平台是由任务栏和桌面图标组成的。任务栏是显示正在运行的程序、"开始"菜单、时间、快速启动栏、输入法以及右下角托盘图标组成。而桌面图标是进入程序的途径。默认系统图标有"我的电脑""我的文档""回收站"等，另外，还会显示出系统自带的"IE浏览器"图标。

(3) UNIX操作系统

UNIX，1969年在贝尔实验室诞生，是一个强大的多用户、多任务操作系统，支持多种处理器架构，是一个交互式分时操作系统。UNIX可以在微型机、工作站、大型机及巨型机上安装运行。由于UNIX系统稳定可靠，因此在金融、保险等行业得到广泛应用。

(4) Linux操作系统

Linux操作系统是UNIX操作系统的一种克隆系统，是由芬兰赫尔辛基大学的一位大学生Linux B.Torvolds在1991年首次编写的。由于其源代码免费开放，借助于Internet网络，并经过全世界各地计算机爱好者的共同努力下，现已成为今天世界上使用最多的一种UNIX类操作系统，并且使用人数还在迅猛增长。Linux也是自由软件和开放源代码发展中最著名的例子。

4. 算法与数据结构的基本概念

(1) 算法

算法是在有限步骤内求解某一问题所使用的一组定义明确的规则。通俗点说，就是计算机解题的过程。人们常说，程序＝算法＋数据结构，算法是计算机程序的灵魂，数据结构是灵魂的载体。算法和数据结构是程序设计的两个重要的概念。

算法的重要特征如下：

有穷性：一个算法必须保证执行有限步骤之后结束，且每一步骤都在有穷时间内完成。

确切性：算法的每一步骤必须有确切的定义，不存在二义性，且算法只有一个入口和一个出口。

可行性：算法原则上能够精确地运行，即在计算机的能力范围之内，且在有限的时间内能够完成。

输出：一个算法有一个或多个输出，以反映对输入数据加工后的结果。没有输出的算法是毫无意义的。

算法的评价标准如下：

正确性：算法应满足具体问题的需求。对合法范围内任何输入数据都能产生满足规格要求的结果，对边界数值、不常用的数据都能正确返回结果。

可读性：算法应该有利于阅读和交流，有助于对算法的理解，有助于对算法的调试和修改。

高效率与低存储量：算法应尽量使处理速度快，存储容量小。时间和空间是矛盾的，实际问题的求解往往是求得时间和空间的统一、折中。

常常以时间复杂度和空间复杂度来评价算法。时间复杂度是指在计算机上运行该算法所花费的时间。空间复杂度是指算法在计算机上运行所占用的存储空间。

(2) 数据结构

计算机解决一个具体问题时，大致需要经过下列几个步骤：首先要从具体问题中抽象出一个适当的数学模型，然后设计一个解此数学模型的算法，最后编出程序、进行测试、调整直至得到最终解答。寻求数学模型的实质是分析问题，从中提取操作的对象，并找出这些操作对象之间含有的关系，然后用数学的语言加以描述。计算机算法与数据的结构密切相关，算法无不依附于具体的数据结构，数据结构直接关系到算法的选择和效率。运算是由计算机来完成，这就要设计相应的插入、删除和修改的算法。也就是说，数据结构还需要给出每种结构类型所定义的各种运算的算法。

数据是对客观事物的符号表示，在计算机科学中是指所有能输入到计算机中并由计算机程序处理的符号的总称。

数据结构是计算机存储、组织数据的方式。数据结构是指相互之间存在一种或多种特定关系的数据元素的集合。通常情况下，精心选择的数据结构可以带来更高的运行或者存储效率。数据结构往往同高效的检索算法和索引技术有关。

常用的数据结构有如下几种：

数组(Array)：在程序设计中，为了处理方便，把具有相同类型的若干变量按有序的形式组织起来。这些按序排列的同类数据元素的集合称为数组。

栈(Stack)：是只能在某一端插入和删除的特殊线性表。它按照后进先出的原则存储数据，先进入的数据被压入栈底，最后的数据在栈顶，需要读数据的时候从栈顶开始弹出数据。

队列(Queue)：一种特殊的线性表，它只允许在表的前端(front)进行删除操作，而在表的后端(rear)进行插入操作。进行插入操作的端称为队尾，进行删除操作的端称为队头。队列中没有元素时，称为空队列。

链表(Linked List)：是一种物理存储单元上非连续、非顺序的存储结构，数据元素的逻辑顺序是通过链表中的指针链接次序实现的。链表由一系列结点(链表中每一个元素称为结点)组成，结点可以在运行时动态生成。每个结点包括两个部分：一个是存储数据元素的数据域，另一个是存储下一个结点地址的指针域。

树(Tree):是包含 $n(n>0)$ 个结点的有穷集合 K,且在 K 中定义了一个关系 N,N 满足以下条件:① 有且仅有一个结点 $K0$,它对于关系 N 来说没有前驱,称 $K0$ 为树的根结点,简称为根(root);② 除 $K0$ 外,K 中的每个结点,对于关系 N 来说有且仅有一个前驱;③ K 中各结点,对关系 N 来说可以有 m 个后继($m>=0$)。

图(Graph):图是由结点的有穷集合 V 和边的集合 E 组成。其中,为了与树形结构加以区别,在图结构中常常将结点称为顶点,边是顶点的有序偶对,若两个顶点之间存在一条边,就表示这两个顶点具有相邻关系。

5. 程序设计语言

(1) 程序设计语言的分类

程序设计语言按其级别,可以划分为机器语言、汇编语言和高级语言三大类。

计算机的硬件特性使得其只能存储和执行由"0"和"1"表示的二进制信息,将一定位数的"0"和"1"组成各种排列组合。这些按照一定规则编写的二进制代码能被计算机直接识别和执行,称为机器语言,它是直接能被计算机硬件识别和执行的计算机语言。

对于由"0"和"1"组成的机器语言,可以被计算机直接理解,但是用户在使用其编写程序的时候会难以阅读和理解。因此,人们用助记符代替操作码,用地址符号或标号代替地址码,称为汇编语言。使用汇编语言编写的程序,机器不能直接识别,要由一种程序将汇编语言翻译成机器语言,这种起翻译作用的程序叫汇编程序,汇编程序是系统软件中语言处理系统软件。

由于汇编语言依赖于硬件体系,且助记符量大难记,于是人们又发明了更加易用的高级语言。由 C、Java、Fortran、Basic、Python 等高级语言编写的程序,称为源程序,符合一定的语法,必须先由编译器或者是解释器软件将其翻译成特定的机器语言程序,才能在计算机上运行。

解释器读取事件激发的相应代码,并逐条将其转换为机器代码,然后执行;编译器读取程序的全部代码,将其转换为机器代码。

(2) 常用程序设计语言

程序设计语言的种类有很多,下面介绍几种常用的程序设计语言。

汇编语言是面向机器的程序设计语言。汇编语言比机器语言易于读写、易于调试和修改,同时也具有机器语言执行速度快、占内存空间少等优点,但在编写复杂程序时具有明显的局限性,汇编语言依赖于具体的机型,不能通用,也不能在不同机型之间移植。

Basic 特点是简单易学。VB 是 Visual Basic 的简称,是 Microsoft 公司推出的一种 Windows 应用程序开发工具。"Visual"指的是采用可视化的开发图形用户界面(GUI)的方法,一般不需要编写大量代码去描述界面元素的外观和位置,而只要把需要的控件拖放到屏幕上的相应位置即可;"Basic"指的是 BASIC 语言,因为 VB 是在原有的 BASIC 语言的基础上发展起来的,至今包含了数百条语句、函数及关键词。专业人员可以用 Visual Basic 实现其他任何 Windows 编程语言的功能,而初学者只要掌握几个关键词就可以建立实用的应用程序。

VB 提供了学习版、专业版和企业版,用以满足不同的开发需要。学习版使编程人员很容易地开发 Windows 和 Windows NT 的应用程序;专业版为专业编程人员提供了功能完备的开发工具;企业版允许专业人员以小组的形式来创建强健的分布式应用程序。

C 语言是 Combined Language(组合语言)的简称。它既具有高级语言的特点,又具有汇编语言的特点。它可以作为工作系统设计语言,编写系统应用程序,也可以作为应用程序设计语言,编写不依赖计算机硬件的应用程序。因此,它的应用范围广泛,不仅仅是在软件开发上,而且各类科研都需要用到 C 语言,具体应用,比如单片机以及嵌入式系统开发。

C++语言是一种优秀的面向对象程序设计语言,在 C 语言的基础上发展而来,C++以其独特的语言机制在计算机科学的各个领域中得到了广泛应用。面向对象的设计思想是在原来结构化程序设计方法基础上的一个质的飞跃,C++完美地体现了面向对象的各种特性。

Java 语言是由 SUN 公司发布的一种面向对象的,用于网络环境的程序设计语言。其基本特征是:适用于网络分布环境,具有一定的平台独立性、安全性和稳定性。Java 语言受到各种应用领域的重视,取得了快速的发展,在 Internet 上已推出了用 Java 语言编写的很多应用程序。

Python 语言是一种跨平台的计算机程序设计语言,是一个高层次的结合了解释性、编译性、互动性和面向对象的脚本语言。可以应用于以下领域:Web 和 Internet 开发、科学计算和统计、人工智能、桌面界面开发、软件开发、后端开发和网络爬虫等。

1.3 计算机网络

1.3.1 计算机网络概述

计算机网络(Computer Network)是利用通信设备和通信线路将地理位置分散、功能独立的多个计算机系统相互连接起来,以功能完善的网络软件来实现网络中信息传递和资源共享的系统。

1. 计算机网络的组成与分类

(1) 计算机网络的组成

从逻辑功能上来看,计算机网络由资源子网和通信子网两级子网构成,如图 1-6 所示。

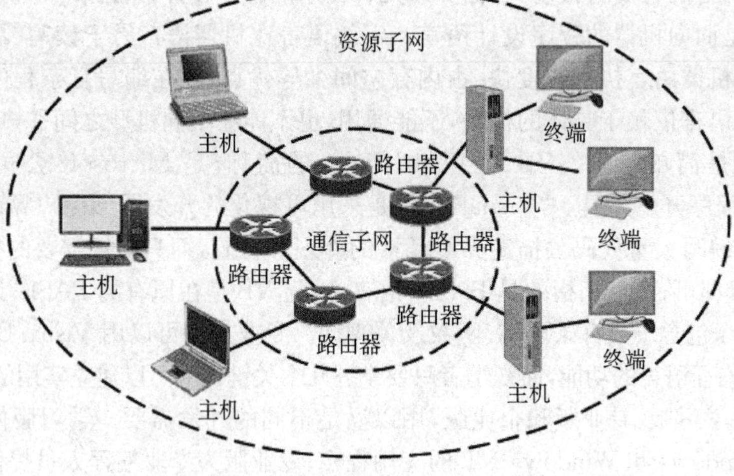

图 1-6 计算机网络的组成

资源子网向网络提供各种类型的资源和服务，负责全网数据的访问和处理业务。资源子网主要由拥有资源的主机系统、请求资源的用户终端、终端控制器、接口设备，以及各种软件和数据资源组成。

通信子网提供网络的通信功能，完成主机间的数据传输、转发、处理等工作。通信子网主要由网络互连设备、传输介质和通信软件等组成。

从软硬件组成来看，计算机网络可以分为硬件系统和软件系统两大部分。硬件系统主要包括计算机、网络接入控制设备、传输介质、计算机与传输介质之间相连的接口等。软件系统则主要包括网络操作系统和网络应用服务软件。

(2) 计算机网络的分类

计算机网络的分类方法有多种，可以从不同的角度和特性对其进行划分。

按照网络覆盖地理范围的大小分类如下：

① 局域网(Local Area Network，简称 LAN)。局域网是将较小地理范围内的各种数据通信设备连接在一起的通信网络，覆盖范围一般在几十米到几十千米，它常用于组建一个办公室、一栋楼、一个楼群或一个校园的计算机网络。由于局域网拓扑结构简单、传输速率比较高、延迟小，得到广泛应用。

② 广域网(Wide Area Network，简称 WAN)。广域网覆盖范围很广，可以分布在一个省、一个国家或几个国家，甚至全球。广域网一般由中间设备和通信线路组成，通信线路大多借助于一些公用通信网。广域网的作用是实现远距离计算机之间数据传输和资源共享。

③ 城域网(Metropolitan Area Network，简称 MAN)。城域网是覆盖范围介于局域网和广域网之间的一种网络，为一个城市提供信息服务。城域网基本上是局域网的延伸，像是一个大型的局域网，通常使用与局域网相似的技术，但是在传输介质和布线结构方面牵涉范围较广。

按照网络采用的传输介质分类如下：

① 有线网络。采用双绞线、同轴电缆、光纤等物理介质来传输数据的网络。

② 无线网络。采用无线电波、卫星、微波等无线形式来传输数据的网络。

按照网络的使用范围分类：

① 公用网。为全社会所有人提供服务的网络，一般指电信公司建造的公用数据网。

② 专用网。专门为一个或几个部门所拥有，只为拥有者提供服务，如铁路、银行、电力等系统建立的本系统专用网络。

按照网络的传输技术分类：

① 广播式网络。所有结点通过一条共享的通信信道连接起来，采用广播方式进行数据传输的网络称为广播式网络。

② 专用网。即点到点网络，以点到点的连接方式把各个计算机连接起来的网络称为点到点网络。这种传播方式的拓扑结构主要有星形、树形、环形、网状形等。

按照网络的拓扑结构，计算机网络又可以分为：星型网络、总线型网络、环形网络、树型网络、网状网络和混合状网络。

2. 数据通信技术

(1) 数据通信概述

数据通信是计算机网络的基础，网络可看作是计算机技术与通信技术结合的产物。通信就是将信息从一个地方传递到另一个地方的过程,用来实现通信过程的系统则称为通信系统。一个通信系统主要由三个要素构成:信源(信息的发送者)、信宿(信息的接收者)和信道(信息的传输媒介)。通信系统的基本模型如图 1-7 所示。信息在信源端通常要经过发送设备的处理,将其变成适合在传输媒介上传输的信号再传送到信道上,经过信道的传输到达信宿端时,通常要再经过接收设备的处理还原成原始信息,最终提供给接收者。

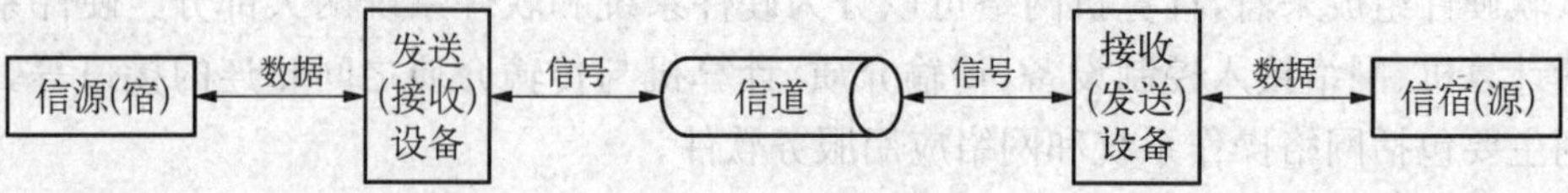

图 1-7 通信系统模型

(2) 传输介质

信道是数据通信系统的基本组成部分,它由各种类型的传输介质和中间设备构成。按传输介质的类型,可以将信道分成有线信道和无线信道。属于有线信道的传输介质有双绞线、同轴电缆、光缆等;属于无线信道的传输介质有无线电、微波、红外线等。

① 双绞线

双绞线是一种常用的传输介质,常用在局域网布线中。我们常说的"网线"指的就是双绞线。双绞线由两根具有绝缘保护层的铜导线组成,把两根绝缘的铜导线按一定密度互相绞在一起,一根导线在传输中产生的电磁辐射就会被另一根线上产生的电磁辐射抵消,这样可以降低电磁感应在邻近线对中产生的信号干扰。

双绞线一般包含 4 个双绞线对,如图 1-8 所示。为了区别各条铜导线所担负的信号传输功能,每条铜导线的绝缘层上会被涂上不同的颜色。双绞线缆的接头采用国际标准的 RJ-45 插头和插座,RJ-45 插头就是俗称的"水晶头",如图 1-9 所示。这个插头跟传统电话线的插头很像。事实上,电话线也是双绞线缆。只是它的接口标准为 RJ-11,只有 4 个线槽,而 RJ-45 插头则有 8 个线槽。

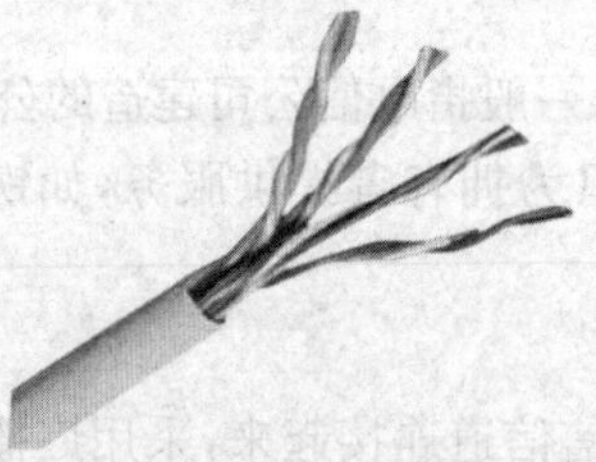

图 1-8 网线的 4 对双绞线

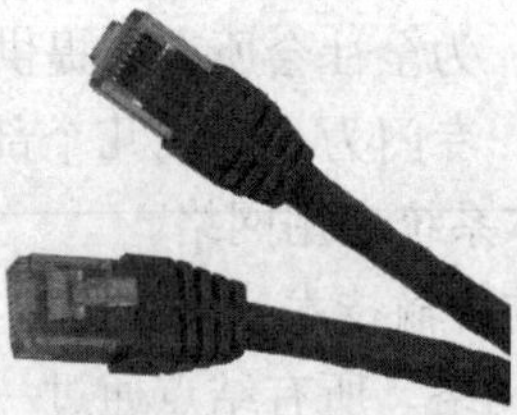

图 1-9 网线的 RJ-45 水晶头

双绞线可分为屏蔽双绞线(Shielded Twisted Pair,简称 STP)和非屏蔽双绞线(Unshielded Twisted Pair,简称 UTP)两种。

与其他传输介质相比,双绞线在数据传输速度、信道宽度和传输距离等方面均受到限制,但因其价格相对低廉,所以在组建小范围局域网时仍然是首选的传输介质。

② 同轴电缆

同轴电缆是早期局域网布线中最常用的一种传输介质,被广泛应用在有线电视网络中。其构成主要以硬铜线或铝线为芯,外包一层绝缘材料,绝缘层外还有一层编成麻花状的金属屏蔽网，最外层还会有一层保护套。部分切开的同轴电缆如图1-10所示。

同轴电缆的这种结构使它既支持很高的带宽，又具有较好的噪声抑制特性。同轴电缆的传输速率取决于电缆长度，但线缆越长，传输速率就会下降，需要使用中间放大器来放大和中继信号。

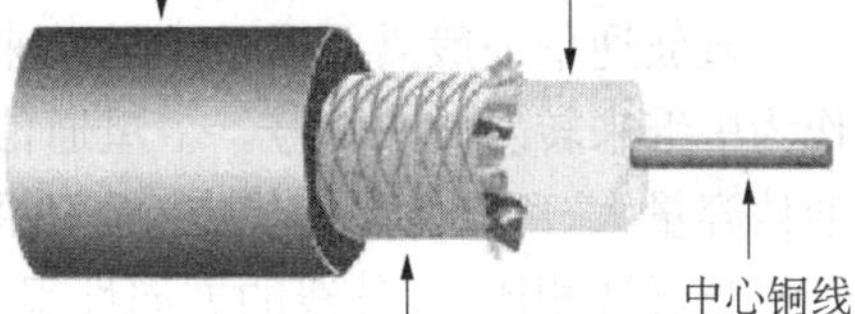

图1-10　同轴电缆的剖面图

③ 光缆

光缆主要是由若干条光导纤维（Optical Fiber，简称光纤）外面包裹着防护外套做成的。作为主导材料的光纤通常是由非常透明的石英玻璃拉成细丝（直径约为8～100 μm）制成，细丝内部是折射率较高的纤芯，外部是折射率较低的包层。

由于光是采用的全反射传输，没有光线从包层中折射出去，这样就大大降低了光波的衰减，避免了能量的损耗。正是因为光波在传输过程中的损耗极低，所以光纤可以运载光波很长距离而不需要使用中继器来放大信号。当光纤直径较大时，不同光线以大于临界角的不同角度射入光纤。这样，一条光纤就可以传输多条光波，这种光纤称为多模光纤。而当光纤的直径缩小到只有一个光波长大小时，光波在光纤中就既无反射也无折射，只能沿直线传播，这种光纤称为单模光纤。相比较而言，单模光纤的损耗更小，能够传播的距离更长，但单模光纤的光源需要使用昂贵的半导体激光器，且单模光纤自身的制造成本也比较高，所以主要用于网络的干线传输。

由于光纤非常细，加上包层后直径不到0.2 mm，因此实际用于网络布线的是光缆。光缆的一端需由光发送机产生光束，将电信号转变为光信号，再把光信号导入光纤。在光缆的另一端需由光接收机接收光纤上传输来的光信号，将其转变回电信号，再发送给数字通信设备。

作为传输介质，光缆具有许多优势：传输信号的频带宽，因而通信容量大；信号衰减小，传输距离大；抗电磁波或噪声等干扰的能力强；抗化学腐蚀能力强，因此可应用于很多特殊环境下的布线；安全性好，传输的信息不易被窃听。虽然光纤具有其他传输介质所无法比拟的优势，但由于光缆的铺设成本较贵，且连接和安装都必须由专业技术人员使用专业的设备完成，因此，光缆主要用于长距离传输的主干网中实现交换机或路由器之间的连接。

④ 无线介质

无线通信依赖大气来传播设备间的数据信号，在大气中传播的信号通常采用电磁波的形式。电磁波的频率对数据传输的数量和速度起着决定性因素，电磁波的强度或功率则决定了其所承载的数据可以传播的距离。较低频率的电磁波可以携带较少的数据以较慢的速度传播较长的距离，而较高频率的电磁波可以携带较多的数据以较快的速度传播较短的距离。

电磁波的频谱可被划分为多个频率范围，而无线数据通信中最常使用的几种频率范围对应的电磁波主要有无线电、微波和红外线。

无线电波可以传输很长的距离，易于穿透建筑物，因此被广泛用于通信领域，例如，传统的广播电台、电视台和交通指挥系统等。微波是一种频率很高的电磁波，其频段范围很宽，所以微波信道的通信容量很大，可以同时传输电话、电报、图像、数据等多种信息，且不易受到干扰,传输质量较高。微波是沿直线传播的,但由于地球表面是弯曲的,所以微波在地球表面的传播距离有限,一般只有 50 km 左右。

微波通信一般需要通过中继站来接力。卫星通信是微波传输的一种应用,它利用卫星作为中继来转发微波信号。卫星通信可以突破地面微波通信的距离限制,具有传输距离远、通信容量大、可靠性高等优点,但卫星通信的传播延迟较长,安全性也较差。

与微波相比,红外线的方向性很强,难以被窃听和干扰,但红外线不能穿过固体障碍物,一旦光线被遮挡便无法通信,所以一般只能用于室内的短距离通信。

(3) 数据通信的主要技术

① 调制与解调技术

由信源发出的没有经过调制的原始电信号,称为基带信号。其特点是频率较低,信号频谱从零频附近开始,具有低通形式。在近距离范围内传输基带信号,信号衰减不大,因此在传输距离较近时,计算机网络都采用基带传输方式,如大多数局域网就使用的基带传输模式。

如果要传输较远的距离,基带信号会因为导体存在电阻等各方面原因不断衰减,从而导致直接传输的距离不能太远。研究发现,高频振荡的正弦波信号可以在长距离通信中比其他信号传输得更远。因此通常将这种高频振荡的正弦波作为承载信息的"载波"。在信源端,信息发送者通过改变高频载波的幅度、相位或者频率,使其随着基带信号幅度的变化而变化,从而实现将信息荷载在其上形成已调信号进行传输,这个处理过程称为"调制"。经过调制后的载波携带着要传输的信号在信道中进行长距离的传输。到达信宿端时,信息接收者再把载波所携带的信号提取并恢复成原始的基带信号,这个处理过程称为"解调"。通俗地说,调制就是让基带信号能搭载载波进行传输,解调就是从载波中恢复出原始信号。

数字信号有三种最基本的调制方法:幅度调制(ASK)、频率调制(FSK)和相位调制(PSK)。对载波进行调制所用的设备称为"调制器",基带信号经调制器处理后输出的信号可直接在信道上传输。从载波中恢复出原始基带信号的设备称为"解调器"。不同的调制和解调方法需使用特定的调制和解调设备进行处理。由于一般情况下通信都是双向进行的,因此通常将调制设备和解调设备集成在一起做成"调制解调器"(Modem,也就是俗称的"猫"),信道两端各需要放置一个 Modem。使用调制解调器进行信号远距离传输的通信模型如图 1-11 所示。

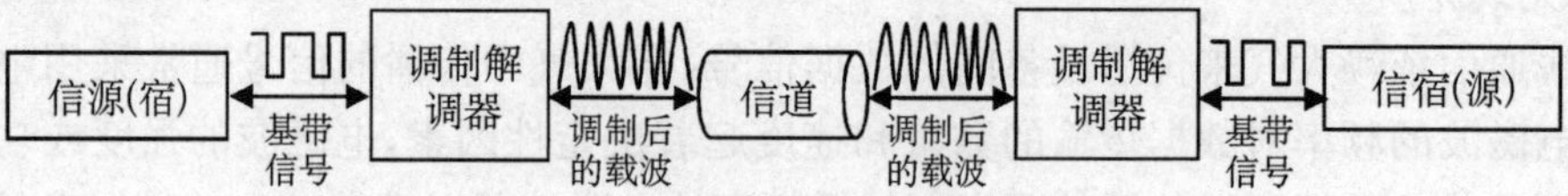

图 1-11 使用调制解调器进行信号传输的通信模型

② 多路复用技术

数据通信系统中,传输介质的带宽或容量往往会大于传输一路信号的需求,为了提高信道的利用率,降低通信成本,可以让多路信号共用一条传输线路进行传输,这就是所谓的多路复用技术。各路信号在送往传输线路以前,需按一定的规则进行调制,以利于各路已调信号在信道中传输不致混淆,信号在传到对方时还能具有足够能量,可用反调制的方法对其加以区分以恢复成原信号。

多路复用的常用技术主要有频分多路复用(Frequency Division Multiplexing,简称FDM)和时分多路复用(Time Division Multiplexing,简称TDM)。

频分多路复用(FDM)技术将携带信号的载波带宽划分为多个不同频带的子信道,每个子信道用来传送一路信号。当携带多路信号的载波到达接收方时,再将各路信号从载波中分离出来,输出到各自对应的输出线路上。频分多路复用技术主要适用于传输模拟信号的频分制信道,如电话网、有线电视网等。

时分多路复用(TDM)技术是按信号传输的时间对物理信道进行分割的,它将整个传输时间划分成若干时间片轮流分配给多路信号使用,每一路信号在自己的时间片内独占信道进行传输。时分多路复用技术广泛应用于包括计算机网络在内的数字通信系统。

③ 交换技术

当通信系统中的节点较多而传输距离较远时,在所有节点间建立固定的通信线路是不切实际的。因为通信线路不可能一直在进行信息的传输,大部分时间它们都是空闲的,花费了巨大代价建立的固定线路却被闲置,势必会造成极大的资源浪费。因此广域网中,信源和信宿间传送数据都是通过"交换"来完成的。所谓交换就是信源发出的数据先传送到与它相连的中间节点,再由该节点传送给下一个中间节点,直至到达信宿的过程。

计算机与通信网络中使用的交换技术主要有电路交换与分组交换。

传统电话网采用的是电路交换的方式。电路交换要求在数据传送前必须在信源和信宿间建立一条利用中间节点构成的物理通路,直至数据传输结束。其通信过程包括三个阶段:

电路建立:由通信一方发出连接请求,在源节点和目的节点间建立电路连接。

数据传输:双方通过建立好的专用通道传输数据。

电路拆除:数据传输结束后,由通信一方提出拆除连接的请求,释放当前连接所占用的资源。

电路交换的优点是数据传输可靠、迅速且能保证顺序,因此适合通信量大、实时性要求高的数据传输;缺点是通信前后必须建立电路和拆除电路,对于持续时间较短的数据传输而言有点得不偿失,而且在通话的全部时间内通信双方始终占用着传输信道,即使一段时间内没人说话,信道也不能用作他用。

分组交换也称为包交换,它不需要在源节点和目的节点间建立专用的传输通道,而是将通信数据划分成多个等长的小数据段,在每个数据段的前面加上必要的控制信息作为数据段的首部,每个带有首部的数据段称为一个分组。分组首部指明了该分组要发送的目标地址,当中间节点收到分组后,将根据首部中的地址信息将其转发给可以到达目的端的下一个节点,直至分组到达目的端,这个过程就是分组交换。分组在经过交换设备时会被首先存储下来,等待前往目的主机的路径空闲时就会被转发出去。各分组通过网络独立传输,到达目的端后再通过重新组合以恢复完整的数据包。

分组交换的主要优点有:

信道利用率高。由于要传输的数据在信源处被拆分成了一个个的小分组,这些分组可以各自通过不同的路径到达信宿,只要通信链路空闲,就可以为来自不同数据包的分组服务,这样便能充分提高信道的利用率。

传输效率高且可靠。由于分组通常较小,首部又带有校验信息,因此传输过程中若出错,很容易能被交换机或目的计算机发现,此时发送方仅需要重发出错的分组,而不用重发全部的传输数据。此外，网络中即使有部分节点发生故障或者部分通信线路发生拥塞，分组可以灵活的另寻他路，不致引起通信中断。

转发机制合理。当某段线路拥塞、节点很忙，来不及及时对收到的分组进行转发时，分组可以在各节点的缓冲区中排队等待转发。节点还可以对分组设置优先级，保证优先级高的分组优先进行传输。

分组交换的缺点是数据包在分组、传输和重组的过程中可能造成分组的丢失和乱序，另外，各分组在经由发送端主机到达接收端主机间的通信链路和分组交换机传送的过程中，可能会遭遇线路拥塞而需要等待一段延迟才能被转发。因此，分组交换网的实时性不是很理想。尽管如此，分组交换技术因其线路利用率高、易实现、成本低等优势成为计算机和数字通信网络广泛使用的技术。Internet 就是典型的分组交换网。

1.3.2 局域网技术

1. 局域网的组成、特点和分类

局域网是一种在较小的地理区域内将计算机、打印机等各种设备连接在一起实现数据传输和资源共享的计算机网络。

(1) 局域网的组成

组建一个小型局域网主要需要这样一些硬件设备：

首先，计算机与计算机、计算机与网络设备之间必须有一些能够传输数字信号的物理线路，这些物理线路就称为传输介质。传输介质决定了网络的传输速率、网段的最大长度、传输的可靠性以及网卡的复杂性等因素。组建局域网的常用传输介质有：双绞线、无线电波等。

网络接口卡(Network Interface Card，简称 NIC)，又称网络适配器、网卡，是连接计算机与网络传输介质的硬件设备。无论采用何种传输介质，都必须借助于网卡才能实现和计算机的连接。

网卡的主要功能包括数据包的封装与分解、链路管理、数据缓存编码与译码等。一方面，网卡可以读入从传输介质上接收到的数据包，组合后通过主板总线传送给计算机；另一方面，网卡可以处理计算机将发往网络上的二进制数据流，将这些数据分解成为大小合适的数据包，并转换为能够在相应传输介质上传输的信号。

每块网卡都会有一个全球唯一的编号，这个编号用来标识网卡所服务的计算机在网络中的物理地址，该地址也称为 MAC 地址。MAC 地址是一个 48bit 的二进制数串，由网卡生产商在网卡出厂时写入网卡内的 ROM 中。MAC 地址是局域网中节点的标识，可以说，在网络底层的物理传输过程中，就是通过 MAC 地址来识别不同主机的。

集线器或交换机，集线器，俗称 HUB，是一种多端口的网络集中设备，如图 1-12 所示。多台计算机通过相应的传输介质接入同一台集线器的多个端口，就可组建成为一个可相互通信的网络。集线器是一种“共享”设备，其本身不能识别目的地址。当同一局域网内的 A 主机给 B 主机传输数据时，它不能把数据包直接发送给目的计算机，只能把某个端口收到的数据包向所有其他端口转发出去。数据包在以 HUB 为架构的网络上以“广播”方式传输，与集线器其他端口相连的计算机就都可以收到数据包。收到数据包的计算机通过验证数据帧头的地址信息来确定数据是否是发送给自己的：若是，则继续处理；若不是，则予以丢弃。

交换机也是一种多端口的网络互连设备，也可作为局域网的集中设备，如图 1－13 所示。和集线器相比，交换机要"智能"很多。它可以根据数据包所要送达的目的计算机的地址，将其从源计算机所连接的端口直接送至目的计算机所连接的端口。和集线器的"广播"式传输方式不同的是，当交换机中某对端口工作时，不会影响其他端口的工作。这样交换机就可同时开启多个传输信道，为多对计算机间的通信提供服务而不会发生相互冲突。因此，采用交换机组建局域网可以显著的增加网络带宽，大大提高局域网的性能。

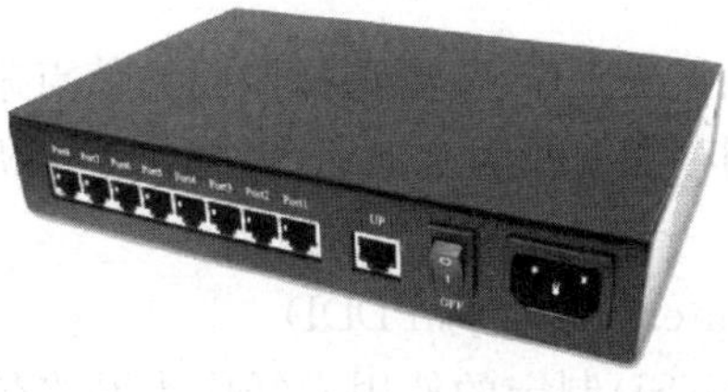

图 1－12　集线器

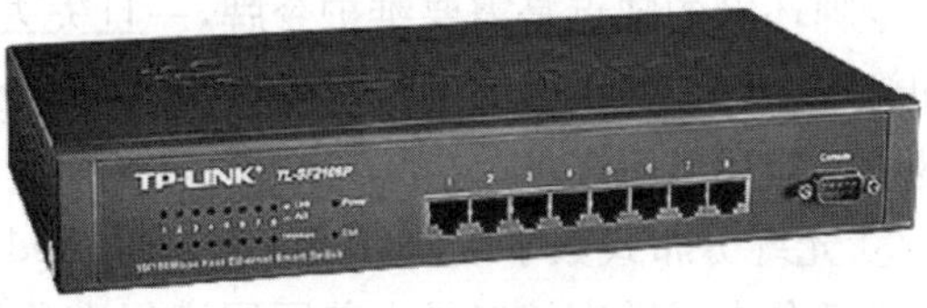

图 1－13　交换机

服务器，一个小型局域网中，通常还会安排 台或数台性能等各方面都较好的计算机执行服务器的功能。该服务器主要负责管理网络资源并提供多种网络服务。

(2) 局域网的特点

局域网的主要特点有：遵循的组网协议简单，网络结构灵活，便于管理和扩充，建网所需时间短、成本低。数据传输速率高，一般为 10 M～10 Gbps，误码率低。

(3) 局域网的分类

局域网的类型很多，若按网络使用的传输介质分类，可分为有线网和无线网；若按网络拓扑结构分类，可分为总线型、星型、环型、树型、混合型等；若按传输介质所使用的访问控制方法分类，又可分为以太网、令牌环网、FDDI 网和无线局域网等。其中，以太网是当前应用最普遍的局域网技术。

① 以太网(Ethernet)

以太网其实并不是一种具体的网络，而是一种技术规范。这个标准已经发展成为 IEEE 制定的编号为 802.3 的以太网系列标准规范。以太网规范是现今局域网中应用最广泛的一种通信协议标准。它定义了局域网中采用的电缆类型和信号处理方法等，包含标准以太网(10 Mbps)、快速以太网(100 Mbps)、千兆以太网(1 Gbps)以及万兆以太网(10 Gbps)这些不同级别的以太网标准规范，同一速率级别的以太网又可由不同的传输介质组建。

以太网的特征，就是信号可以被传输到以太网中的每一个角落。以太网是一种广播式网络，以太网中任意一台计算机发送的信号，其他计算机都能接收到。以太网还是一种共享传输信道的网络，同一时刻，共享信道只能为一台计算机提供数据传输服务，否则多台计算机同时发送数据就会产生信号冲突。为了控制所有计算机尽可能不冲突地、合理地使用这条共享线路，以太网采用带冲突检测的载波侦听多路访问机制(Carrier Sense Multiple Access With Collision Detection，一般缩写为 CDMA/CD)。

② 令牌环网(Token Ring)

令牌环网是传统的局域网组网方式之一，由 IBM 公司研究开发。在令牌环网中，有一个在信道上循环传递的特殊格式帧叫"令牌"。令牌本身并不包含信息，只是一个决定发送权的标志，它可以确保在同一时刻只有一个站点能够独占信道。

令牌在工作中有“闲”和“忙”两种状态。“闲”表示令牌没有被占用，即网络中没有计算机在传送信息；“忙”表示令牌已被占用，即网络中有信息正在传送。环中的任意一个站点想要发送数据，都要首先等待令牌经过该站。若发现令牌的状态为“忙”，则还要继续等待，只有当令牌状态为“闲”时才可以发送数据。站点发送数据前，要先将令牌的状态置为“忙”以告知其他站点，然后再在该令牌后发送数据。令牌和数据沿着环路绕行一周，再次回到发送站点时，发送站点要先确认所传数据是否已被目的计算机接收了，然后再重新产生一个状态为“闲”的令牌，使其继续沿环路传播。

令牌环网的缺点是需要维护令牌，一旦失去令牌就无法工作，需要选择专门的节点来监视和管理令牌。由于以太网技术发展迅速，而令牌环网存在一些固有缺点，因此在计算机局域网中的应用已不多见。

③ 光纤分布式数字接口(Fiber Distributed Data Interface，简称 FDDI)

光纤分布式数字接口是由美国国家标准化组织(ANSI)制定的使用光纤作为网络传输介质的一组协议。

FDDI 使用双令牌环架构。双环由主环和备用环组成，两个环上的数据流以相反方向传输。在正常情况下，主环用于数据传输，备用环闲置。若主环出现了故障，FDDI 可以自动重新配置，启动备用环工作，使整个网络仍然保持连通。FDDI 的这种自恢复措施大大提高了网络的可靠性。

FDDI 的传输速率可以达到 100 Mbps，由于支持高宽带和远距离通信网络，它既可用于组建高速局域网，也可作为连接局域网的主干网。

④ 无线局域网

无线局域网，顾名思义就是以无线介质作为传输信道的计算机局域网。无线局域网突破了传统有线网的局限，使得网络可以覆盖有线网络难以到达的地区，移动用户或临时用户可以随时随地的接入网络。无线局域网的主要特点是：安装简便、使用灵活、易于扩展等。

无线局域网有自己的通信协议标准。最早发布的无线局域网标准是 IEEE802.11(俗称 Wi-Fi)。该标准主要用于解决办公室局域网和校园网中设备的无线接入，速率最高只能达到 2 Mbps。由于该标准在传输速率和传输距离上已不能满足人们的需要，所以 IEEE 小组随后又推出了 802.11b、802.11a、802.11n 等一系列新标准，作为对 802.11 标准的扩充。802.11b 最高可支持 11 Mbps 的传输速率，802.11a 速率最高可达 54 Mbps，而目前使用较多的 802.11n 标准理论速率最高可达 600 Mbps。

小范围的无线局域网还可以通过蓝牙(Bluetooth)技术来组建。蓝牙是一种短距离、低速率、低成本的无线通信技术。蓝牙正常的工作范围是 10 m 半径以内。

1.3.3 Internet

1. 因特网的组成与接入技术

(1) 因特网的组成

Internet 是一个全球范围的计算机网络，它将分布在世界各地数以亿计的计算机和通信设备互连在一起，形成可以相互通信的计算机网络系统，它是全球各地众多类型不同的计算机网络相互连接形成的网络集合。人们借助 Internet 进行相互间的信息交流，信息传播，为所有接入 Internet 的计算机等设备所共享。

(2) 因特网的接入技术

计算机是如何实现接入 Internet?

首先，与 Internet 建立连接要保证得到 Internet 服务提供商(Internet Service Provider，简称 ISP)的支持，因为接入 Internet 需要租用国际互联网信道，建立中转站，购置一系列高性能的路由器、服务器等网络互连和管理设备，其成本对一般网络用户来说是无法承担的。中国国内主要的通信运营商——电信、移动、网通等都向公众提供了不同方式的宽带上网服务。用户可根据各 ISP 提供的服务质量、价格，结合自身的客观条件和具体需要选择合适的 ISP 来接入 Internet。

几种常见的 Internet 接入方式。

① ADSL 接入

ADSL(Asymmetrical Digital Subscriber Loop)，即非对称数字用户环路技术，是一种运行在普通电话线上的高速宽带技术。

ADSL 利用分频和编码调制技术将普通电话线原有的低频电话信道扩展为三个信息通道：一个是高速的下传通道，用来将数据流传输到客户终端；一个是中速的双工通道，用来传送客户终端上行的数据流；一个是普通的电话通道，用来传输模拟的声音信号。这三个通道可以同时工作，最高支持 8 Mbps 的下行(从网络到用户)传输速率和 2 Mbps 的上行(从用户到网络)传输速率。ADSL2＋技术可以提供最高 24 Mbps 的下行速率。

实现 ADSL 上网需要的硬件有：一个 ADSL Modem，一块以太网卡，一个信号分离器，两根带有 RJ－11 插口的电话线和一根两端带有 RJ－45 插口的 5 类双绞线。

② 光纤接入

光纤以其特有的通信容量大、性能稳定、防电磁干扰和保密性强等优点，在网络布线中获得了广泛应用，目前光纤宽带接入已经普及。

光纤接入网的主要传输媒体为光纤，光纤接入网主要被分为这样一些类型：光纤到路边(Fiber To The Curb，FTTC)、光纤到小区(Fiber To The Zone，FTTZ)、光纤到大楼(Fiber To The Building，FTTB)、光纤到家庭(Fiber To The Home，FTTH)等。光缆的铺设成本很高，线路的租用费用也高于其他宽带接入方式。

③ 局域网专线接入

若某用户学习或办公的地点，架构了局域网并通过专线接入了 Internet，那通过局域网接入 Internet 将是通信质量最高也是最简单的方式。

专线接入是 ISP 针对机构用户提供的高速 Internet 服务。专线接入服务的价格取决于线路得到的带宽、线路长度以及租用专线的时间，收费非常昂贵，是普通家庭所无法承受的。

若某局域网已通过专线接入了 Internet，则个人计算机只需接入该局域网便可享受高速的 Internet 服务。

④ 无线接入

无线接入有多种方式：可以直接依靠蜂窝移动电话网或卫星通信网等无线通信介质实现无线接入，也可以先加入无线局域网，无线局域网再通过有线介质接入 Internet。

如果是通过无线局域网接入，用户的计算机或终端设备只要安装有无线网卡，通过 AP

接入无线局域网即可,不需要去关心无线局域网究竟采用了何种方式接入 Internet。如果是通过蜂窝移动电话网或卫星通信网接入,用户还可以选择采用 GPRS、3G、4G 等多种接入方式,这些接入方式都要求用户的计算机或终端设备装有特殊的无线网卡,才能实现接入。

⑤ 光纤同轴电缆混合接入

光纤同轴电缆混合(Hybrid Fiber Coax,HFC)接入也称为有线电视网接入。HFC 以光缆作为有线电视网(CATV)的主干线,以同轴电缆作为入户的辅助线路,是一种以分频复用技术为基础,综合应用数字传输技术、光纤和同轴电缆技术、射频技术的智能宽带接入网。其特点是覆盖范围大、信号衰减小、噪声低,可以具有很高的带宽和理想的数据传输速率。

使用 HFC 接入 Internet 必须具有电缆调制解调器(Cable Modem),Cable Modem 技术可以实现高速的宽带接入,提供的也是非对称的双向信道。上行传输速率可达 10 Mbps,下行传输速率更是高达 36 Mbps。Cable Modem 上提供有 RJ-45 接口,可使用双绞线直接与用户计算机的网卡相连。

数字机顶盒可使模拟电视机接收数字信息,除了向用户提供丰富的影视点播节目外,还可向家庭提供各种数字信息服务。

2. 网络互连协议 TCP/IP

(1) 网络互连协议 TCP/IP 的分层结构

TCP/IP 是目前最成功、使用最频繁的互联协议。虽然现在已有许多协议都适用于互联网,但只有 TCP/IP 最突出,因为它在网络互联中应用最为广泛。

TCP/IP 协议并不完全符合 OSI 的七层参考模型。传统的开放式系统互联参考模型,是一种通信协议的七层抽象的参考模型,其中每一层执行某一特定任务。该模型的目的是使各种硬件在相同的层次上相互通信。这七层是:物理层、数据链路层、网络层、传输层、话路层、表示层和应用层。而 TCP/IP 通信协议采用了四层的层级结构,每一层都呼叫它的下一层所提供的网络来完成自己的需求。

TCP/IP 四层结构

- 应用层:应用程序间沟通的层,如简单电子邮件传输(SMTP)、文件传输协议(FTP)、网络远程访问协议(Telnet)等。
- 传输层:在此层中,提供了节点间的数据传送服务,如传输控制协议(TCP)、用户数据报协议(UDP)等,TCP 和 UDP 给数据包加入传输数据并把它传输到下一层中,这一层负责传送数据,并且确定数据已被送达并接收。
- 互连网络层:负责提供基本的数据封包传送功能,让每一块数据包都能够到达目的主机(但不检查是否被正确接收),如网际协议(IP)。
- 网络接口层:对实际的网络媒体的管理,定义如何使用实际网络(如 Ethernet、Serial Line 等)来传送数据。

(2) IP 地址与域名系统

① IP 地址

在 Internet 上有成千百万台主机(host),为了区分这些主机,给每台主机都分配了一个专门的"地址"作为标识,称为 IP 地址,IP 是 Internet Protocol(国际互联网协议)的缩写。各主机间要进行信息传递必须要知道对方的 IP 地址。每个 IP 地址的长度为 32 位(bit),分 4

段，每段 8 位(1 个字节)，常用十进制数字表示，每段数字范围为 0～255，段与段之间用小数点分隔。每个字节(段)也可以用十六进制或二进制表示。每个 IP 地址包括两个 ID(标识码)，即网络 ID 和宿主机 ID。同一个物理网络上的所有主机都用同一个网络 ID，网络上的一个主机(工作站、服务器和路由器等)对应有一个主机 ID。这样把 IP 地址的 4 个字节划分为两个部分，一部分用来标明具体的网络段，即网络 ID；另一部分用来标明具体的节点，即宿主机 ID。这样的 32 位地址又分为五类分别对应于 A 类、B 类、C 类、D 类和 E 类 IP 地址。

A 类 IP 地址

一个 A 类 IP 地址由 1 字节(每个字节是 8 位)的网络地址和 3 个字节主机地址组成，网络地址的最高位必须是“0”，即第一段数字范围为 1～127。每个 A 类地址可连接 16777214 台主机，Internet 有 126 个 A 类网络。

B 类 IP 地址

一个 B 类 IP 地址由 2 个字节的网络地址和 2 个字节的主机地址组成，网络地址的最高位必须是“10”，即第一段数字范围为 128～191。每个 B 类地址可连接 65 624 台主机，Internet 有 16 256 个 B 类网络。

C 类 IP 地址

一个 C 类地址是由 3 个字节的网络地址和 1 个字节的主机地址组成，网络地址的最高位必须是“110”，即第一段数字范围为 192～223。每个 C 类地址可连接 254 台主机，Internet 有 2054512 个 C 类网络。

D 类地址用于多点播送

第一个字节以“1110”开始，第一个字节的数字范围为 224～239，是多点播送地址，用于多目的地信息的传输，和作为备用。全零(“0. 0. 0. 0”)地址对应于当前主机，全“1”的 IP 地址(“255.255.55.255”)是当前子网的广播地址。

E 类地址

以“11110”开始，即第一段数字范围为 240～254。E 类地址保留，仅作实验和开发用。

几种用作特殊用途的 IP 地址：

① 主机段(即宿主机)ID 全部设为“0”的 IP 地址称为网络地址，如 129. 45. 0. 0 就是 B 类网络地址。

② 主机 ID 部分全设为“1”(即 255)的 IP 地址称为广播地址，如 129. 45. 255. 255 就是 B 类的广播地址。

③ 网络 ID 不能以十进制“127”作为开头，在地址中数字 127 保留给诊断用。如 127.1.1.1 用于回路测试，同时网络 ID 的第一个 8 位组也不能全置为“0”，全置“0”表示本地网络。网络 ID 部分全为“0”和全部为“1”的 IP 地址被保留使用。

② 域名

由于 IP 地址全是数字，为了便于用户记忆，Internet 上引进了域名服务系统 DNS (Domain Name System)。当用户键入某个域名的时候，这个信息首先到达提供此域名解析的服务器上，再将此域名解析为相应网站的 IP 地址，完成这一任务的过程就称为域名解析。域名简单地说就是 Internet 上主机的名字，它采用层次结构，每一层构成一个子域名，子域名之间用圆点隔开，自左至右分别为：计算机名、网络名、机构名、最高域名。

以机构区分的最高域名有：com(商业机构)、net(网络服务机构)、gov(政府机构)、mil

(军事机构)、org(非营利性组织)、edu(教育部门)等。

(3) IP 数据包与路由器原理

① IP 数据包

网际协议 IP 是 TCP/IP 的核心,也是网络层中最重要的协议。IP 层接收由更低层发来的数据包,并把该数据包发送到更高层 TCP 或 UDP 层;相反,IP 层也把从 TCP 或 UDP 层接收来的数据包传送到更低层。IP 数据包是不可靠的,因为 IP 并没有做任何事情来确认数据包是按顺序发送的或者没有被破坏。IP 数据包中含有发送它的主机的地址(源地址)和接收它的主机的地址(目的地址)。

② 路由器原理

● **中继器**

中继器(REPEATER),用来延长网络距离的互连设备(局域网络互连长度有限制,不是无限的,如在 10M 以太网中,任何两个数据终端设备允许的传输通路最多为 5 个中继器、4 个网段组成)。REPEATER 可以增强线路上衰减的信号,它两端即可以连接相同的传输媒体,也可以连接不同的传输媒体,如一头是同轴电缆,另一头是双绞线。

● **集线器**

集线器(HUB)实际上就是一个多端口的中继器,它有一个端口与主干网相连,并有多个端口连接一组工作站。它应用于使用星型拓扑结构的网络中,连接多个计算机或网络设备。

集线器就是一种共享设备,共享网络带宽。

中继器和集线器属于 OSI 和 TCP/IP 模型的最低层,即物理层,起到数字信号放大和中转的作用。

网桥和交换机属于 OSI 和 TCP/IP 的第二层,即数据链路层。数据链路层的作用包括数据链路的建立、维护和拆除、帧包装、帧传输、帧同步、帧差错控制以及流量控制等。

● **网桥**

网桥(BRIDGE)工作在数据链路层,将两个局域网(LAN)连起来,根据 MAC 地址(物理地址)来转发帧,可以看作一个"低层的路由器"(路由器工作在网络层,根据网络地址如 IP 地址进行转发)。它可以有效地连接两个 LAN,使本地通信限制在本网段内,并转发相应的信号至另一网段,网桥通常用于连接数量不多的、同一类型的网段。

● **交换机**

交换机又称交换式集线器,交换机的原理同网桥,只不过它的端口比网桥多,因此我们一般也称它为多端口网桥。交换机主要在网络中用于完成与它相连的线路之间的数据单元的交换,是一种基于 MAC(网卡的硬件地址)识别,完成封装、转发数据包功能的网络设备。

利用交换机连接的局域网叫交换式局域网。在用集线器连接的共享式局域网中,信息传输通道就好比一条没有划出车道的马路,车辆只能在无序的状态下行驶,当数据和用户数量超过一定的限量时,就会发生抢道、占道和交通堵塞的想象。交换式局域网则不同,就好比将上述马路划分为若干车道,保证每辆车能各行其道、互不干扰。交换机为每个用户提供专用的信息通道,除非两个源端口企图同时将信息发往同一个目的端口,负责各个源端口与各自的目的端口之间可同时进行通信而不发生冲突。

除了在工作方式上与集线器不同之外，交换机在连接方式、速度选择等方面与集线器基本相同。

● **路由器**

路由器是一种连接多个网络或网段的网络设备，它能将不同网络或网段之间的数据信息进行“翻译”，使它们能够相互“读”懂对方的数据，实现不同网络或网段间的互联互通，从而构成一个更大的网络。目前，路由器已成为各种骨干网络内部之间、骨干网之间一级骨干网和因特网之间连接的枢纽。校园网一般就是通过路由器连接到因特网上的。

路由器的工作方式与交换机不同，交换机利用物理地址（MAC 地址）来确定转发数据的目的地址，而路由器则是利用网络地址（IP 地址）来确定转发数据的地址。另外路由器具有数据处理、防火墙及网络管理等功能。

● **网关**

网关（Gateway）是一种复杂的网络连结设备，它工作在 OSI 的高三层（会话层、表示层和应用层），它用于连接网络层之上执行不同协议的子网，组成异构的互联网。网关具有对不兼容的高层协议进行转换的功能。为了实现硬件、数据结构以及使用协议等不同的异构设备之间的通信，网关要对不同的传输层、会话层、表示层、应用层协议进行翻译和变换。

3. Interent 提供的服务

Interent 是目前世界上最大的互联网，它由大量的计算机信息资源组成，为网络用户提供了丰富的网络服务功能，这些功能主要包括 WWW 服务、电子邮件（E-mail）、文件传输（FTP）、远程登录（TELNET）等。

1.3.4　网络信息安全技术

计算机网络已成为人们进行日常通讯和信息共享的主要途径，伴随着网上银行、电子商务等网络业务的兴起，信息在网络中的安全性问题便显得尤为突出。

一个安全的网络系统要保证其中传输的信息达到以下几点目标：

秘密性：只有通信双方可以理解所传递消息的内容。这样即使消息被窃听走，窃听者也无法还原出消息的真正内容。

可用性：要确保网络在拒绝服务攻击、通信节点毁坏等情况下仍能够提供可靠的服务。

身份认证：通信双方要能够确认彼此的身份。这样才能防止伪装节点获取机密信息和资源，或者发送虚假的信息破坏网络和服务的可用性。

完整性：要保证信息在传输过程中不能被篡改。

不可否认性：要保证发送方和接收方都不能否定他们所发送过或接收过的信息。这样便于事后考察、检测入侵，隔离可疑节点，以此来预防内部攻击。

1. 网络安全技术

（1）数据加密技术

数据加密技术是网络安全技术的基础，数据加密技术的两大核心要素是加密算法和密钥。数据加密技术分为两大类：对称式加密和非对称式加密。对称式加密就是消息发送方和接收方在进行加密和解密时使用了同一个密钥，通信双方先共同商定一个共享的保密密钥，发送方使用该密钥对明文进行加密后将密文发送给接收方，接收方收到消息后再用相同的密钥对密文进行解密。非对称式加密就是加密和解密所使用的不是同一个密钥，每个用户将分配得到两个密钥：一个称为私有密钥，只有用户本人知道，是保密的；一个称为公共密钥，是公开的，其他用户都能知道。使用非对称式密钥加密算法，则采用公共密钥加密的消息只能被持有相应私有密钥的用户解密，采用私有密钥加密的消息也只能通过公共密钥解密。发送方想将消息发送给谁，就用谁的公共密钥对消息进行加密，这样只有相应的私钥持有者才能对该消息进行解密还原出明文。相比较而言，非对称式密钥加密比对称式密钥加密计算方法更复杂、安全性更高，但它的处理速度却远远比不上对称式密钥加密。因此非对称式密钥加密通常用于加密关键性的核心机密数据，而对称式密钥加密通常用来对大批量数据进行加密。

(2) 数字签名

数字签名(Digital Signature)就是由信息发送者产生的别人无法伪造的一串代码，将该串代码附加在消息上一起传送，可以让信息的接收者通过这串代码确认消息的完整性和发送者的身份，同时还可以保证发送者不可否认发过的消息。数字签名技术已被广泛地用于网上银行和电子商务领域，以保证交易的安全性。

(3) 身份认证与访问控制

身份认证是指在计算机及计算机网络系统中确认操作者身份的过程。身份认证的目的是为了确定该用户是否具有对某种资源的访问和使用权限，进而使计算机和网络系统的访问策略能够可靠、有效地执行，防止攻击者假冒合法用户获得资源的访问权限，保证系统和数据的安全，以及授权访问者的合法利益。

几种常用于身份认证的电子凭据：密码、USB KEY、智能卡。在安全性要求较高的领域，通常会将多种身份认证的凭据结合使用，这种将多种身份认证因素结合使用的认证方式称为双因素认证。

访问控制就是按用户身份来限制用户对某些信息项的访问，或限制其对某些信息的操作权限(是否可读、是否可写、是否可修改等)的一种技术，通常用于系统管理员控制用户对服务器、目录、文件等网络资源的访问。访问控制的前提是要先进行身份认证。

访问控制的主要功能有：

① 防止非法的主体进入受保护的网络资源。

② 允许合法用户访问受保护的网络资源。

③ 防止合法的用户对受保护的网络资源进行非授权的访问。

④ 防火墙与入侵检测。

防火墙是设置在被保护网络和外部网络之间的一种特殊的网络安全系统，通常由一套软件和硬件设备组合而成。它通过对内外网之间流经防火墙的数据包进行监测，以防止不可预测的、潜在的可疑数据流侵入被保护网络，并尽可能对外网屏蔽内网的信息、结构和运行状况，以此实现对内网的安全保护。

防火墙的主要特点如下：

① 所有内部和外部之间的通信都必须通过防火墙。

② 只有安全策略所定义的授权，通信才允许通过。

③ 防火墙本身必须是抗入侵的。

④ 防火墙是网络的要塞，应尽可能将安全措施集中在防火墙。

⑤ 防火墙的安全措施是强制执行的。

⑥ 防火墙可记录内、外网之间通信的一切事件。

入侵检测是主动保护网络系统免受攻击的一种安全技术。常用的检测方法有特征检测、异常检测等。

2. 计算机病毒

计算机病毒是指人为蓄意编制或者在计算机程序中插入的能破坏计算机功能或毁坏其数据、具有自我复制能力的一组计算机指令或程序代码。计算机病毒程序的主要特点有:破坏性、寄生性、隐蔽性、潜伏性、传染性。

常见的病毒主要有:系统病毒、蠕虫病毒、木马病毒和脚本病毒。

若计算机感染了病毒,通过专门的杀毒软件可以有效检测及消除病毒。要保证计算机的安全,光靠杀毒软件来防御病毒是不够的,主要还是需要养成良好的计算机使用习惯,以对病毒进行预防。预防计算机病毒侵害的主要措施有:

不使用来历不明的程序和数据,不轻易打开来历不明的电子邮件;在计算机上安装杀毒软件(包括病毒防火墙软件),使其在启动程序运行、接收邮件或下载 Web 文档时能自动检测与拦截病毒,并保证及时更新病毒数据库;经常和及时地做好系统及关键数据的备份工作。

1.4 数字媒体

数字技术是指借助一定的设备,将数值、文字、声音、图像、视频等信息转化为电子计算机能识别的二进制数字“0”和“1”,进行运算、加工、存储、传送、传播、还原的技术。数字媒体,即建立在数字技术基础之上的多媒体,它是通过计算机或者其他电子、数字处理手段传递的文本、声音、动画和视频的组合。

1.4.1 文本

文本是计算机表示文字及符号信息的一种数字媒体。根据是否具有编辑排版格式可分为简单文本和丰富文本;根据文本内容的组织方式可分为线性文本和超文本;根据文本内容是否变化和如何变化可分为静态文本、动态文本和主动文本。

1.文本信息的输入

要将文件变成电子文件,首先要进行文字等信息的输入。

(1) 键盘输入

电子计算机最初使用的字符输入工具——键盘,是面向西文设计的,西文的输入,击一次键就直接输入了相应的字符或代码。但是在计算机上进行汉字输入时,由于汉字字数很多,无法使每个汉字与西文键盘上的键一一对应,因此必须使用一个或几个键来表示汉字,这就称为汉字的键盘输入编码。好的汉字键盘输入编码方案的特点是易学习、易记忆、效率高(平均击键次数较少)、重码少、容量大(可输入的汉字字数多)等。

目前已有多种汉字输入方法,因此就有多种汉字输入码。汉字输入码是在计算机标准键盘上输入汉字用到的各种代码体系,它是面向输入者的,使用不同的输入码,其操作过程不同,但是得到的结果是一样的。不管采用何种输入方法,所有输入的汉字都以机内码的形式存储在介质中，使用不同的输入编码方法向计算机输入的同一个汉字，它们的机内码是相同的。而在进行汉字传输时，又都以交换码的形式发送和接收，而所谓的汉字交换码是国标汉字进行信息交换的代码标准。

国标 GB2312—80 规定的区位码和沿用多年的电报码都可以作为输入码。这类汉字编码和输入码是一一对应的，它们编码用的字符是 10 个阿拉伯数字，每个汉字的码长均为等长的四个数码。

汉字输入编码的种类很多，大致可分为：① 数字编码，这是使用一串数字来表示汉字的编码方法，难以记忆不易推广，如区位码、电报码等。② 字音编码，这是一种基于汉语拼音的编码方法，简单易学，适合于非专业人员，重码多，如全拼。③ 字形编码，这是将汉字的字形分解归类而给出的编码方法，重码少、输入速度较快，难掌握，如五笔字型法、表形码等。④ 形音结合码，它吸取了字音编码和字形编码的优点，使编码规则简化，重码率少，但不易掌握。

(2) 非击键方式输入

非键盘输入方式是手写、听、听写、读听写等方式，可分为以下几种方式：联机手写输入、语音输入、光电扫描输入和条形码/磁卡/IC 卡自动识别输入。它们的特点是使用简单，但都需要特殊设备。

条形码是一种将文字符号进行图形化标示的方法，通过使用特定的扫描设备进行识别，转换成二进制信息输入到计算机。条形码分为一维条形码和二维条形码。

一维条形码(Barcode)是将宽度不等的多个黑条和空白，按照一定的编码规则排列，用以表达一组信息的图形标识符。一维条码如图 1－14 所示。

由于受信息容量的限制，一维条码的使用受到了较大的限制。二维条码具有高密度、高可靠性等特点，所以可以用它表示数据文件(包括汉字文件)、图像等。二维条形码是大容量、高可靠性信息实现存储、携带并自动识读的最理想的方法。

二维条形码(2-dimensional Bar Code)简称二维码，是用某种特定的几何图形按一定规律在平面分布的黑白相间的图形记录数据符号信息的；具有一定的校验功能等，保密性高。同时还具有对不同行的信息自动识别、处理图形旋转变化点功能。我国高铁车票的二维条形码就是采用信息加密措施，以防车票伪造。二维条码如图 1－15 所示。

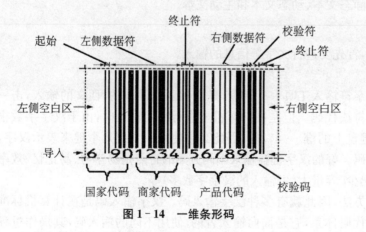

图 1－14　一维条形码

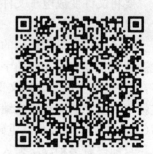

图 1－15　二维条形码(QR 码)

磁卡的信息记录和读出原理类似于磁盘存储器，现在主要使用在各种银行卡上。银行磁卡磁条中有三个磁道，用于记录账号等相关信息，以标识用户的身份。由于磁条易读出和伪造，保密性差，目前银行正逐步更换为IC卡。

2. 文本信息的输出

通过对输入的文本信息进行编辑处理后，要对文本的格式描述进行解释，然后生成文字和图表的映像(bitmap)，最后再传送到显示器显示或打印机打印出来。文字(汉字)字形的生成过程如下：先根据字符的字体确定相应的字形库(font)，再按照该字符的代码从字形库中取出该字符的形状描述信息，然后按形状描述信息生成字形，按照字号大小及有关属性(粗体、斜体、下横线)将字形作必要的变换，最后将变换得到的字形放置在页面的指定位置处。

字形库简称字库，同一种字体的所有字符(如GB2312—80中的7 000多字符)的形状描述信息的集合。不同的字体(如宋体、仿宋、楷体、黑体等)对应不同的字库。

汉字字形技术主要包括字形数据的产生和压缩以及字形的还原，从技术上可分为两种方法：点阵描述和轮廓描述，在应用中普遍采用点阵方法。由于汉字数量多且字形变化大，对不同字形汉字的输出，就有不同的点阵字形。所谓汉字的点阵码，就是汉字点阵字形的代码。

16×16点阵的汉字其点阵有16行，每一行上有16个点。如果每一个点用一个二进制位来表示，则每一行有16个二进制位，需用两个字节来存放每一行上的16个点，并且规定其点阵中二进制位0为白点，1为黑点，这样一个16×16点阵(简易型)的汉字需要用32个字节来存放。依次类推，24×24点阵(普及型)、32×32点阵(提高型)和48×48点阵(精密型)的汉字则依次要用72个字节、128个字节和288个字节存放一个汉字，构成它在字库中的字模信息。字母“A”的16×16点阵图如图1-16所示。

要显示或打印输出一个汉字时，计算机汉字系统根据该汉字的机内码找出其字模信息在字库中的位置，再取出其字模信息作为字形在屏幕上显示或在打印机上打印输出。

轮廓描述将字形看作是一种图形，用直线曲线勾画轮廓，描述字形，并以数学函数来描述，精度高、字形可任意变化。字母“t”的轮廓图如图1-17所示。

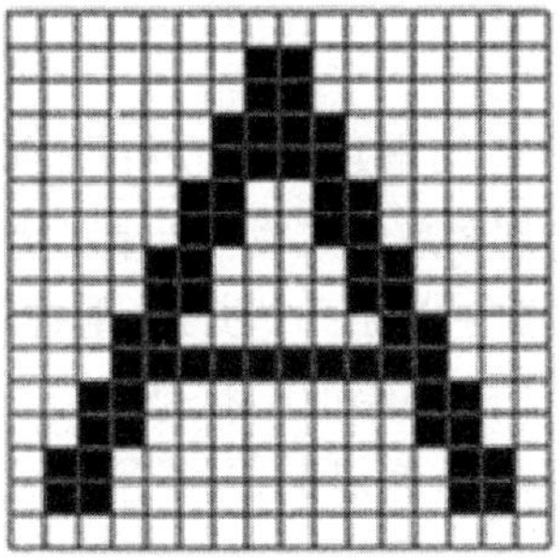

图1-16　字母“A”点阵字库

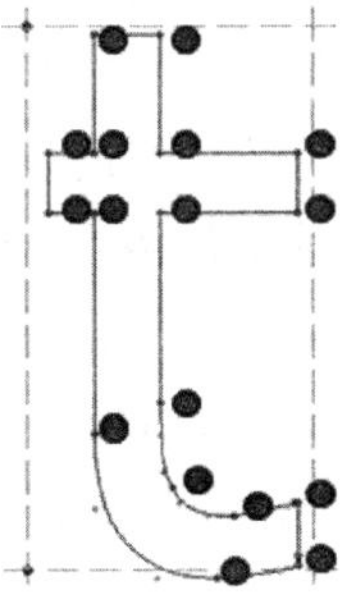

图1-17　字母“t”轮廓字库

1.4.2　数字声音

1. 声音信号的数字化

声音经过输入设备，将声波变换成一种模拟的电压信号，再经过模/数转换(包括采样和量化)把模拟信号转换成计算机可以处理的数字信号,这个过程称为声音的数字化。

(1) 模拟信号和数字信号

语音信号是最典型的连续信号,它不仅在时间上连续,而且在幅度上也是连续的。在一定时间里,时间"连续"是指声音信号的幅值有无穷多个,在幅度上"连续"是指幅度的数值有无穷多个,把在时间和幅度上都是连续的信号称为模拟信号。

数字信号,指一个数据序列,是把时间和幅度都用离散的数字表示的信号。实际上,数字信号就是来源于模拟信号,是模拟信号的一个小子集,是采样得到的。它的特点是幅值被限制在有限个数值之内,不是连续的而是离散的,即幅值只能取有限几个数值。

(2) 声音信息数字化

把每隔一段特定的时间,从模拟信号中测量一个幅度值的过程,称为采样(Sampling)。采样的目的是把时间上连续的信号转换成时间上离散的信号,采样得到的幅值可能是无穷多个,因此幅值还是连续的。如果把信号幅度取值的数目加以限定,这种信号就称为离散幅度信号。采样之后,对幅值进行限定和近似的过程称为量化(Measuring)。量化是把时间和幅度都用离散的二进制数字表示,即把每个样本从模拟量转换成数字量。编码就是将所有样本的二进制代码组织在一起。声音信号数字化过程如图 1-18 所示。

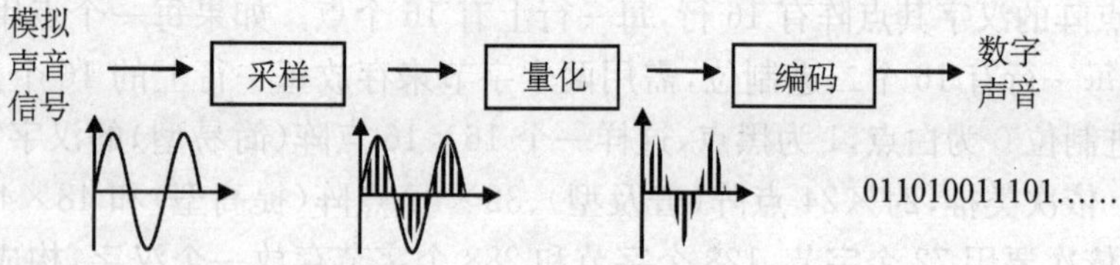

图 1-18　声音信号数字化过程

2. 波形声音的获取设备

波形声音的获取设备包括麦克风和声卡。麦克风的作用将声波转换成电信号,然后由声卡进行采样、量化和压缩编码的数字化处理。声卡既负责声音的获取,也负责声音的重建、控制并完成声音的输入和输出,完成声音的编码、解码、MIDI 声音合成及声音编辑等。

3. 波形声音的重建与播放

计算机输出声音的过程通常分两步。首先是声音的重建,即将声音从数字形式转换成模拟信号形式;其次是播放,将模拟声音信号经过处理和放大送到扬声器发出声音。

声音的重建是声音信号数字化过程的逆过程,它也分为三个步骤,重建过程如图 1-19 所示。先进行解码,把压缩编码的数字声音恢复为压缩编码前的状态;然后进行数模转换,把声音样本从数字量转换为模拟量;最后进行插值处理,通过插值,把时间上离散的一组样本转换成在时间上连续的模拟声音信号。声音的重建也是由声卡完成的,声卡输出的声音需送到音箱去发音。

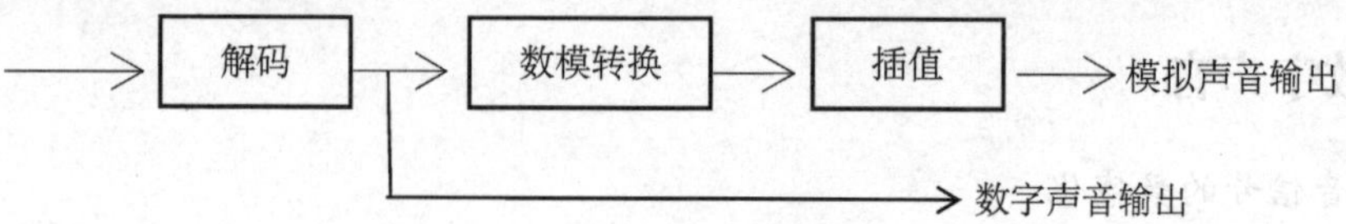

图 1-19　声音重建过程

计算机合成声音

（1）语音合成

语音合成（Speech Synthesis）是根据语言学和自然语言理解的知识，使计算机模仿人的发声，自动生成语音的过程。目前主要是按照文本（书面语言）进行语音合成，这个过程称为文语转换（Text-To-Speech，简称 TTS），其过程如图 1－20 所示。

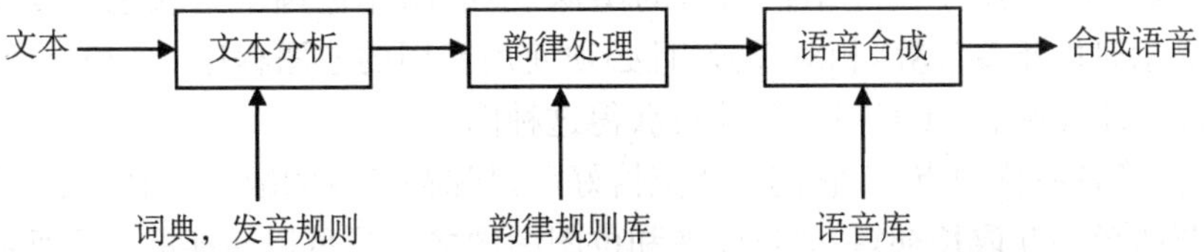

图 1－20　语音合成过程

计算机合成语音有多方面的应用。如股票交易、航班动态查询、电话报税等业务；有声 E-mail 服务；CAI 课件或游戏解说词的自动配音；文稿校对、语言学习、语音秘书、自动报警、残疾人服务等。

（2）音乐合成

音乐是使用乐器演奏而成的，而音乐的基本单元是一些音符，音符具有音调、音色、音强和旋律等属性，所以在计算机中音乐合成时，要模仿许多乐器生成各种不同音色的音符，要实现这一功能必须有一个称为音乐合成器（Music Synthesizer）的部件，即音源，一般 PC 的声卡都带有音源，它能像电子琴一样模仿几十种不同的乐器发出各种不同音色、音调的音符声音。

乐谱在计算机中既不能用简谱也不能用五线谱表示，而是使用一种叫做 MIDI 的音乐描述语言来表示。MIDI 是计算机中描述乐谱的一种标准描述语言，规定了乐谱的数字表示方法（包括音符、定时、乐器等）和演奏控制器、音源、计算机等相互连接时的通信规程。MIDI 音乐的制作与播放如图 1－21 所示。

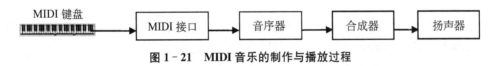

图 1－21　MIDI 音乐的制作与播放过程

1.4.3　图像与图形

图像是多媒体中最重要的组成部分，信息量大而且用户最容易接收，一幅生动、直观的图像可以表现出大量的信息，具有文本、声音所无法比拟的优点。我们通常所说的计算机能处理的图像指的是数字图像。

计算机中的“图”按其生成方法可以分为两类：位图图像和矢量图像。

位图（Bit Mapped Image），也叫点阵图、位映射图像，常简称为图像，它把图像切割成许许多多的像素，然后用若干二进制位描述每个像素的颜色、亮度和其他属性，不同颜色的像素点组合在一起便构成了一幅完整的图像，适用于所有图像的表示。这种图像的保存需要记录每一个像素的位置和色彩数据，它可以精确记录色调丰富的图像，逼真表现自然界的景象，但文件容量较大，无法制作三维图像，当图像缩放、旋转时会失真。制作位图式图像的软件有 Adobe Photoshop、Corel Photopaint、Design Painter 等。

矢量图(Vector Based Image)即向量图像，常称为图形，用一系列计算机指令来表示一幅图，如画点、画直线、画曲线、画圆、画矩形等。对应的图形文件，相当于先把图像切割成基本几何图形，然后用很少的数据量分别描述每个图形。因此它的文件所占的容量较小，很容易进行放大、缩小或旋转等操作，并且不会失真，精确度较高，可以制作三维图像。但向量图像的缺点也很明显：仅限于描述结构简单的图像，不易制作色调丰富或色彩变化太多的图像；计算机显示时由于要计算，相对较慢；且必须使用专用的绘图程序(如 FreeHand、Flash、Illustrator、CorelDraw、AutoCAD 等)才可获得这种图。

这两类图像各有优缺点，而它们的优点恰好可以弥补各自的缺点，因此在图像处理过程中，常常需要两者相互取长补短，矢量图像和位图图像之间是可以转换的。下面我们对比一下位图和矢量图的优缺点：

● 位图文件占据的存储空间要比矢量图大；

● 在放大时，位图文件可能由于图像分辨率固定，而变得不清晰；而矢量图采用数学计算的方法，无论怎么将它放大，它都是清晰的；

● 矢量图一般比较简单，而位图可以非常复杂；

● 矢量图不易获得，必须用专用的绘图程序(Draw Programs)制作；而位图获得的方法很多，可以利用画图程序(Paint Programs)软件画成，也可以利用扫描仪、数码照相机、数码摄像机及视频信号数字化卡等设备把模拟的图像信号变成数字位图图像数据；

● 在运行速度上，对于相同复杂度的位图和矢量图来说，显示位图比显示矢量图要快，因为矢量图的运行需要计算。

1. 图像的数字化

在日常生活中，人眼所看到的客观世界称为景象或图像，这是模拟形式的图像(即模拟图像)，而计算机所处理的图像一般是数字图像的，因此，需要将模拟图像转换成数字图像。

(1) 图像采集

计算机处理的数字图像主要有三种形式：图形、静态图像和动态图像(即视频)，图像获取就是图像的数字化过程，将图像采集到计算机中的过程。

数字图像获取主要有以下几种途径：① 从数字化的图像库中获取；② 利用计算机图像生成软件制作；③ 利用图像输入设备采集；④ 从网络上获取。

(2) 图像信息数字化

图像信息数字化的过程也是采样和量化得到的，只不过图像的采样是在二维空间中进行的。图像信息数字化大体分为四步，如图 1-22 所示：扫描把画面划分为 M×N 个网格，每个网格称为一个取样点；分色将彩色图像取样点的颜色分解成 R、G、B 三个基色，如果是黑白图像或灰度图像，则不必进行分色；取样测量每个取样点的每个分量(基色)的亮度值；量化对取样点每个分量的亮度值进行 A/D 转换，使用数字整型量表示，量化等级越高图像质量越好。

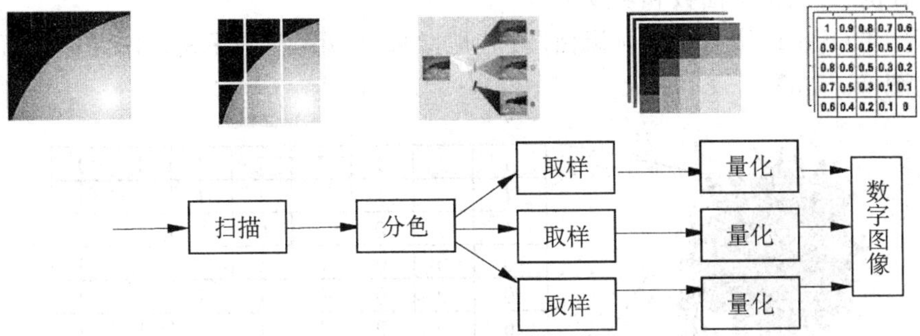

图 1－22 图像数字化过程

2. 图像的表示方法与主要属性

从取样图像的获取过程可以知道，一幅取样图像由 M 行×N 列个取样点组成。每个取样点是组成取样图像的基本单位，称为像素（pel）。彩色图像的像素通常由红、绿、蓝三个分量组成，而黑白图像和灰度图像的像素只有一个分量。由此知道取样图像在计算机中的表示方法是：黑白图像和灰度图像用一个矩阵来表示；彩色图像用一组（一般为三个）矩阵来表示，每个矩阵称为一个位平面。矩阵的行数称为图像的垂直分辨率，列数称为图像的水平分辨率。

描述一幅图像需要使用图像的属性，图像的属性主要有分辨率、像素深度、颜色模型、真伪彩色、文件的大小等。

（1）分辨率

分辨率是影响图像质量的重要因素，可分为屏幕分辨率和图像分辨率两种。

屏幕分辨率：指计算机屏幕上最大的显示区域，以水平和垂直的像素表示。屏幕分辨率和显示模式有关，例如，在 VGA 显示模式下的分辨率是 1024×768，是指满屏显示时水平有 1 024 个像素，垂直有 768 个像素。

图像分辨率：指数字化图像的尺寸，是该图像横向像素数×纵向像素数，决定了位图图像的显示质量。例如：一幅 320×240 的图像，共 76 800 个像素。

（2）像素深度

像素深度是指存储每个像素所用的位数，一般指表示像素的颜色值所用的二进制的位数。像素深度决定彩色图像的每个像素可能有的颜色数，或者确定灰度图像的每个像素可能有的灰度级数。例如，一幅彩色图像的每个像素用 R、G、B 三个分量表示，若每个分量用 8 位，那么一个像素共用 24 位表示，就说像素的深度为 24。例如：黑白图的像素深度是 1，灰度图的像素深度是 8，真彩色图的像素深度是 24。

（3）颜色模型

颜色模型（又称为色彩空间）指彩色图像所使用的颜色描述方法。常用颜色模型有 RGB（红、绿、蓝）、CMYK（青、品红、黄、黑）、HSV（色彩、饱和度、亮度）、YUV（亮度、色度）等。因此颜色模型是一种包含不同颜色的颜色表，表中的颜色数取决于像素深度。根据不同的需要，可以使用不同的颜色模型来定义颜色。当然还有许多其他类型的颜色模型，但是没有哪一种颜色模型能解释所有的颜色问题，具体应用中常常通过采用不同颜色模型或者模型转换来帮助说明不同的颜色特征。

(4) 真伪彩色、位平面数和灰度级

二值图像(BinaryImage)又称黑白图像,是指每个像素不是黑就是白,其灰度值没有中间过渡的图像。如图 1-23 所示。

1	1	1	1	1	1	1	1
1	1	1	1	1	1	1	1
1	1	0	0	0	1	1	1
0	0	0	0	1	1	1	1
0	0	0	0	1	1	1	1
0	0	0	1	1	1	1	1
0	0	0	1	1	1	1	1
0	0	0	1	1	1	1	1

图 1-23 黑白图像

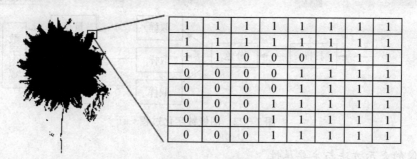

二值图像一般用来描述文字或者图形,优点是占用空间少,缺点是当表示人物、风景的图像时,二值图像只能描述其轮廓,不能描述细节,这时候要用更高的灰度级。

灰度图像就像黑白电视机里的图像一样,只有亮度差异而没色彩。256 色图像可以显示 256 种色彩。如图 1-24 所示。

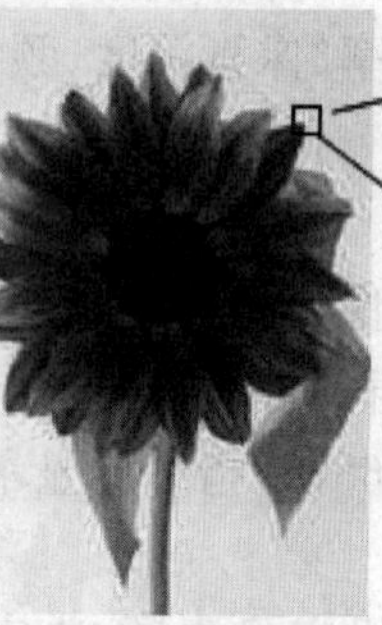

220	228	234	231	223	215	218	180
193	203	186	184	193	195	197	197
216	210	210	247	249	249	240	238
224	233	239	240	232	226	216	224
230	241	232	228	240	240	168	168
164	164	164	177	177	177	164	164
146	150	150	147	147	147	147	147
147	156	164	164	176	176	176	177

图 1-24 灰度图像

在 RGB 色彩空间,像素深度与色彩的映射关系主要有真彩色、伪彩色和调配色。真彩色(True Color)是指图像中的每个像素值都分成 R、G、B 三个基色分量,每个基色分量直接决定其基色的强度,这样产生的色彩称为真彩色。例如像素深度为 24,用 R∶G∶B=8∶8∶8 来表示色彩,则 R、G、B 各占用 8 位来表示各自基色分量的强度,每个基色分量的强度等级为 $2^8=256$ 种。图像可容纳 $2^{24}=16$ M 种色彩。但其实自然界的色彩是不能用任何数字归纳的,这些只是相对于人眼的识别能力,这样得到的色彩可以相对人眼基本反映原图的真实色彩,故称真彩色。伪彩色(Pseudo Color)图像的每个像素值实际上是一个索引值或代码,该代码值作为色彩查找表 CLUT(Color Look-Up Table)中某一项的入口地址,根据该地址可查找出包含实际 R、G、B 的强度值。这种用查找映射的方法产生的色彩称为伪彩色。用这种方式产生的色彩本身是真的,不过它不一定反映原图的色彩。如图 1-25 所示,即为彩色图像的表示。

真彩色图像的位平面数是 3,每个分量的灰度级是 28,黑白图像和灰度图像的位平面数都是 1,黑白图像的灰度级是 21,灰度图像的灰度级是 28。

(5) 图像文件的大小

一幅图像的大小与图像分辨率、像素深度有关，可以用以下公式来计算：

图像文件的字节数＝每像素所占位数×行像素数×列像素数÷8

其中，图像颜色数＝$2^{每像素所占位数}$。

例如，一幅图像分辨率为 640×480，像素深度为 24 的真彩色图像，未经压缩的大小为：640×480×24÷8＝921600 B。

可见，位图图像所需的存储空间较大，因此，在多媒体中使用的图像一般都要经过压缩来减少存储量。

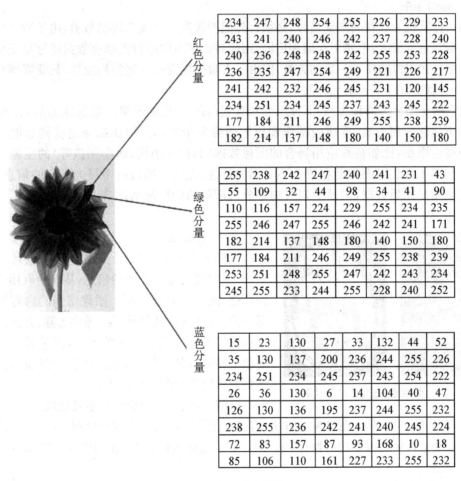

红色分量

234	247	248	254	255	226	229	233
243	241	240	246	242	237	228	240
240	236	248	248	242	255	253	228
236	235	247	254	249	221	226	217
241	242	232	246	245	231	120	145
234	251	234	245	237	243	245	222
177	184	211	246	249	255	238	239
182	214	137	148	180	140	150	180

绿色分量

255	238	242	247	240	241	231	43
55	109	32	44	98	34	41	90
110	116	157	224	229	255	234	235
255	246	247	255	246	242	241	171
182	214	137	148	180	140	150	180
177	184	211	246	249	255	238	239
253	251	248	255	247	242	243	234
245	255	233	244	255	228	240	252

蓝色分量

15	23	130	27	33	132	44	52
35	130	137	200	236	244	255	226
234	251	234	245	237	243	254	222
26	36	130	6	14	104	40	47
126	130	136	195	237	244	255	232
238	255	236	242	241	240	245	224
72	83	157	87	93	168	10	18
85	106	110	161	227	233	255	232

图 1-25 彩色图像

3. 数字图像的处理与应用

(1) 数字图像处理的概念

数字图像处理是指利用计算机对图像进行的具有各种目的的处理。图像可以是来自照相机、摄像机、传真机、扫描仪、医用 CT 机、X 光机等的图片，对其处理包括进行去噪、增强、复原、分割、提取特征、压缩、存储、检索等操作。

（2）数字图像处理的目的与方法

通常经图像信息输入系统获取的源图像信息中都含有各种各样的噪声和畸变，在很多情况下并不能直接用于多媒体项目中，必须先根据需要进行编辑处理。图像处理的目的是使图像更清晰或者具有某种特殊的效果，使用户或计算机更易于理解；有利于图像的复原与重建；便于图像分析，以及图像的存储、管理、检索，以及图像内容与知识产权的保护等。下面简单介绍几种常用的图像处理方法：

① 图像编辑

图像编辑的目的是将原始图像加工成各种可供表现用的图像形式，包括图像剪裁、缩放、旋转、翻转和综合叠加等。

② 编码压缩

能在计算机上处理的图像信号，必须首先把图像数字化成二进制数值，由于数字化后的图像数据冗余度很大，不便于存储和传输，因此对数字图像进行大幅度数据压缩是完全可能的。压缩后的图像即使有一定的失真，但由于人眼的视觉有一定的局限性，只要限制在人眼无法察觉的误差范围，也是允许的。

数据的压缩分为两种类型：无损压缩和有损压缩。无损压缩是数据压缩后，还原图像时数据不引起任何失真，重建的图像和原始图像完全相同。但压缩率是受到数据统计冗余度的理论限制，比如特殊应用场合的图像数据（如指纹图像，医学图像等）的压缩。有损压缩是利用了人类对图像某些成分不敏感的特性，允许压缩过程中损失一定的信息，虽然不能完全恢复原始数据，但是所损失的部分对理解原始图像的影响缩小，却换来了大得多的压缩比。

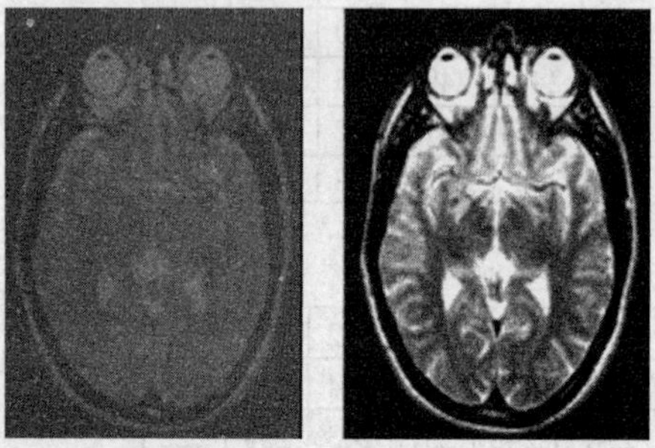

图 1-26　图像增强前、后对比效果

③ 图像增强

图像增强处理主要是突出图像中感兴趣的信息，而减弱或去除不需要的信息，从而使有用信息得到加强，便于区分或解释。图像增强的内容包括色彩变换、灰度变换、图像锐化、噪声去除、几何畸变校正和图像尺寸变换等。简单来说，就是对图像的灰度和坐标进行某些操作，从而改善图像质量。图像增强前后效果如图 1-26 所示。

目前，常用的图像增强根据其处理的空间不同，可分为两类：第一类，基于图像域的方法，直接在图像所在的空间进行处理，也就是在像素组成的图像域里直接对像素进行操作；第二类，基于变换域的方法，在图像的变换域对图像进行间接处理。

④ 图像复原

图像恢复的目的也是去除干扰和模糊，改善图像质量，恢复图像的本来面目，去噪属于典型的复原处理，图像噪声包括随机噪声和相干噪声，随机噪声干扰表现为麻点干扰，相干噪声表现为内纹干扰。但与图像增强相比，图像复原以其保真度为前提，力求保持图像的本来面目。所以图像复原的作用是从畸变的图像中恢复出真实图像。图像复原前、后对比效果如图 1-27 所示。

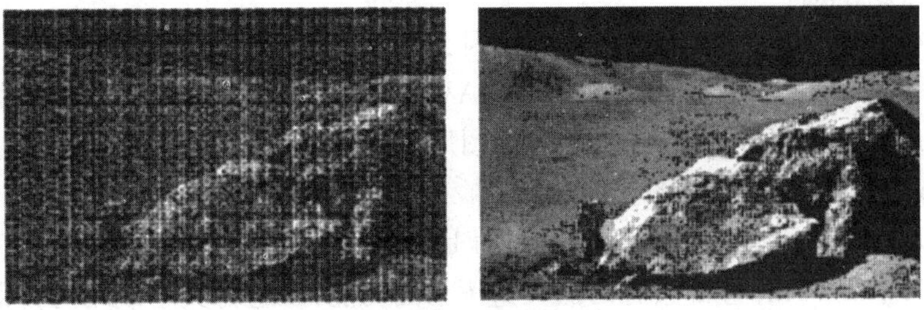

图1-27　图像复原前、后对比效果

⑤ 图像重建(Image Rebuilding)

几何处理、图像增强、图像复原都是从图像到图像的处理，即输入的原始数据是图像，处理后输出的也是图像，而重建处理则是从数据到图像的处理。输入的是某种数据，而处理结果得到的是图像。该处理的典型应用就是CT技术，早期为X射线(X-ray)CT(X-CT)，后来发展的有ECT、超声CT(U-CT)、核磁共振(NMR)等。三维重建把多个二维图像合成三维图像，并加以光照模型和各种渲染技术，能生成各种具有强烈真实感及纯净的高质量图像，三维重建技术也是当今颇为热门的虚拟现实和科学可视化技术的基础。图像重建的主要算法有代数法、迭代法、傅立叶反投影法、卷积反投影法等，其中以卷积反投影法运用最为广泛，因为它的运算量小、速度快。

⑥ 图像格式转换

为了适应不同应用的需要，多媒体系统中的图像以多种格式进行存储。图像格式转换可通过工具软件来实现。

4. 计算机图形

(1) 计算机图形表示

我们不仅可以从实际景物获取其数字图像，也可以使用计算机进行绘图。通过计算机和软件对景物的结构、形状与外貌进行描述称为“建模”，然后根据该描述和用户选定的观察位置及光线状况，生成该景物的图形称为“绘制”或“图像合成”。

景物的描述(建模)方法有多种，它与景物的类型有关，比较典型的方法是几何模型描述和过程模型描述。几何模型描述是用基本的几何元素(如点、线、面、体等)及材料的表面性质等进行描述；但现实世界的树木、花草、山脉等景物用几何模型来描述很难实现，对于这些景物，通常需要找出它们的生成规律，并用相应的算法来描述其规律，这种过程称为过程模型。

(2) 矢量图的常见格式

图形是一种抽象化的图像，又称为矢量图形，是用一个指令集来描述其内容的。矢量图的基本组成部分称为图元，它是图形中具有一定意义的较为独立的信息单位，如一个圆、一个矩形等。由若干个图元组成一个图段，再由若干个图段组成一个图形。图形若是平面的就是二维图形，若在三维空间内的就是三维图形即立体图形。主要用于工程图、白描图、图例、卡通漫画和三维建模等。大多数CAD和3D造型软件使用矢量图作为基本图形存储格式。在多媒体计算机中，常用的图形文件格式有DWG、IGES、3DS和WMF等。在三维图形上增加着色和光照效果、材质感(纹理)等因素，就称为真实感图形。

（3）矢量绘图软件

由于不同的应用需要绘制不同的图形，因为存在许多不同的绘图软件。Adobe 公司的 Freehand、Illustrator、Corel 公司的 CorelDRAW 是众多矢量图形设计软件中的佼佼者，而大名鼎鼎的 Flash MX 制作的动画也是矢量图形动画，其他的绘图软件还有工程机械等领域常用的 AutoCAD，以及三维绘图软件 3DS。

在日常办公与设计中，使用的图形大部分是 2D 矢量图，其实大家熟悉的 Office 办公套件，如 Word、PowerPoint 等都具有内嵌矢量图绘图功能，在进行文本或幻灯片编辑过程中，都可以绘制需要的 2D 矢量图。

（4）计算机图形的应用

① 计算机辅助设计和辅助制造（CAD/CAM）。

② 利用计算机生成各种地形图、交通图、天气图、海洋图、石油开采图等，方便绘制、更新地图等，又方便快速查询、分析，在天气预报、石油开采中发挥着重要作用。

③ 在救援、作战指挥和军事训练等方面发挥重要作用，利用计算机通信和图形显示设备直接传输现场状况和下达任务更快速、高效。

④ 在动画和计算机艺术方面运用越来越广泛。随着计算机图形学和计算机硬件的不断发展，人们已经不满足于仅仅生成高质量的静态场景，于是计算机动画就应运而生，动画中无论人物形象还是背景设计等均由计算机完成。书法创作和广告设计等也可以利用计算机辅助完成。

⑤ 其他：如电子出版、数据处理、工业监控、辅助教学、软件工程等。

【微信扫码】
相关资源

第 2 章

计算思维

人类思维发展水平取决于当时社会生产力发展水平和社会文化理论发展水平。生产力发展水平决定了人类认识事物的广度与深度，同时也是认识世界的物质工具，侧重于具体问题的探索和解决，强调实践性；文化理论决定了人类认识世界的高度，是认识世界的思想工具，倾向于事物之间的普遍联系，是在前者认识结果的基础上形成的综合判断结果，注重指导性。

2.1 思维的发展

社会生产力与文化理论随着时代的发展而不断提高，人类的思维水平也必然随着认识工具的进步而逐步地由浅入深、由单纯到复杂、由片面至全面发展。艾兹格迪科斯彻（如图 2－1 所示）曾说过，“我们所使用的工具影响着我们的思维方式和思维习惯，从而也将深刻地影响着我们的思维能力。”

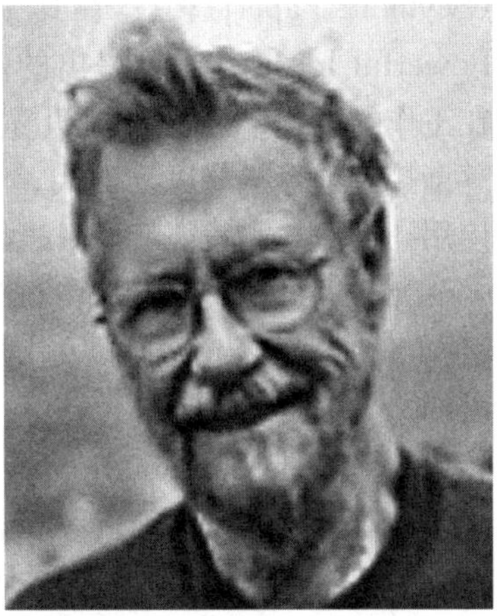

图 2－1　艾兹格・W・迪科斯彻

艾兹格・W・迪科斯彻(1930～2002)(Edsger Wybe Dijkstra)荷兰计算机科学家，荷兰 Leiden 大学

1972 年获得图灵奖（第七位）人工智能四大先驱之一

现代编程语言的主要贡献者之一

从 1946 年第一台计算机 ENIAC 的诞生，到 2012 年计算机全球普及，越来越多的人开始使用计算机，但是早期计算机教育主要体现在教会人们如何操作计算机。如我们都要学习的 Word 编辑，Excel 的应用，PowerPoint 的制作等。

如今社会，电子产品普及，我们周围充斥着丰富的电子产品，手机、IPad、不同操作系统的电脑（Windows，Mac OS，Linux 等）。身处这个计算无处不在的时代，人们除了要学习计算机操作以外，还有一个重要的技能需要掌握，那就是计算思维。

2.1.1 计算思维由来

计算思维其实在人类的科学思维中早已存在，由于现实客观世界中缺乏行之有效的抽象化、形式化、自动化的工具和手段，使得相关的研究工作进程缓慢。随着计算机、互联网的出现和普及，促进了计算机思维的研究过程，其价值和意义也凸显出来。

计算思维早就存在于中国的古代数学之中，如中国的古算具——算筹和算盘等就是体现计算思维这一思想的典型实例。比如说珠算充分利用汉语单字发音特点，将几个计算步骤概括为若干字句的珠算口诀，计算时呼出口诀即可拨出计算结果，整个计算过程类似于计算机通过已编好的程序来执行计算的过程。因此，吴文俊教授将算盘算筹称为“没有存储设备的简易计算机”。

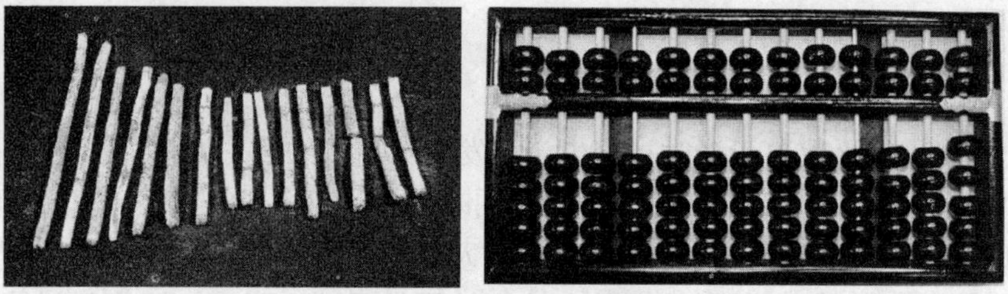

图 2-2 算筹和算盘

2.1.2 计算思维概念

“计算思维”的概念是在二十世纪八十年代，由麻省理工学院的西摩尔·派波特(Seymour Papert)教授，在其 1980 年出版的著作《Mindstooms：Children，Computers，And Powerful Ideas》中首次提出的。当时的派波特教授正在从事 Logo 编程语言的教学工作。在工作的过程中，他尝试让儿童编程。他发现儿童的编程思维得到了一定的锻炼和提高，并逐渐接近计算机的思维方式。于是，1996 年派波特教授提出计算思维的早期概念，即可以使用计算概念和表征特点来表达观点。

计算思维正式定义是在 2006 年 3 月，美国卡内基·梅隆大学计算机科学系主任周以真(Jeannette M. Wing)教授在美国计算机权威期刊《Communications of the ACM》杂志上提出的。

计算思维(Computational Thinking)：是运用计算机科学的基础概念进行问题求解、系统设计以及人类行为理解等涵盖计算机科学之广度的一系列思维获得。

2008 年，周教授在之前的基础上进一步提出(Jeannette，2008)计算思维是一种分析思维，在解决问题的不同阶段会用到数学思维，在设计和评价复杂系统时会用到工程思维，在理解概念时会用到科学思维等。

2010 年周教授再次补充，计算思维是一种解决问题的思维过程，包括抽象、概括、分节、算法和调试五个部分，能够清晰、抽象地将问题和解决方案用信息处理(机器或人)所能有效执行的方式表述出来(Jeannette，2008)。

计算思维是一种综合性思维，能够反映计算机科学的核心概念与思想，但不仅仅包括用于计算机科学领域。

实际上，我们把中国古代计算思维认为是处于萌芽时期的计算思维。周以真教授所做的是使“计算思维”更清晰化和系统化。

2.1.3 计算思维特点

周以真教授尽管没有明确定义计算思维，但是从多个方面界定了计算思维是什么不是什么。分析计算思维概念，可以发现计算思维具有以下特点：

（1）计算思维是概念化思维，不是程序化思维

计算机科学不是单纯的计算机编程，计算思维应该像计算机科学家那样去思考，能够在抽象的多层次上思考问题，而不仅仅止于计算机编程。

（2）计算思维是基础的技能，不是机械的技能

基础的技能是每个人为了现代社会中发挥应有的职能所必须掌握的。计算思维不是一种简单的生搬硬套机械重复。

（3）计算思维是人的思维，不是计算机的思维

计算思维是人类求解问题的方法和途径，但绝非试图使人类像计算机那样思考，是人类基于计算或为了计算的问题求解的方法论。

（4）计算思维是思想，不是人造品

计算思维不只是将我们生成的软硬件等人造物呈现于世，更重要的是计算的概念，被人们用来求解问题、管理日常生活，以及与他人进行交流和活动。

（5）计算思维是数学和工程互补融合的思维，不是数学性的思维

人类试图制造的能代替人完成计算任务的自动计算工具都是在工程和科学结合下完成的，这种结合形成的思维才是计算思维。具体来说，计算思维是形式化问题及其解决方案相关的一个思维过程。这样，其解决问题的表达形式才能有效地转换为信息处理；而这个表达形式是可表达的、确定的、机械的解析基础构建于数学之上，所以数学思维是计算思维的基础。

（6）计算思维面向所有人，所有领域

计算思维是面向所有人的思维，而不只是计算机科学家的思维。如同所有人都具备“读、写、算”能力一样，计算思维是必须具备的思维能力，是所有受教育者应掌握的能力。

2.1.4 计算思维概念延伸

随着二十世纪中叶计算机的出现，机器与人类有关的思维与实践活动反复交替、不断上升，从而大大促进了计算思维与实际活动向更高的层次迈进。计算思维的研究包含两层含义——计算思维研究的内涵和计算思维推广与应用的外延两方面。其中，立足计算机学科本身，研究该学科中设计的构造性思维就是狭义计算思维。在实践活动中，构造高效的计算方法、研制高性能计算机取得计算成果的过程中，计算思维也在不断凸显。

狭义计算思维基于计算机学科的基本概念，更多强调由计算机作为主体来完成。例如，狭义计算思维强调用抽象和分解来处理庞大复杂的任务或者设计巨大的系统；利用海量数据来加快计算；对一个问题的相关方面建模使其易于处理。

广义计算思维是狭义计算思维概念和外延的拓展，推广和应用，拓展到由人或机器作为主体来完成。不过，它们虽然是涵盖所有人类活动的一系列思维活动，但都建立在当时的计

算过程的能力和限制之上。

下面通过几个简单实例来理解。

【例1】 中、西医看病。

中医:根据经验,对不同的患者采用不同的诊断方法,没有统一的模式。

西医:有标准的诊断程序,所有患者根据程序一步一步检查。

显然,中医的这种根据经验进行诊断方式,这对不同的医生来说具有不确定性,这就不是计算思维的方式;而西医的标准化诊断程序,确定且机械,则体现了计算思维的特点。

【例2】 菜谱材料的准备。

红烧牛肉:牛肉(500克),葱姜八角适量,食用油适量,耗油、料酒、盐适量。

水果沙拉:小番茄60克,苹果丁65克,草莓15克,酸奶50毫升。

很明显,“红烧牛肉”就不符合计算思维的要求,“水果沙拉”体现了计算思维的特点。中国的菜肴千厨千味,就是“计算思维”方面的差异所致。

对于要解决的问题能根据条件或者结论的特征,从新的角度分析对象,抓住问题条件与结论之间的内在联系,构造出相关的对象,是问题在新构造的对象中更清晰地展现,从而借助新对象来解决问题。例如,汉字信息处理就蕴含了构造原理,是一个典型的计算思维。

【例3】 汉字编码。

西方人用了近40年的时间,发展一套完整技术来实现对西文的处理。而汉字是一种象形文字,种类繁多,字形复杂,汉字信息处理一度成为早期计算机软件汉化的棘手难题。在科技人员的不断努力下,汉字信息处理研究得到了突飞猛进的发展。其中,让计算机能表示并处理汉字要解决的首要问题就是对汉字的编码,即确定每个汉字同一组通用代码集合的对应关系。输入设备通过输入法(拼音、五笔等输入法得到输入码)接收汉字信息后,将其转换成可由一般计算机处理的通用编码信息(机内码)的组合进行处理,最后通过汉字的输出设备在字形库中找到这些编码对应的字形序号,将汉字直观的显示或打印出来。

2.2 计算思维在医学方面的应用

随着计算机应用的普及,我们已经见证了计算思维对其他学科的影响。计算思维正在渗透各个学科领域,并正在潜移默化地影响和推动着各领域的发展,成为一种新的发展趋势。在生物学中,散弹枪算法大大提高了人类基因组测序的速度,不仅具有能从海量的序列数据中搜索寻找模式的本领,还能用体现数据结构和算法自身的方式来表示蛋白质的结构。又如,科学家利用计算机模拟细胞间蛋白质的交换,基因研究者利用计算机技术发现控制西红柿大小的基因与人体的控制基因拥有相似性。

在神经科学中,大脑是人体中最难研究的器官,科学家可以从肝脏、肾脏和心脏中提取活细胞进行活体检查,唯独大脑无法提取活检组织。无法观测活的大脑细胞移植是神经研究的障碍。精神病学家目前转换思路，从患者身上提取皮肤细胞，转成干细胞，然后将干细胞分裂成所需要的神经元，最后得到所需要的大脑细胞，首次在细胞水平上观测到精神分裂患者的脑细胞。类似这样的新的思维方法，为科学家提供了以前不曾想到的解决方案。

在医疗中，我们看到机器人医生能更好地陪伴、观察并治疗自闭症，可视化技术使虚拟结肠镜检查成为可能。

可见，实验和理论思维无法解决问题的时候，我们可以使用计算思维来理解大规模序列，计算思维不仅涉及医学问题，甚至可以延伸到经济问题、社会问题。大量复杂问题求解、宏大系统建立，大型工程组织都可以通过计算来模拟，包括人类生态系统的研究，还有核爆炸，蛋白质生成等，都可应用计算思维借助现代计算机进行模拟。

2.2.1　计算思维求解问题

计算思维应用在我们日常生活中能够触及各个领域和环节，主要在科学、工程和数学领域最常见。这种思维下解决问题的方式，如图 2-3 所示。

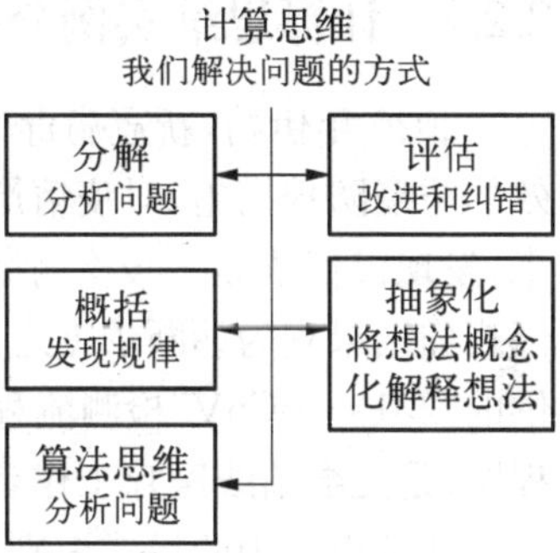

图 2-3　计算思维解决问题方式

1. 分解

是将复杂问题分解成简单的小问题，并对分解完成后的小问题进行概括，这样更容易向他人阐述编程者思想。例如：撰写论文是一份复杂的学习任务，可以将这个复杂的学习任务分解成多个小任务去逐一完成：查阅资料确定选题、明确论文中需要完成的工作、设计论文框架结构、撰写论文内容等。

2. 概括

是在要解决的任务中发现自己已经习得的经验，也可以是自己曾经了解过的经验，在无形中减少了用户在编写代码时需要完成的工作量，提高任务完成的效率。例如：马路上的红绿灯，其实就是遵循一定的规律，重复的使用相同的模式运行程序的结果。

3. 算法思维

是有顺序的一步一步完成解决整个问题。例如，西医诊断流程，所有患者都是标准化流程，一步一步检查。

4. 评估或纠错

是检查自己设计的原型是否能够按照自己预想的结果运行，如果不能运行，是否能发现原型中存在问题。如图 2-4 所示，程序员会根据程序运行结果来发现自己的错误，是程序越界访问未被初始化的内存导致，因此可以及时修改错误。

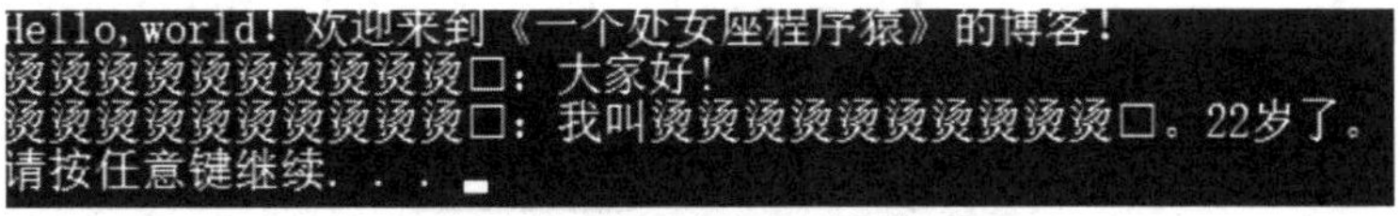
Hello,world! 欢迎来到《一个处女座程序猿》的博客!
烫烫烫烫烫烫烫烫烫烫□: 大家好!
烫烫烫烫烫烫烫烫烫烫□: 我叫烫烫烫烫烫烫烫烫烫烫□。22岁了。
请按任意键继续. . .

图 2-4　程序运行异常结果

5. 抽象化

指在描述一个问题省略掉不重要的细节，只阐述重要的问题。如经典农夫过河的问题，农夫带着羊、狼和菜过河，农夫需要划船过河，但是每次只能带一样物体，规则如下：如果羊和菜同时留在岸上，那么羊会吃了菜；如果狼和羊同时留在岸上，那么狼会吃掉羊。从这个问题，我们可以看出，我们关心问题的重点是如何组合各种物体过河，至于农夫的性别、年龄都无关紧要。同样，在规则中，我们捕捉问题的核心是同在岸上，无论是河的哪一个岸边。所以问题可以抽象为四个物体，每个物体都是 0 和 1 两种状态，0 表示在原来的岸边，1 表示在对岸。我们按照农夫、狼、羊、菜的顺序来描述问题，那么抽象表示问题的初始状态是(0,0,0,0)，问题的最终结果是(1,1,1,1)。

2.2.2 计算思维实例分析

2020 年伊始，新冠病毒(2019 - nCoV)肆虐全球。我国卫计委以及其他部门及时采取高效的防疫防控措施，对疫情严重地区以及途经或去过该地区的人员进行免费核酸检测。后来，发现仅仅依靠核酸检测结果确诊是不充分的，通过研究大量的临床病例，决定将 CT 肺部扫描结果列为诊断依据之一。这一措施有效地控制住疫情的扩散。下图是中华医学会提供的“2019 - nCoV”检测流程(如图 2 - 5 所示)。这张由中华医学会提供的发热门诊诊断流程图，是无数前线医疗工作者在临床实践中发现并总结出来的规律。这恰恰是我们前面讲过的计算思维中的模式识别，即找出异同。

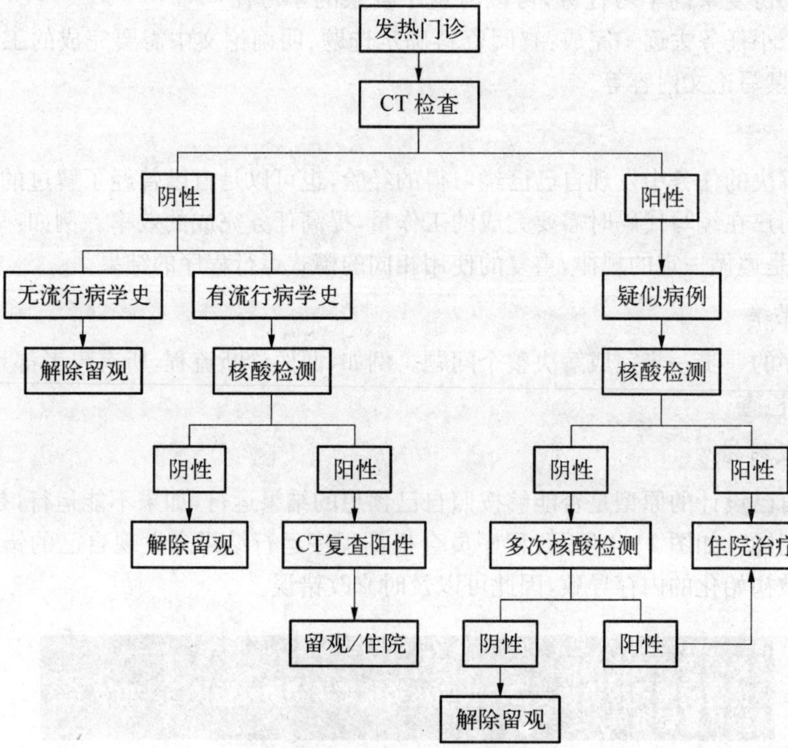

图 2 - 5 “2019 - nCoV”检测流程

1. 概括

从这张图里可以发现患者发热去发热门诊，要首先进行 CT 检查，然后根据结果进行进一步判断。如果结果是阳性，那么是疑似病例，再进行核酸检查，如果核酸检测(NAT)结果也是阳性，则判断为新冠肺炎患者，入院治疗。如果核酸检测是阴性，那么需要多次核酸检测，同样出现阳性，即入院治疗。如果 CT 结果是阴性，那么检查是否有流行病学史，如果有，则进行核酸检测，如果阳性，复查 CT，结果阳性就留观或住院，否则解除留观。

从流程图中可以看出来，CT 和核酸检测的结果，只有两种状态，可以用 0 抽象表示阴性，1 抽象表示阳性。复查是否阳性，也是两种状态，可以用同样的抽象方法。我们可以把检查结果和是否复查抽象成数字 1 或 0，患者到发热门诊的初始状态就是(0,0,0,0)。患者确诊的结果应该是 CT，核酸检测都是阳性，即(1,0,1,0)、(1,1,1,0)或者(1,0,1,1)这三种状态时，需要住院治疗；如果诊断结果是(0,0,0,0)、(1,0,0,0)或者(1,0,0,1)这三种状态时，则解除留观。

2. 算法思维

从这张局部算法流程图(如图 2-6 所示)，我们可以看出来，整个检测步骤被分解为两大部分。从 CT 检查结果，我们有不同的判断和选择。每一次选择，都会影响状态的变化。如果 CT 检查结果是阳性，状态就从初始状态(0,0,0,0)变化为(1,0,0,0)，如果核酸检测是阳性，则状态从(1,0,0,0)变化到(1,0,1,0)。如此一步步按照流程图走下去，最终我们会得到这六种状态。此时，我们已经完成了计算思维的模式归纳抽象化和算法设计部分。

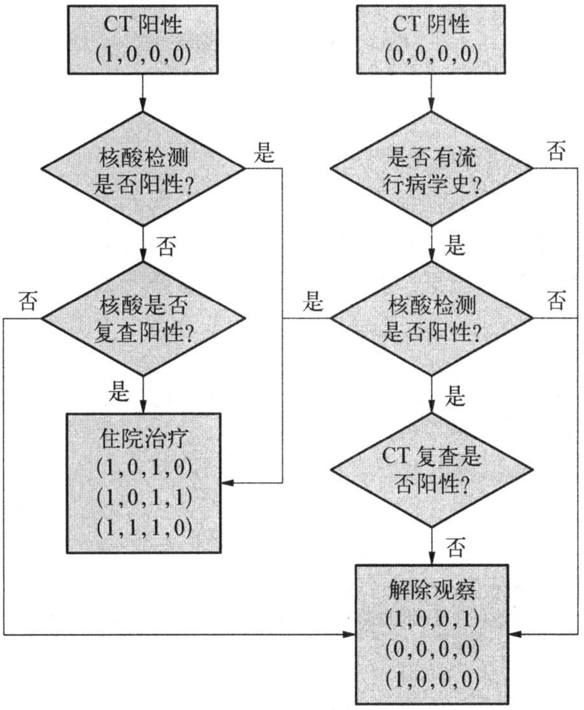

图 2-6 局部算法流程图

根据上面的算法描述。编程实现算法,并且运行程序加以验证解题思路是否正确。如图 2-7 和图 2-8 所示。

```
ct=int(input("请输入CT诊断结果, 0表示阴性, 1表示阳性: "))
nat=int(input("请输入核酸检测结果, 0表示阴性, 1表示阳性: "))
if ct==1:
    if nat==1:
        print("住院治疗, 祝您早日康复! ")
    else:
        numnat=int(input("请输入是否复查核酸检测, 0表示否, 1表示是: "))
        if numnat==1:
            print("住院治疗, 祝您早日康复! ")
        else:
            print("解除观察, 请您放心! ")
else:
    epid=int(input("请输入是否有流行病学史, 0表示否, 1表示是: "))
    if epid==1:
        if nat==1:
            numct=int(input("请输入是否复查CT, 0表示否, 1表示是: "))
            if numct==1:
                print("住院治疗, 祝您早日康复! ")
            else:
                print("解除观察, 请您放心! ")
        else:
            print("解除观察, 请您放心! ")
    else:
        print("解除观察, 请您放心! ")
print("诊断完成! ")
```

图 2-7 实现代码

```
请输入CT诊断结果, 0表示阴性, 1表示阳性: 0
请输入核酸检测结果, 0表示阴性, 1表示阳性: 1
请输入是否有流行病学史, 0表示否, 1表示是: 1
请输入是否复查CT, 0表示否, 1表示是: 0
解除观察, 请您放心!
诊断完成!
```

图 2-8 代码测试结果

3. 总结优化

问题:这样的抽象表示是否是最优状态?

总结所有的住院治疗状态和解除观察状态,我们发现如果 CT 和核酸检测结果都是阳性时,即都是数字 1,则患者须住院治疗;如果状态不同时为 1,则解除观察。由此,问题最核心的内容是 CT 和核酸检测的结果。我们之前的抽象 4 个元素是冗余。

修改上述代码并运行验证,结论正确。如图 2-9 和图 2-10 所示。

```
ct=int(input("请输入初次以及复查CT检查最终结果, 0表示阴性, 1表示阳性: "))
nat=int(input("请输入初次以及复查核酸检测最终结果, 0表示阴性, 1表示阳性: "))
if ct==1 & nat==1 :
    print("住院治疗, 祝您早日康复! ")
else:
    print("解除观察, 请您放心! ")
print("诊断完成! ")
```

图 2-9 优化代码

```
请输入初次以及复查CT检查最终结果, 0表示阴性, 1表示阳性: 1
请输入初次以及复查核酸检测最终结果, 0表示阴性, 1表示阳性: 0
解除观察, 请您放心!
诊断完成!
```

图 2-10 代码测试结果

计算思维的本质就是抽象化和自动化，例题中核心元素是核酸检测和 CT 检查结果是否阳性。抓住核心问题，才能更好地优化算法。

2.3 计算思维在中国

我国也充分意识到计算思维培养的重要性，教育部高教司于 2012 年设立了以计算思维为切入点的“大学计算机课程改革项目”，在一些大学院校开展计算思维教育实验。

2013 年，国防科技大学计算机学院针对目前计算机基础，在教学内容设计方面对计算思维教学改革进行探讨，提出了教学内容设计新方案。同年，深圳大学计算机与软件学院王志强从计算思维的角度重新树立了大学计算机基础课程的内容，并对算法、数据库和网络技术进行初步剖析，为其他专业领域解决实际问题提供了切实有效的方法参考。

2014 年，山西师范大学葛明珠结合了写作学习和计算思维的特点，设计了基于计算思维的写作学习模型图，运用计算思维的方法不但能提高写作小组的学习效率，还使学习个体最大限度地融入学习过程的各个环节。这样的教学既符合国家对培养创新性人才的需求，又为学生提供了更为高效的学习方法。

2016 年，教育部已将计算思维是学科核心素养之一纳入高中信息课程教育纲要中。(基于 Minecraft)。计算思维从此根植于我国中小学教育，为大学计算机素质教育打下良好基础。

2.4 本章小结

今天，人类所面临的全球重大问题都需要跨学科来解决，通过将计算思维的技能整合到所有学科之中，我们能够对过去看似无解的问题，提出全新的解决方案。当然，今天或许还无法解决很多大自然的谜题，诸如重力如何产生、能否治愈癌症等。期待不久的将来，那些看似无解的问题，我们或许能借助计算思维的技巧给出答案。

第 3 章

人工智能与医学

人工智能(Artificial Intelligence)是计算机科学、控制论、信息论、神经生理学等多种学科相互交叉融合而发展起来的一门综合性新学科，其诞生可追溯到二十世纪五十年代。1956 年夏季，在美国 Dartmouth 大学，由年轻数学助教 J. McCarthy 和他的三位朋友 M. Minsky、N. Lochester 和 C. Shannon 共同发起，邀请了 IBM 公司的 T. More 和 A. Samuel、MIT 的 O. Selfridge 和 R. Solomonif 及 RAND 公司和 Carnagie 工科大学的 A. Newell 和 H. A. Simon 等人举办的一次长达两个月的研讨会，认真而热烈地讨论了用机器模拟人类智能的问题。会上，首次使用了人工智能这一术语。这是人类历史上第一次人工智能研讨会，标志着人工智能科学的诞生，具有十分重要的历史意义，从而开创了人工智能的研究方向。

人工智能作为一门前沿和交叉学科，它的形成和发展已有近 70 年的历史。同时，虽然计算机技术已经取得了长足的进步，但是到目前为止，还没有一台电脑能产生“自我”的意识，离真正意义上的人类智能还相差甚远。现今所有研究人类智能和利用计算机软、硬件实现人类某些智能的有关理论研发、实现及应用系统开发，都是人工智能学科的研究范畴。可以预言：人工智能将为发展国民经济和改善人类生活做出更大贡献。

3.1 人工智能简介

近十年来，现代计算机的发展已能够存储极大的信息，进行快速信息处理，软件功能和硬件实现均取得长足进步，使人工智能获得进一步的应用。

尽管目前人工智能在发展过程中仍面临不少争论、困难和挑战，然而从发展的角度看，这些争论是十分有益的，这些困难和难题终将被解决，这些挑战始终与机遇并存，并将持续推动人工智能继续发展。

3.1.1 什么是人工智能

要想给人工智能作出一个如同数学定义那样严谨的科学定义是件困难的事情。直到现在，“什么是人工智能?”仍然是学术界争论不休的问题，还没有一个被一致接受的论述。尽管如此，我们还是从不同的角度介绍几种有影响的说法。

斯坦福大学人工智能研究中心的尼尔逊(N.J.Nilsson)教授从处理的对象出发，认为"人工智能是关于知识的科学，即怎样表示知识、怎样获得知识和怎样使用知识的科学"。麻省理工学院温斯顿(P.H.Winston)教授则认为"人工智能就是研究如何使计算机去做过去只有人才能做的富有智能的工作"。斯坦福大学费根鲍姆(E.A.Feigenbaum)教授从知识工程的角度出发，认为"人工智能是一个知识信息处理系统"。

总之，人工智能是一门综合性的交叉学科。它借助于计算机建造智能系统，完成诸如模式识别、自然语言理解、程序自动设计、定理自动证明、机器人、专家系统等智能活动。

3.1.2　人工智能的定义

像许多新兴学科一样，人工智能至今尚无统一的定义，要给人工智能下一个准确的定义是困难的。人类智能伴随着人类活动时时处处存在，人类的许多活动，如下棋、竞技、解算题、猜谜语、进行讨论、编制计划和编写计算机程序，甚至驾驶汽车和骑摩托车等，都需要"智能"。如果机器能够执行这种任务，就可以认为机器已具有某种性质的"人工智能"。不同科学或学科背景的学者对人工智能有着不同的理解，提出不同观点：人工智能是研究、开发用于模拟、延伸和扩展人的智能的理论、方法、技术及应用系统的一门新的技术科学；人工智能是计算机科学的一个分支，它企图了解智能的实质，并生产出一种新的能以人类智能相似的方式做出反应的智能机器，该领域的研究包括机器人、语言识别、图像识别、自然语言处理和专家系统等。

人工智能是计算机学科的一个分支，二十世纪七十年代以来被称为世界三大尖端技术之一(空间技术、能源技术、人工智能)。也被认为是二十一世纪三大尖端技术之一(基因工程、纳米科学、人工智能)。这是因为近三十年来它获得了迅速的发展，在很多学科领域都获得了广泛应用，并取得了丰硕的成果，人工智能已逐步成为一个独立的分支，无论在理论和实践上都已自成一个系统。

尼尔逊(N.J.Nilsson)教授和温斯顿(P.H.Winston)教授等人的说法反映了人工智能学科的基本思想和基本内容。即人工智能是研究人类智能活动的规律，构造具有一定智能的人工系统，研究如何让计算机去完成以往需要人的智力才能胜任的工作，也就是研究如何应用计算机的软硬件来模拟人类某些智能行为的基本理论、方法和技术。

3.1.3　人工智能的起源

一般认为，人工智能的思想萌芽可以追溯到德国著名数学家和哲学家莱布尼茨(Leibnitz，1646—1716)提出的"通用语言"设想。这一设想的要点是：建立一种通用的符号语言，用这个语言中的符号表达"思想内容"，用符号之间的形式关系表达"思想内容"之间的逻辑关系。于是，在"通用语言"中可以实现"思维的机械化"这一设想可以看成是对人工智能的最早描述。

计算机科学的创始人图灵被认为是"人工智能之父"，他着重研究了一台计算机应满足怎样的条件才能称为是"有智能的"。1950 年他提出了著名的"图灵实验"：让一个人和一台计算机分别处于两个房间里，与外界的联系仅仅通过键盘和打印机，由人类裁判员向房间里的人和计算机提问(如"你是机器还是人?"或"你是男人还是女人?")，并通过人和计算机的回答来判断哪个房间里是人、哪个房间里是计算机。图灵认为,如果“中等程度”的裁判员不能正确地区分,则这样的计算机可以称为是有智能的。“图灵实验”是关于智能标准的一个明确定义。有趣的是,尽管后来有些计算机已经通过了图灵实验,但人们并不承认这些计算机是有智能的。这反映出人们对智能标准的认识更深入,对人工智能的要求更高了。

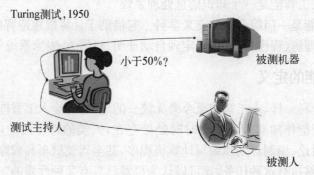

图 3-1 图灵实验

几乎在图灵开展上述工作的同时,冯·诺依曼从生物学角度研究了人工智能。从生物学的观点看,智能是进化的结果,而进化的基本条件之一是“繁殖”。为此,冯·诺依曼构造了“自再生自动机”,这是一种有“繁殖”能力的数学模型。冯·诺依曼的分析表明,“自再生自动机”的内容结构对于“繁殖”是充分和必要的。他进而推测,这种结构必定存在于活的细胞之中。五年之后,克里克和沃森关于 DNA 结构的重大发现完全证实了冯·诺依曼的猜测:“自再生自动机”的几个功能模块均有生物学上的对应物。其中,模块 A 对应于核糖体,B 对应于 RND 酶和 DNA 聚合酶,D 对应于 RNA 和 DNA,E 对应于阻遏控制分子和抗阻遏控制分子等。冯·诺依曼的工作为后来人工智能中的一个研究路线(人工生命)提供了重要的基础。

图灵和冯·诺依曼的上述工作,以及麦克考洛和匹茨对神经元网的数学模型的研究,构成了人工智能的初创阶段,这其实也是人工智能学习的开始。

1956 年夏天举行的达德茅斯研讨会,被认为是人工智能作为一门独立学科正式诞生的标志。这次研讨会聚集了来自数学、信息科学、心理学、神经生理学和计算机科学等不同领域的领导者,包括 Minsky、Rochester、Simon、Solonio 和 Mccarthy 等。其中,Miusky、Mccarthy、Newell 和 Simon 后来被认为是美国人工智能界的“四大领袖”。与会者从不同角度搜索了使机器具有智能的途径和方式,并决定用“人工智能”一词来概括这一新的研究方向。达德茅斯研讨会开创了人工智能的第一个发展时期。在这个时期里,研究者们展开了一系列开创性工作,并取得了引人注目的成果。

会后不久,Newell,Shaw 和 Simon 完成了一个自动证明数学定理的计算机程序 Logic Theorist(此前 Martin 和 Davis 曾编制了一个算术定理的证明程序,但未发表),证明了《数学原理》第二章中的 38 条定理,由此开创了人工智能中“自动定理证明”这一分支。

1958 年,美籍逻辑学家王浩在自动定理证明中取得了重要进展。他的程序在 IBM704 计算机上用不到 5 分钟的时间证明了《数学原理》中“命题演算”的全部 220 条定理。1959 年,王浩的改进程序用 8.4 分钟证明了上述 220 条定理及“谓词演算”的绝大部分定理。

1983年,美国数学学会将自动定理证明的第一个“里程碑奖”授予王浩,以表彰他的杰出贡献(自动定理证明的“里程碑奖”每25年评选一次,由此可见其分量)。受王浩工作的鼓舞,自动定理证明的研究形成一股热潮。比如,Slagle的符号积分程序SAINT经测试已达到了大学生的积分演算水准;而Mosis的SIN程序的效率比SAINT提高了约三倍,被认为达到了专家水平。

自动定理证明的理论价值和应用范围并不局限于数学领域。事实上,很多问题可以转化为定理证明问题,或者与定理证明有关。可以认为,自动定理证明的核心问题是自动推理,而推理在人的智能行为中起普遍性的重要作用。基于这一看法,在自动定理证明的基础上进一步研究通用问题求解,是一个值得探索的课题。从1957年开始,Newell,Shaw和Simon等人着手研究不依赖于具体领域的通用解题程序,称之为GPS,它是在Logic Theorist的基础上发展起来的,虽然后来的实践表明,GPS作为一个独立的求解程序,其能力是有限的,但在GPS中发展起来的技术对人工智能的发展具有重要意义。

人工智能早期研究给人的深刻印象是博羿,1956年,Samnel研制了一个西洋跳棋程序,该程序“天生”下跳棋水平很低,远远不是Samuel的对手。但它有学习能力,能从棋谱中学习,也能在实践中总结提高。经过三年的“学习”,该程序于1959年打败了Samuel;又经过三年,打败了美国一个州的冠军。值得注意的是,虽然下棋至多只能算是一项体育运动,下棋的程序似乎只是一种游戏程序,但Samuel工作的意义十分重大:它同时刺激了“搜索”和“机器学习”这两个人工智能重要领域的发展。

正如自动定理证明的研究意义不限于数学一样,搜索的研究意义也不限于博弈。根据认知心理学信息处理学派的观点,人类思维过程很大一部分可以抽象为从问题的初始状态经中间状态到达终止状态的过程,因此可以转化为一个搜索问题,由机器自动地完成,如“规划”问题。设想一台机器人被要求完成一项复杂任务,该任务包含很多不同的子任务,其中某些子任务只有在另一些子任务完成之后才能进行。这时,机器人需要事先“设想”一个可行的行动方案,使得依照该方案采取行动可以顺利完成任务。“规划”即找出一个可行的行动方案,可以通过以其子任务为状态、以其子任务间依赖关系为直接后继关系的状态空间中的搜索来实现。

人工智能的早期研究还包括自然语言理解、计算机视觉和机器人等。通过大量研究发现,仅仅依靠自动推理的搜索等通用问题求解手段是远远不够的。Newell和Simon等人的认知心理学研究表明,各个领域的专家之所以在其专业领域内表现出非凡的能力,主要是因为专家拥有丰富的专门知识(领域知识和经验)。70年代中期,Feigenbaum提出知识工程概念,标志着人工智能进入第二个发展时期。知识工程强调知识在问题求解中的作用;相应地,研究内容也划分为三个方面:知识获取,知识表示和知识利用。知识获取研究怎样有效地获得专家知识;知识表示研究怎样将专家知识表示成在计算机内易于存储、易于使用的形式;知识利用研究怎样利用已得到恰当表示的专家知识去解决具体领域内的问题。知识工程的主要技术手段是在早期成果的基础上发展起来的,特别是知识利用,主要依靠自动推理和搜索的技术成果。在知识表示方面,除使用早期工作中出现的逻辑表示法和过程表示法之外,还发展了在联想记忆和自然语言理解研究中提出的语义网表示法,进而引入了框架表示法、概念依赖和脚本表示法以及产生式表示法等各种不同方法。与早期研究不同,知识工程强调实际应用,主要的应用成果是各种专家系统。专家系统的核心部件包括:

(1) 表达包括专家知识和其他知识的知识库。

(2) 利用知识解决问题的推理机。

大型专家系统的开发周期往往长达10余年,其主要原因在于知识获取。领域专家虽然能够很好地解决问题,却往往说不清自己是怎么解决的,使用了哪些知识,这使得负责收集专家知识的工程师很难有效地完成知识获取任务。

知识获取——机器学习研究的深入发展。已经被广泛研究的机器学习方法包括归纳学习、类比学习、解释学习、强化学习和进化学习等。机器学习的研究目标是让机器从自己或"别人"的问题求解经验中获取相关的知识和技能,从而提高解决问题的能力。

80年代以来,随着计算机网络的普及,特别是Internet的出现,各种计算机技术包括人工智能技术的广泛应用推动着人机关系的重大变化。据日美等国未来学家的预测,人机关系正在迅速地从"以人为纽带"的传统模式向"以机为纽带"的新模式转变,人机关系的这一转变将引起社会生产方式和生活方式的巨大变化,同时也向人工智能乃至整个信息技术提出了新的课题。这促使人工智能进入第三个发展时期。

在这个新的发展时期中,人工智能面临一系列新的应用需求。代生产是一种社会化大生产,来自不同专业的工作者在不同或相同的时间、地点从事着同一任务的不同子任务。这要求计算机不仅为每一项子任务提供辅助和支持,更需要为子任务之间的协调提供辅助和支持。由于各个子任务在很大程度上可以独立进行,子任务之间的关系必然呈现出动态变化和难以预测的特点。于是,子任务之间的协调(即对分布协同工作的支持)向人工智能乃至整个信息技术以及基础理论提出了巨大的挑战。

其次,网络化推进了信息化,使原本分散孤立的数据库形成一个互连的整体,即一个共同的信息空间。尽管现有的浏览器和搜索引擎为用户在网上查找信息提供了必要的帮助,这种帮助是远远不够的,以至于"信息过载"与"信息迷失"状况日益严重。更强大的智能型信息服务工具已成为广大用户的迫切需要。另一方面,信息空间对人类的价值不仅在于单独的信息条目(如某厂家生产出了某一新产品的信息),还在于一大类信息中隐藏着的普遍性知识(如某个行业供求关系的变化趋势)。于是,数据中的知识发现也成为一项迫切的研究课题。机器人始终是现代工业的迫切需求。随着机器人技术的发展,研究重点已经转向能在动态、不可预测环境中独立工作的自主机器人,以及能与其他机器人(包括人)协作的机器人。显然,这种机器人之间的合作可以看成是物理世界中的分布式协同工作,因而包括相同的理论和技术问题。

由此可见,人工智能第三发展时期的突出特点是研究能够在动态、不可预测环境中自主、协调工作的计算机系统,这种系统被称为Agent。目前,正围绕着Agent的理论、Agent的体系结构和Agent语言三个方面展开研究,并已产生一系列重要的新思想、新理论、新方法和新技术。在这些研究中,人工智能呈现一种与软件工程、分布式计算以及通信技术相互融合的趋势。Agent研究的应用不限于生产和工作,还深入到人们的学习和娱乐等各个方面。例如,Agent与虚拟现实相结合而产生的虚拟训练系统,可以使学生在不实际操纵飞机的情况下学习飞行的基本技能;类似地,也可使顾客"享受"实战的滋味。

我国也先后成立中国人工智能学会、中国计算机学会人工智能和模式识别专业委员会及中国自动化学会模式识别与机器智能专业委员会等学术团体,开展这方面的学术交流。此外,我国还着手兴建了若干个与人工智能研究有关的国家重点实验室,这些都将促进我国人工智能的研究，为这一学科的发展做出贡献。

纵观人工智能学习的发展历程，可以看出它始终遵循的基本思路。首先是强调人类智能的人工实现，而不是单纯的模拟，以便尽可能地为人类的实际需要服务；其次是强调多学科的交叉结合，数学、信息科学、生物学、心理学、生理学、生态学及非线性科学等越来越多的新生学科被融入人工智能学习的研究之中。

实际应用——机器视觉，如指纹识别，人脸识别，视网膜识别，虹膜识别，掌纹识别，专家系统，智能搜索，定理证明，博弈，自动程序设计，还有医学应用等。

学科范畴——人工智能是一门边沿学科，属于自然科学和社会科学的交叉。

涉及学科——哲学和认知科学，数学，神经生理学，心理学，计算机科学，信息论，控制论，不定性论，仿生学。

研究范畴——自然语言处理，知识表现，智能搜索，推理，规划，机器学习，知识获取，组合调度问题，感知问题，模式识别，逻辑程序设计，软计算，不精确和不确定的管理，人工生命，神经网络，复杂系统，遗传算法，人类思维方式。

应用领域——智能控制，机器人学，语言和图像理解，遗传编程，机器人工厂。

安全问题——目前人工智能还在研究中，但有学者认为让计算机拥有智商是很危险的，它可能会反抗人类，这种隐患也在多部电影中提及过。

3.1.4 人工智能的发展

人工智能的发展过程表明，人工智能是有史以来最艰难的科学之一，其研究经历了以下几个阶段：

孕育阶段：古希腊的 Aristotle（亚里士多德）（前 384—322）给出了形式逻辑的基本规律。英国的哲学家、自然科学家 Bacon（培根）（1561—1626）系统地给出了归纳法。德国数学家、哲学家 Leibnitz（布莱尼兹）（1646—1716）提出了关于数理逻辑的思想，把形式逻辑符号化，从而能对人的思维进行运算和推理，并做出了能做四则运算的手摇计算机。英国数学家、逻辑学家 Boole（布尔）（1815—1864）实现了布莱尼茨的思维符号化和数学化的思想，提出了一种崭新的代数系统即布尔代数。

第一阶段：50 年代人工智能的兴起和人工智能概念首次提出后，相继出现了一批显著的成果，如机器定理证明、跳棋程序、通用问题求解程序 LISP 表处理语言等。但由于消解法推理能力的有限，以及机器翻译等研究的失败，使人工智能走入了低谷。这一阶段的特点是：重视问题求解的方法，忽视知识重要性。

第二阶段：60 年代末到 70 年代，专家系统出现，使人工智能研究出现新高潮 DENDRAL 化学质谱分析系统、MYCIN 疾病诊断和治疗系统、PROSPECTIOR 探矿系统、Hearsay-II 语音理解系统等专家系统的研究和开发，将人工智能引向了实用化。同时，1969 年成立了国际人工智能联合会议（International Joint Conferences on Artificial Intelligence，IJCAI）。

第三阶段：80 年代，随着第五代计算机的研制，人工智能得到了很大发展。日本 1982 年开始了“第五代计算机研制计划”，即“知识信息处理计算机系统 KIPS”，其目的是使逻辑推理达到数值运算那么快。虽然此计划最终失败，但它的开展形成了一股研究人工智能的热潮。

第四阶段：80 年代末，神经网络飞速发展。1987 年，美国召开第一次神经网络国际会议，宣告了这一新学科的诞生。此后，各国在神经网络方面的投资逐渐增加，神经网络迅速发展起来。

第五阶段:90 年代,人工智能出现新的研究高潮。由于网络技术特别是国际互联网技术的发展,人工智能开始由单个智能主体研究转向基于网络环境下的分布式人工智能研究。不仅研究基于同一目标的分布式问题求解,而且研究多个智能主体的多目标问题求解,推动人工智能更面向实用。另外,Hopfield 多层神经网络模型的提出,也推动人工神经网络研究与应用出现欣欣向荣的景象。在这一阶段,人工智能已深入到社会生活的各个领域。

我国的人工智能研究起步较晚。纳入国家计划的研究("智能模拟")始于 1978 年;1984 年召开了智能计算机及其系统的全国学术讨论会;1986 年起把智能计算机系统、智能机器人和智能信息处理(含模式识别)等重大项目列入国家高新技术研究计划;1993 年起,又把智能控制和智能自动化等项目列入国家科技攀登计划。进入 21 世纪后,已有更多的人工智能与智能系统研究获得各种基金计划支持。在学术团体发展方面,1981 年起,相继成立了中国人工智能学会(CAAI)、全国高校人工智能研究会、中国计算机学会人工智能与模式识别专业委员会、中国自动化学会模式识别与机器智能专业委员会、中国软件行业协会人工智能协会、中国智能机器人专业委员会、中国计算机视觉与智能控制专业委员会,以及中国智能自动化专业委员会等学术团体。1989 年首次召开的中国人工智能联合会议(CJCAI)至今已召开 7 次。现在,我国已有数以万计的科技人员和高校师生从事不同层次的人工智能研究与学习,人工智能研究必将为促进其他学科的发展和我国的现代化建设作出新的重大贡献。

3.2 人工智能的研究目标和途径

3.2.1 人工智能的研究目标

到目前为止,人工智能的发展已走过了近 70 年的历程,虽然什么是人工智能,学术界有各种各样的说法和定义,但就其本质而言,人工智能是研究如何制造出人造的智能机器或智能系统来模拟人类智能活动的能力,以延伸人类智能的科学。至于人类智能活动的能力是什么含义,人们也是有共同认识的。一般地说,是人类在认识世界和改造世界的活动中,由脑力劳动表现出来的能力。总之,人类智能是设计信息描述和信息处理的复杂过程,因而实现人工智能是一项艰巨的任务。尽管如此,这门学科还是引起了许多科学和技术工作者的浓厚兴趣,特别是在计算机科学和技术飞速发展和计算机应用日益普及的情况下,人工智能已经成为研究热点。

目前,人工智能的研究目标可划分为近期目标和远期目标两个阶段:

近期目标的中心任务是研究如何使计算机去做那些过去只有靠人的治理才能完成的工作。根据这个近期目标,人工智能作为计算机科学的一个重要学科,主要研究依赖于现有计算机去模拟人类某些智力行为的基本理论、基本技术和基本方法。几十年来,虽然人工智能在理论探讨和实际应用上都取得了不少成果,但是仍有不尽人意之处。尽管在发展的过程中,人工智能受到过重重阻力,一度曾陷于困境,但它仍然在艰难地向前发展着。

探讨智能的基本机理,研究如何利用自动机去模拟人的某些思维过程和智能行为,最终制造出智能机器,这可以作为人工智能的远期目标。这里所说的自动机并非常规的计算机。因为现有常规计算机属冯·诺依曼(J. Von Neumann)体系结构,它的出现并非为人工智能而设计。常规计算机以处理数据世界中的问题为对象,而人工智能所面临的是事实世界和知识世界。智能机器将以事实世界和知识世界的问题求解为目标，面向它本身处理的对象和对象的处理过程而重新构造。人工智能研究远期目标的实体是智能机器，这种机器能够在现实世界中模拟人类的思维行为，高效率地解决问题。

总之，无论是人工智能研究的近期目标，还是远期目标，摆在我们面前的任务都异常艰巨，还有一段很长的路要走。在人工智能的基础理论和物理实现上，还有许多问题要解决。当然，仅仅依靠人工智能工作者是远远不够的，还应该聚集诸如心理学家、逻辑学家、数学家、哲学家、生物学家和计算机科学家等力量，依靠群体的共同努力，去实现人类梦想的"第二次知识革命"。

3.2.2 人工智能的研究途径

由于对人工智能本质的不同理解，形成了人工智能多种不同的研究途径，主要是符号主义(Symbolism)和联接主义(Connectionism)途径。

以认知心理学派为代表的符号主义认为：人类智能的基本元素是符号，人类的认识过程就是一种符号处理过程，思维就是符号的计算。也就是说，人类的认识和思维都是可以形式化的。人类使用的自然语言本身就是用符号来表示的，人类的许多思维活动，如决策、设计、规划、运筹、诊断，都可以用自然语言来描述，因而也就可以用符号来表示了。

符号主义的理论基础是物理符号系统假设。许多成功的专家系统、自然语言理解系统都是基于这种观点研制的。

作为通用智能基础的Soar系统是符号主义者的杰作，它试图通过提供一个思维模拟的工具，来促进我们对人类智能的认识。Soar系统的理论基础是以智能行为为基础的物理符号系统。Soar系统的结构是层次结构，即记忆层(memory level)，决策层(decision level)和目标层(goal level)。

记忆层位于系统的最底层，在这个层发生的活动就是知识的存储、符号的存取，即通过符号引出的知识是可以重新得到的。决策层实现知识的编码，并完成大部分初级操作。目标层的任务是建立目标，并通过决策序列达到目标。

人工智能的另一个研究途径是联接主义，即人工神经网络。联接主义根据对人脑的研究，认为人类智能的基本单元是神经元，人类的认知过程就是网络中大量神经元的整体活动。这种活动不是串行方式，而是以并行分布方式进行的。区别于符号主义，人工神经网络中不存在符号的运算。

人工神经网络的研究可以追溯到20世纪40年代。1943年美国心理学家Mceulloch和数理逻辑学家Pittis在《数学生物物理》杂志上发表了一篇有关神经网络数学模型的文章，该模型被称为M-P模型。

1949年心理学家海勃(D·D·Hebb)提出了突触联接强度可变的假设。假设认为，学习过程最终发生在神经元之间的突触部位，突触的联接强度随突触前后神经元的活动而变化。即若神经元a接收另一个神经元b来的输入，那么当这两个神经元都猛烈活动时，从a到b的联结权就增大。此假设被称为Hebb学习律，它为神经网络的学习算法奠定了基础。

20世纪50年代及60年代初期，一群研究人员结合生物学和心理学研究的成果，开发出一批神经网络，并开始用电子线路实现，随后又使用了更灵活的计算机进行模拟。如1957年罗圣勃莱特(F. Rosenblatt)的感知机，第一次将神经网络研究从纯理论付诸物理实施。

1960 年威丘(B. Widrow)提出了自适应线性元件的概念，这是一个连续取值的线性网络，用于自适应系统。

神经网络研究高潮的标志是美国加州工学院的物理学家霍普菲尔德(J. Hopfield)于 1982 年和 1984 年发表的两篇文章。文章提出的人工神经网络模型被称为 Hopfield 神经网络。

1984 年辛顿(J. Hiton)等人提出了一种可行的算法，称为玻尔兹曼(Boltzmann)模型。由于玻尔兹曼机的结构非常简单，容易硬件化，人们利用模拟电路的噪声来模拟退火，引入一个全局性的随机参数，使得网络的状态变量可以从局部极小值过渡到全局最小值。

1986 年鲁姆哈特(D. E. Rumelhart)和麦克里兰德(J. L. McClelland)提出了 PDP(Paralled Distributed Processing)理论，试图探讨人类认识过程的微观结构，同时也提出了多层神经网络的误差反传(BP)算法。基于 BP 算法的多层神经网络是当代应用最为广泛的神经网络之一。

1988 年美国加州大学蔡少堂(L. O. Chua)等人提出了细胞神经网络模型。这是一个大规模非线性模拟系统，同时具有细胞自动机的动力特征。此模型用于图像处理，并取得了良好的效果。

应该指出的是，虽然经过众多科学家坚持不懈的努力，在神经网络研究中取得了大量成果，但是由于神经网络研究的复杂性，目前仍处于研究阶段，还有待于数学家、物理学家、微电子学家、生物学家、心理学家、控制理论学家和计算机科学家们共同努力，进行更加艰苦卓越的研究工作。

3.3 人工智能的研究领域和框架

3.3.1 人工智能的研究领域

在人工智能学科中，根据所研究的课题、研究的途径和采用的技术，它所包括的研究领域有：问题求解、模式识别、自然语言理解、专家系统、机器学习、机器视觉、神经网络、数据挖掘、人工生命等。

本书不是分别以这些研究领域来讨论人工智能，而是介绍人工智能的一些最基本的概念和原理。下面讨论人工智能研究和应用的目的是，试图把有关各个子领域直接联结起来，辨别某些方面的智能行为，并指出有关的人工智能研究和应用的状况。值得指出的是，正如不同的人工智能子领域不是完全独立的一样，这里所要讨论的各种智能特性也不是互不相关的。把它们分开来介绍，只是为了便于指出现有的人工智能程序能够做些什么以及还不能做什么。

1. 问题求解(Problem Solving)

人工智能中的问题求解是指通过搜索的方法寻找问题求解操作的一个合适序列，以满足问题的要求。

问题求解的基本方法有状态空间法和问题归纳法。

问题求解的状态空间法可以描述为：

若定义 S 为被求解问题可能有的初始状态的集合，F 为求解过程中可使用的操作的集合，而 G 为目标状态的集合，那么问题求解的过程则是在状态空间中寻找从初始状态 X_s 出发，到达目标状态 X_g 的一个路径，这个路径称之为解路径。

一般情况下，问题求解程序由下面三个部分组成：

(1) 数据库中包含与具体任务有关的信息，这些信息描述了问题的状态和约束条件。状态分量的选择应该满足独立性、必要性和充分性。各个分量不同的取值组合对应着不同的状态，但并不是所有的状态都是问题求解所需要的。问题本身所具有的约束条件可以帮助除去那些非法的状态和不可能出现的状态，而保留在数据库中的是问题的初始状态、目标状态和中间状态。

(2) 由于数据库中的知识是叙述性知识，而操作规则是过程性知识。系统中的操作规则都是由条件和动作两部分组成，条件给定了操作适应性的先决条件，动作描述了由于操作而引起的状态中某些分量的变化。

(3) 控制策略系统中的控制策略确定了求解过程中应该采用哪一条适用的规则，所谓的使用规则是指从规则集合中选择出最有希望达到目标状态的操作，施加到当前状态上，以便克服组合爆炸。

2. 模式识别(Pattern Recognition)

计算机硬件的迅速发展，计算机应用领域的不断开拓，迫切需要计算机能够更有效地感知诸如声音、文字、图像、温度、震动等人类赖以发展自身、改造环境所运用的信息资料。但就一般意义来说，目前计算机却无法直接感知它们。虽然摄像机、图文扫描仪、话筒等硬件设备已解决了上述非电信号的转换，并与计算机联机，但由于识别技术不高，因而未能使计算机真正知道所采录的信息究竟是什么。计算机对外部世界感知能力的低下，成为开拓计算机应用的瓶颈，也与其高超的运算能力形成强烈的对比。于是，着眼于拓宽计算机的应用领域，提高其感知外部信息能力的学科——模式识别便得到迅速发展。

模式识别是人工智能最早研究的领域之一，它是利用计算机对物体、图像、语音、字符等信息模式进行自动识别的科学。

模式识别过程一般包括对待识别事物进行样本采集、信息的数字化、数据特征的提取、特征空间的压缩及提供识别的准则等。此过程如图 3-2 所示，图中虚线下部是学习训练过程，上部是识别过程。

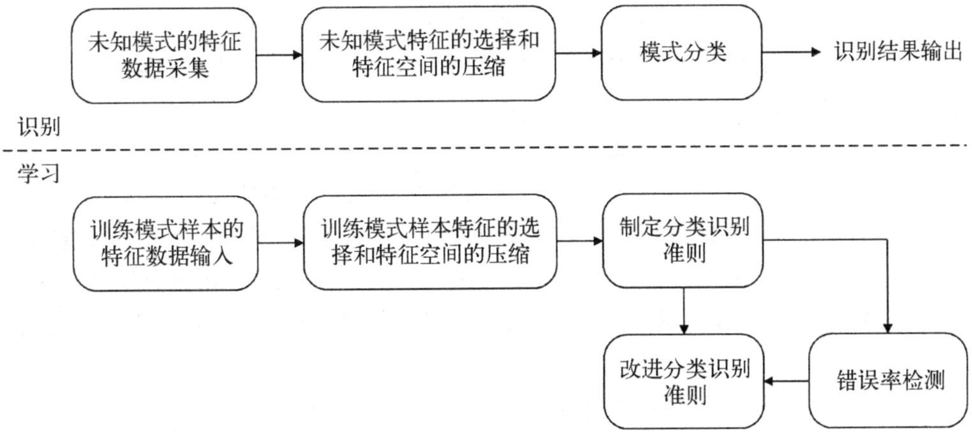

图 3-2　模式识别过程

在学习的过程中，首先将已知的模式样本进行数值化，送入计算机，然后将这些数据进行分析，去掉对分类无效的或可能引起混淆的那些特征数据，尽量保留对分类判别有效的数值特征，这个过程也称为特征选择。有时，还得采用某些变换技术，得出数量上比原来少的综合性特征（称为特征空间压缩，也称为特征提取），然后再按照设想的分类判别的数学模型进行分类，并将分类结果与已知类别的输入模式进行对比，并不断修改，最终制定出错误率最小的判别准则。

研究表明，人类接受外界信息的80%以上来自视觉，10%左右来自听觉。所以，早期的模式识别研究工作集中在对文字和二维图像的识别方面，并取得了不少成果。自20世纪60年代中期起，机器视觉方面的研究工作开始转向解释和描述复杂的三维景物这一更困难的课题。罗伯斯特（Robest）于1965年发表的论文，分析了由棱柱体组成的景物的方向，迈出了用计算机把三维图像解释成三维景物的一个单眼视图的第一步，即所谓的积木世界。

紧接着，机器识别由积木世界发展到识别更复杂的景物和在复杂环境中寻找目标以及室外景物分析等方面的研究。目前研究的热点是活动目标（如无人驾驶）的识别和分析，它是景物分析走向实用化研究的一个标志。

语音识别技术的研究始于20世纪50年代初期。1952年，美国贝尔实验室的戴维斯（Davis）等人成功地进行了0～90个数字的语音识别实验，其后由于当时技术上的困难，研究进展缓慢，直到1962年才由日本研究成功第一个连续多位数字语音识别装置。1969年，日本的板仓斋藤提出了线性预测方法，对语音识别和合成技术的发展起到了推动作用。20世纪70年代以来，各种语音识别装置相继出现，能够识别单词的声音识别系统已进入实用阶段。同时，神经网络用于语音识别也已取得成功。

模式识别是一个不断发展的新学科，它的理论基础和研究范围也在不断发展。随着生物医学对人类大脑的初步认识，模拟人脑构造的计算机实验即人工神经网络方法早在20世纪50年代末、60年代初就已经开始。至今，在模式识别领域，神经网络方法已经成功地应用于手写字符的识别、汽车牌照的识别、指纹识别、语音识别等方面。目前模式识别学科正处于大发展的阶段，随着应用范围的不断扩大，以及计算机科学的不断进步，基于人工神经网络的模式识别技术在今后将有更大的发展。

3. 自然语言理解（Natural Language Understanding）

语言处理也是人工智能的早期研究领域之一，目前，已经编写出能够从内部数据库回答问题的程序，这些程序通过阅读文本材料和建立内部数据库，能够把句子从一种语言翻译为另一种语言，执行给出的指令和获取知识等，有些程序甚至能够在一定程度上翻译从话筒输入的口头指令。尽管这些语言系统并不像人们在语言行为中所做的那样好，但是它们能够适合某些应用。那些能够回答一些简单询问和遵循一些简单指示的程序是这方面的初期成就，它们与机器翻译初期出现的故障一起，促使整个人工智能语言方法的彻底变革。人工智能在语言翻译与语音理解程序方面已经取得的成就，发展为人类自然语言处理的新概念。

当人们用语言互通信息时，他们几乎不费力气地进行着极其复杂却又只需要一点点理解的过程。然而要建立一个能够生成和“理解”哪怕是片段自然语言的计算机系统，却是异常困难的。语言已经发展成为智能动物之间的一种通信媒介，它在某些环境条件下把一点“思维结构”从一个头脑传输到另一个头脑，而每个头脑都拥有庞大的高度相似的周围思维结构作为公共的文本。这些相似的、前后有关的思维结构中的一部分允许每个参与者知道对方也拥有这种共同结构，并能够在通信“动作”中用它来执行某些处理。语言的发展显然为参与者使用他们巨大的计算资源和公共知识来生成和理解高度压缩和流畅的知识创造了机会。

语言的生成和理解是一个极为复杂的编码和解码问题。一个能够理解自然语言信息的计算机系统，看起来就像一个人一样，需要有上下文知识以及根据这些上下文知识和信息用信息发生器进行推理的过程。理解口头和书写语言的计算机系统所取得的某些进展，其基础就是有关表示上下文知识结构的某些人工智能思想以及根据这些知识进行推理的某些技术。

4. 专家系统(Expert System)

一般地说，专家系统是一个智能计算机程序系统，其内部具有大量专家水平的某个领域的知识与经验，能够利用人类专家的知识和解决问题的方法来解决该领域的问题。也就是说，专家系统是一个具有大量专门知识与经验的程序系统，它应用人工智能技术，根据某个领域中一个或多个人类专家提供的知识和经验进行推理和判断，模拟人类专家的决策过程，以解决那些需要专家决定的复杂问题。

近年来，在专家系统或“知识工程”的研究中心已经成功和有效地应用人工智能技术。有代表性的是，用户与专家系统进行“咨询对话”，就像他与具有某些方面经验的专家进行对话一样：解释他的问题，建议进行某些试验以及向专家系统提出询问以期得到有关解答等。目前的实验系统，在咨询任务，如化学和地质数据分析、计算机系统结构、建筑工程以及医疗诊断等方面，其质量已经达到很高的水平。还有许多研究集中在使专家系统具有解释它们的推理能力，从而使咨询更好地为用户所接受，同时帮助人类专家发现系统推理过程中出现的差错。

当前的研究设计有关专家系统设计的各种问题，这些系统是在某个领域的专家与系统设计者之间经过艰苦的反复交换意见之后建立起来的。现有的专家系统都局限在一定范围内，而且没有人类那种能够知道自己什么时候可能出错的感觉。

发展专家系统的关键是表达和运用专家知识，即来自人类专家的、并已被证明对解决有关领域内的典型问题有用的事实和过程。专家系统与传统的计算机程序最本质的不同之处在于，专家系统所要解决的问题一般没有算法解，并且经常要在不完全、不精确或不确定的信息基础上做出结论。随着人工智能整体水平的提高，专家系统也得以发展。

5. 机器学习(Machine Learning)

学习能力无疑是人工智能研究中心最突出和最重要的一个方面，近年来人工智能在这方面的研究取得了一些进展。

学习是人类智能的主要标志和获得知识的基本手段。机器学习是使计算机具有智能的根本途径。正如香克(R. Shank)所说：“一台计算机若不会学习，就不能称为智能的。”此外，机器学习还有助于发现人类学习的机理和揭示人脑的奥秘。所以，这是一个始终得到重视，理论正在创立，方法日臻完善，但远未达到理想境地的研究领域。

学习是一个有特定目的的知识获取过程，其内部表现为新知识结构的不断建立和修改，而外部表现为性能的改善。传统的机器学习倾向于使用符号表示而不是数值表示，使用启发式方法而不是算法。传统机器学习的另一倾向是使用归纳而不是演绎。前一倾向使它有别于人工智能的模式识别等分支，后一倾向使它有别于定理证明等分支。

一个学习过程本质上是学习系统把专家提供的信息转换成能被系统理解并应用的形式的过程。按照系统对专家的依赖程度，可将学习方法分类为：机械式学习、讲授式学习、类比学习、归纳学习、观察发现式学习等。

目前，机器学习领域的研究工作主要围绕以下三个方面进行：

(1) 面向任务的研究：研究和分析改进一组预定任务的执行性能的学习系统。

(2) 认知模型：研究人类学习过程并进行计算机模拟。

(3) 理论性分析：从理论上探索各种可能的学习方法和独立于应用领域的算法。

近年来，在基于解释的学习、概念形式化模型、归纳概念获取、从数据库自动发现规律、机器学习工具、诊断专家系统的错误和新增加规则等领域的研究异常活跃，这将对产生新的计算机体系结构提供一个良好的背景。

6. 机器视觉(Machine Vision)

机器视觉或计算机视觉已从模式识别的一个研究领域发展为一门独立的学科。机器视觉研究的任务是理解一个图像，即利用像素所描绘的景物。其研究领域涉及图片处理、图像处理、模式识别、景物分析、图像解释、光学信息处理、视频信号处理，以及图像理解。这些领域可分成信号处理、分类和理解三类。

● 信号处理：是研究把一个图像转换为具有所需特征的另一个图像的方法。比如，人们往往想要使所输出的图像尽可能具有较好的信号干扰比，或者使图像的某些特征得到增强，以便于人们观察。这种处理技术通常称为图像处理或图片处理。数字技术、光学技术和电器的视频信号处理技术通常是信号处理中所采用的技术。

● 分类：分类技术研究如何把图像划分为预定类别。分类是从图像中抽取一组预先确定的特征值，然后根据用于多维特征空间的统计决策方法决定一个图像是否“符合”某一类。这类方法一般称为模式识别或模式分类。

● 理解：在给定某一图像的情况下，一个图像理解程序不仅描述这个图像的本身，而且也描述该图像所描绘的景物。对于一个图像的理解，需要任务领域的先验知识和复杂的图像处理技术。

视觉对于人来说很容易，但要构建一个可以与人相比的计算机视觉系统是非常困难的，这些困难也正是机器视觉所研究的课题。

(1) 一个三维的景物通过投影，便成为一个二维图片，它的深度方向被折叠起来了。为了解决这些不确定性需要附加的限定，这些限定基于合理的假定和测量，如果没有这些限定，视觉工作将无法进行。

(2) 一个物体的外观受到其表面材料、环境条件、光源角度、周围的光线、照相机的角度和特性的影响，造成了在一个图像中许多因素混淆在一起，很难确定每种因素对某一具体像素所起的作用。

(3) 领域先验知识对图像理解所起的作用不能低估。然而，这些先验知识在所观察的图像中又往往非常弱，这就提高了理解图像的难度。

(4) 人类虽然是视觉专家，但要弄清楚人们是怎样去看的却是一个困难的问题。也就是说，很难用问题求解那样的方法，形成一个视觉的分析方法。

(5) 计算机视觉系统必须处理大量的信息，造成了工程上的实际困难。

上述问题本身就是多年对视觉研究的成果，随着这些问题的进一步解决，机器视觉系统的能力就可得到进一步的增强。

计算机视觉通常可分为低层视觉与高层视觉两类。并非人工智能的全部领域都是围绕着知识处理的，计算机低层视觉就是一例。低层视觉主要执行预处理功能，如边缘检测、动目标检测、纹理分析，通过阴影获得形状、立体造型、曲面色彩等。其目的是使被观察的对象更突现出来，这时还谈不到对它的理解。高层视觉则主要是理解所观察的形象，也只有这时才显示出掌握与被观察对象相关联的知识的重要性。

机器视觉的前沿研究领域包括实时并行处理、主动式定性视觉、动态和时变视觉、三维景物的建模与识别、实时图像压缩传输和复原、多光谱和彩色图像的处理与解释等。机器视觉已在机器人装配、卫星图像处理、医学图像处理等领域获得极其广泛的应用。

7. 神经网络(Neural Networks)

出于冯·诺依曼(Von Neumann)体系结构的局限性，数字计算机还存在一些无法解决的问题。例如，基于逻辑思维的知识处理，在一些比较简单的知识范畴内能够建立比较清楚的理论框架，部分地表现出人的某些智能行为；但是，在视觉理解、直觉思维、常识与顿悟等问题上却显得力不从心。这种做法与人类智能活动有许多重要差别。传统的计算机不具备学习能力，无法快速处理非数值计算的形象思维等问题，也无法求解那些信息不完整、不确定性和模糊性的问题。人们一直在寻找新的信息处理机制，神经网络计算就是其中之一。

研究结果已经证明，用神经网络处理直觉和形象思维信息具有比传统处理方式好得多的效果。神经网络的发展有着非常广阔的科学背景，是众多学科研究的综合成果。神经生理学家、心理学家与计算机科学家共同研究得出的结论是：人脑是一个功能特别强大、结构异常复杂的信息处理系统，其基础是神经元及其互联关系。因此，对人脑神经元和人工神经网络的研究，可能创造出新一代人工智能机。

对神经网络的研究始于20世纪40年代初期，经历几起几落后，从20世纪80年代初以来，神经网络的研究再次出现高潮。霍普菲尔德(Hopfield)提出用硬件实现神经网络，鲁姆哈特(Rumelhart)等人提出多层网络中的反向传播(BP)算法就是两个重要标志。

对神经网络模型、算法、理论分析和硬件实现的大量研究，为神经网络计算机走向应用提供了物质基础。现在，神经网络已在模式识别、图像处理、组合优化、自动控制、信息处理、机器人学和人工智能的其他领域获得日益广泛的应用。人们期望神经计算机将重建人脑的形象，极大地提高信息处理能力，在更多方面取代传统的计算机。

8. 数据挖掘(Data mining)

知识获取是知识信息处理的关键问题之一。20世纪80年代，人们在知识发现方面取得了一定的进展。利用样本，通过归纳学习，或者与神经计算结合起来进行知识获取已有一些试验系统。数据挖掘是20世纪90年代初期新崛起的一个活跃的研究领域。在数据库基础上实现的知识发现系统，通过综合运用统计学、粗糙集、模糊数学、机器学习和专家系统等多种学习手段和方法，从大量的数据中提炼出抽象的知识，从而揭示出蕴含在这些数据背后的客观世界的内在联系和本质规律，实现知识的自动获取。这是一个富有挑战性的、具有广阔应用前景的研究课题。

从数据库获取知识，即从数据中挖掘并发现知识，首先要解决被发现知识的表达问题。最好的表达方式是自然语言，因为它是人类的思维和交流的语言。知识表示的最根本问题就是如何形成用自然语言表达的概念。概念比数据更确切、更直接、更易于理解。自然语言的功能就是用最基本的概念描述复杂的概念，用各种方法对概念进行组合，以表示所认知的事件，即知识。

大规模数据库和互联网的迅速增长，使人们对数据库的应用提出新的要求。仅用查询检索已不能提取数据中有利于用户实现其目标的结论性信息。数据库中所包含的大量知识无法得到充分的发掘与利用，会造成信息的浪费，并产生大量的数据垃圾。另一方面，知识获取仍是专家系统研究的瓶颈问题。从领域专家获取知识是非常复杂的个人到个人之间的交互过程，具有很强的个性和随机性，没有统一的办法。因此，人们开始考虑以数据库作为新的知识源。数据挖掘能够自动处理数据库中大量的原始数据，抽取出具有必然性的、富有意义的模式，成为有助于人们实现其目标的知识，找出人们对所需问题的解答。数据库中的知识发现具有四个特征，即发现的知识用高级语言表示；发现的内容是对数据内容的精确描述；发现的结果是用户感兴趣的；发现的过程应是高效的。

9. 人工生命(Artificial Life)

人工生命(Artificial Life，简称 ALife)的概念是由美国圣菲研究所非线性研究组的兰顿(Langton)于 1987 年提出来的，旨在用计算机和精密机械等人工媒介生成或构造出能够表现自然生命系统行为特征的仿真系统或模型系统，而自然生命系统行为又具有自组织、自复制、自修复等特征。

人工生命所研究的人造系统能够演示具有自然生命系统特征的行为，在“生命之所能”的广阔范围内深入研究“生命之所知”的实质。只有从“生命之所能”的广泛内容来考察生命，才能真正理解生物的本质。人工生命与生命的形式化基础有关。生物学从问题的顶层开始，考察器官、组织、细胞、细胞膜，直到分子，以探索生命的奥秘和机理。人工生命则从问题的底层开始，把器官作为简单机构的宏观群体来考察，自底向上进行综合，由简单的被规则支配的对象构成更大的集合，并在交互作用中研究非线性系统的类似生命的全局动力学特性。

人工生命的理论和方法有别于传统人工智能和神经网络的理论和方法，人工生命通过计算机仿真生命现象所体现的自适应机理，对相关非线性对象进行更真实的动态描述和动态特征研究。

人工生命学科的研究内容包括生命现象的仿生系统、人工建模与仿真、进化动力学、人工生命的计算理论、进化与学习综合系统，以及人工生命的应用等。比较典型的人工生命研究有计算机病毒、计算机进程、进化机器人、自催化网络、细胞自动机、人工核苷酸和人工脑等。

3.3.2　人工智能框架

人工智能是未来发展的一个新方向，从金融服务至医疗保健，未来各行各业都会使用到人工智能，这是21世纪又一次革命性创新。

人工智能的实现离不开开发框架和AI库，以下是汇总的几种高质量人工智能开发框架和AI库，以便于更深入地了解并探索人工智能的世界。

1. TensorFlow框架

TensorFlow（如图3-3所示）最初由Google Brain Team的研究人员和工程师开发，作为人工智能领域最常用的框架，是一个使用数据流图进行数值计算的开源软件。Tensor（张量）表示N维数组，Flow（流）表示基于数据流图的计算，因而TensorFlow是将复杂数据结构传输至人工智能神经网络进行分析和处理过程的系统。

Tensorflow拥有多层级结构，可部署于各类服务器、PC终端和网页，并支持GPU和TPU高性能数值计算，被广泛应用于谷歌内部的产品开发和各领域的科学研究。TensorFlow支持多种客户端语言下的安装和运行。截至版本1.12.0，绑定完成并支持版本兼容运行的语言为C和Python，其他（试验性）绑定完成的语言为JavaScript、C++、Java、Go和Swift，依然处于开发阶段的包括C#、Haskell、Julia、Ruby、Rust和Scala。

图3-3　TensorFlow图标

框架安装教程请链接https://keras.io/zh/。

2. Caffe框架

Caffe（如图3-4所示），全称Convolutional Architecture for Fast Feature Embedding，是一个兼具表达性、速度和思维模块化的深度学习框架。虽然其内核是用C++编写的，但Caffe有Python和Matlab相关接口。Caffe支持多种类型的深度学习架构，面向图像分类和图像分割，还支持CNN、RCNN、LSTM和全连接神经网络设计。Caffe支持基于GPU和CPU的加速计算内核库，如NVIDIA cuDNN和Intel MKL。借助于Caffe，可以非常轻松地构建用于计算机视觉应用的卷积神经网络。此外，Caffe还具有以下特点：

模块性：Caffe以模块化原则设计，实现了对新的数据格式、网络层和损失函数轻松扩展。

表示和实现分离：Caffe已经使用谷歌的Protocl Buffer定义模型文件。使用特殊的文本文件Prototxt表示网络结构，以有向非循环图形式的网络构建。

Python和MATLAB结合：Caffe提供了Python和MATLAB接口，供使用者选择熟悉的语言调用部署算法应用。

GPU加速：利用了MKL、Open BLAS等计算库，利用GPU实现计算加速。

框架安装教程请链接http://caffe.berkeleyvision.org/installation.html。

图3-4　Caffe2图标

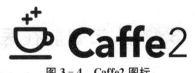

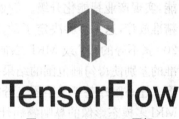

3. PaddlePaddle

飞桨(PaddlePaddle,如图 3-5 所示)以百度多年的深度学习技术研究和业务应用为基础,是中国首个开源开放、技术领先、功能完备的产业级深度学习平台,集深度学习核心训练和推理框架、基础模型库、端到端开发套件和丰富的工具组件于一体。目前,飞桨累计开发者有 194 万,服务企业 8.4 万家,基于飞桨开源深度学习平台产生了 23.3 万个模型。此外,飞桨还具有如下技术优势:

(1) 开发便捷的深度学习框架;

(2) 超大规模深度学习模型训练技术;

(3) 多端多平台部署的高性能推理引擎;

(4) 产业级开源模型库。

飞桨助力开发者快速实现 AI 想法,快速上线 AI 业务,帮助越来越多的行业完成 AI 赋能,实现产业智能化升级。例如,肿瘤治疗中,医生需要亲自勾画病灶区域(即靶区)来进行精准放疗,这一步骤决定了放疗质量的 60%。但这一工作通常需要基于不同部位的 50~200 张不等的 CT 或 MRI 二维影像中勾画出三维立体靶区,不同的医生会因为主管评价标准的差别使得勾画范围的结果差异较大,给这一步骤增加了许多不确定性,导致诊疗效率低下。连心医疗基于飞桨语义分割套件 PaddleSeg 中的 Unet 语义分割网络开发了基于 CT 和 MRI 多模态影像的鼻咽癌病灶靶区自动勾画系统,基于放疗医生勾画的 CT/MRI 多通道影像建立数据集,采用图像裁剪和增强等预处理方法提升数据集的质量,采用假阴假阳的后处理抑制,最后采取边缘检测得到勾画结果。该系统的精度达到医生勾画水平,并可以快速自动地勾画出三维靶区,提供更精准的放疗规划方案,辅助放疗临床医生高效诊疗。

图 3-5　飞桨图标

框架安装教程请链接 https://www.paddlepaddle.org.cn/install/quick。

经典人工智能开发框架比较见表 3-1 所示:

表 3-1　开发框等比较

比较项	Caffe	Torch	Theano	TensorFlow	MXNet
语言	C++	C++	Python/C++	C++	C++
硬件	CPU/GPU	CPU/GPU	CPU/GPU	CPU/GPU	CPU/GPU
速度	快	快	中等	中等	快
操作系统	所有系统	Linux,OSX	所有系统	Linux,OSX	所有系统
接口	Protobuf	Lua	Python	C++/Python	Python
网络结构	分层方法	分层方法	符号张量图	符号张量图	NDArray

3.4 人工智能在医疗领域中的应用

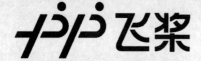

在人工智能出现之前,很多的医疗建设进程都非常缓慢,人们一直在为医疗场景寻求合适的技术,人工智能的出现是关键的拐点。大量的医学知识需要人工智能来数字化、智能

化，这是一项浩大的工程。众所周知，医疗领域最突出的问题就是优质医疗资源不足，尤其是当国家进入老龄化社会之后，对医生的需求量日益增加。但医疗人才的培养体系和速度又迟迟跟不上，单单一个医学院学生系统的课程培养就需要五年时间，种种因素导致了现在医疗资源不平衡、看病难等问题。

于是，人们开始寄希望于机器。因为一旦能够实现机器看病，供给量将会无限增加。所以出现了“人工智能＋医疗”的组合。除了能缓解漏诊误诊问题、弥补资源供需缺口、提供健康顾问服务，医疗人工智能还有提升制药效率、提升外科手术精准度的价值。

目前，人工智能在医疗领域的场景主要表现在：医学影像、药物挖掘、个人健康管理、疾病辅助诊断、疾病风险预测等。本书主要通过介绍几个成熟的案例来了解人工智能在医学图像中的应用。

3.4.1 人工智能在医学图像中的应用

医学行业中，人工智能的应用日新月异，但是人工智能进入医学行业最早和发展最迅速的还是与图像相关的影像和病理科等。在这些学科的基础上，人工智能越来越多地帮助医生完善临床决策中的隐藏见解，将患者与资源联系起来进行全面管理，并从以前无法访问的非结构化数据资产中提取有意义的数据。

医学成像数据是关于患者最丰富的信息来源之一，并且通常是最复杂的信息之一。万亿像素的数据包含在X射线、CT扫描、核磁共振成像和其他医学图像的结果中，即使对于最有经验的临床专业人员来说，整理并解读这些海量图像数据也是一项挑战。

目前，大量研究已经证实，人工智能能够提高医生的工作效率和准确度，尤其是对放射科和病理学医师来说，它可能是一个有价值的盟友。

1. 识别心血管异常

心血管系统是人体最重要的系统之一，如图3-6所示，其任何改变都可能危及患者的生命，通过测量心脏的各种结构可以揭示个体患心血管疾病的风险，同时发现需要手术或者药物治疗的疾病。

利用人工智能的方法，自动检测常见的成像测试（如胸部X射线）中的异常可以快速做出决策，同时获得较高的准确率。例如，当患者因呼吸短促而进入急诊室时，通常“胸片”是第一个可用的影像学研究检测手段，它可以作为心脏扩大的快速初始筛查工具。使用人工智能识别胸部X射线左心房扩大可以排除其他心脏或肺部问题，并帮助提供者针对患者进行适当的治疗。

类似的人工智能工具可用于自动化其他测量任务，例如，主动脉瓣分析、隆突角和肺动脉直径测量。

将人工智能应用于成像数据还可以帮助识别某些肌肉结构（如左心室壁）的增厚，或者监测通过心脏和相关动脉的血流变化。

此外，自动肺动脉血流量化避免了手动测量的误差，提供结构化定量数据来节省医生解读结果的时间，这些数据可用于后期研究或风险分层方案，算法还可以自动填充报告，为临床医生节省时间，并确定异常的测量值。

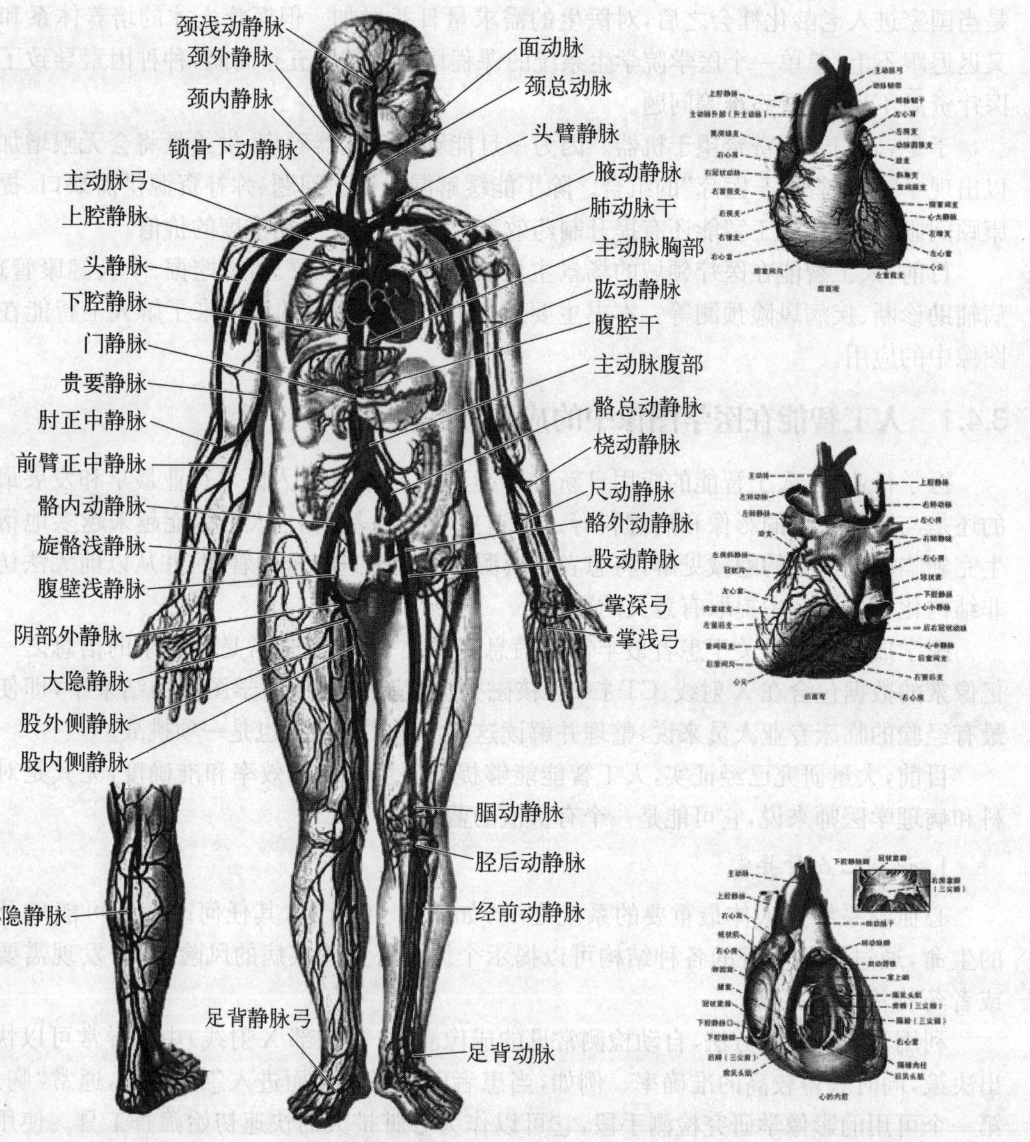

图 3-6 心血管系统

2. 检测骨折和其他肌肉骨骼损伤

骨折和肌肉骨骼损伤会导致长期的慢性疼痛，尤其是老年患者的髋部骨折等损伤会导致行动能力下降，而且住院治疗的总体预后效果并不尽如人意。很多时候，创伤后骨折通常被认为是次要的，至少与内出血或器官损伤相比，有时候甚至忽略骨折。人工智能能够识别医生不易发现的骨折、脱臼或软组织损伤，帮助临床医生选择更为完善的治疗方案。

在一个示例中，通过使用人工智能放射学工具，可以评估患有头颈部创伤的 ED 患者的齿状突骨折-颈椎骨折中的一种类型。

在标准图像上，临床医生通常难以检测到骨折类型，但人工智能工具可能更容易看到图像中的细微变化，提示患者需要手术处理。

允许无偏见的算法来审查创伤患者的图像，可能有助于确保所有的损伤得到解决并获得所需的护理。

人工智能还可以在进行常规髋关节手术（如髋关节置换术）的常规随访时提供有用的安全网，如图3-7所示。ACR DSI说：每年大约有400 000例髋关节置换术（THA），每位患者都有一年一次的随访检查。如果关节置换装置松动或装置周围的组织反应不佳，则患者可能需要昂贵的侵入性修复。不幸的是，识别网站周围的问题可能具有挑战性。

在X射线检查中，结果并不明显，需要与多项先前的检查进行比较才能看到异常的进展，延误诊断可能会延误治疗多年。符合此用例的人工智能将有助于降低放射科医师的假阴性率、患者风险和医疗法律风险。可以对高风险患者的血清钴水平升高进行筛查，并将其送至MRI进行进一步评估。

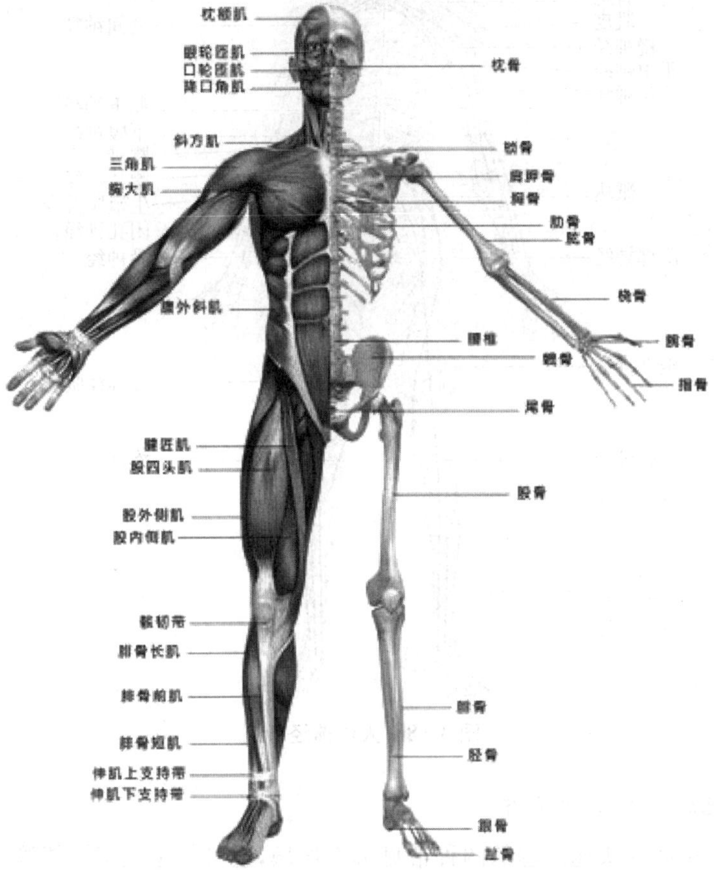

图3-7　人体肌肉骨骼组织示意图

3. 协助诊断神经系统疾病

很多神经系统的疾病，如退行性神经系统疾病肌萎缩侧索硬化症（ALS）等，对患者来说可能是一种毁灭性的诊断。虽然目前尚无治愈ALS和许多类似的神经系统疾病，但准确的诊断可以帮助个人了解其可能的结果并计划长期护理或临终意愿。

肌萎缩侧索硬化症的诊断，以及其与原发性侧索硬化症（PLS）的鉴别诊断都依赖于医学图像，如图 3-8 所示。放射科医师必须确定病变是否相关或仅仅是其中一种疾病的结构，并且假阳性相对常见。

最近关于提高诊断速度和准确性的研究集中于鉴定新的生物标志物。目前，对运动皮层的手动分割和定量磁敏度测绘(QSM)评估大有必要，但同时也耗时耗力。不过利用机器学习自动化这一过程将有助于研究并协助开发有前景的成像生物标志物。算法可以通过标记指示可疑结果的图像并提供图像包含 ALS 或 PLS 证据的风险比来简化该过程。算法还可以自动填充报告，减少提供者的工作负担。

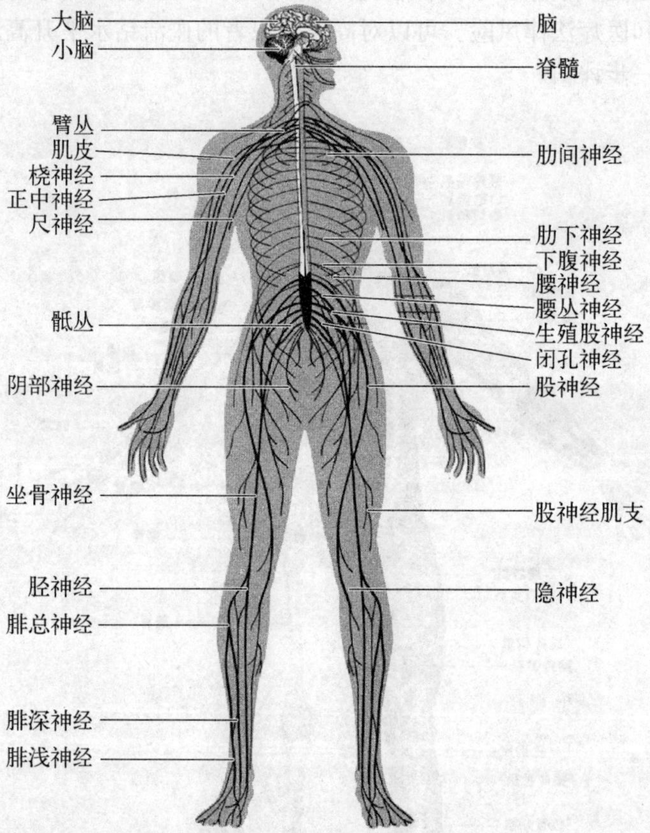

图 3-8　人体神经系统

4. *识别标记胸部疾病/并发症*

血胸和气胸是需要快速处理的两种常见胸部疾病，也可能是人工智能算法的主要目标。

无论是社区获得性肺炎，还是在医疗过程后获得的肺炎，如果不进行治疗都可能危及生命。放射图像通常用于诊断肺炎并将病症与其他肺部疾病(如支气管炎)区分开来。

然而，放射科医生并不能随时解读图像——即使放射科医生在场，如果患者已经存在其他肺部疾病，如恶性肿瘤或囊性纤维化，他们可能难以识别肺炎。

此外，细微的肺炎，如那些突出于前胸片上隔膜下方的肺炎，很容易被忽视，导致不必要的 CT 扫描，人工智能可以帮助减少这些误差。人工智能算法可以评估 X 射线和其他图像，以获得表明肺炎不透明度的证据，然后警告提供者潜在的诊断以尽早接受治疗。

当疑似气胸时，人工智能同样可以帮助识别高危患者，特别是当放射科医生不在场时。气胸，是指气体进入胸膜腔，造成积气状态，可能是创伤或侵入性干预的结果。本病属肺科急症之一，及时处理可治愈，但如果不能及时发现，严重者甚至可危及生命。

在没有放射科医师的临床环境中，检测“气胸”对非放射科医师有重要意义。人工智能可能有助于确定气胸的类型和严重程度的优先顺序，也为患者的优先治疗提供依据，如图3-9所示。

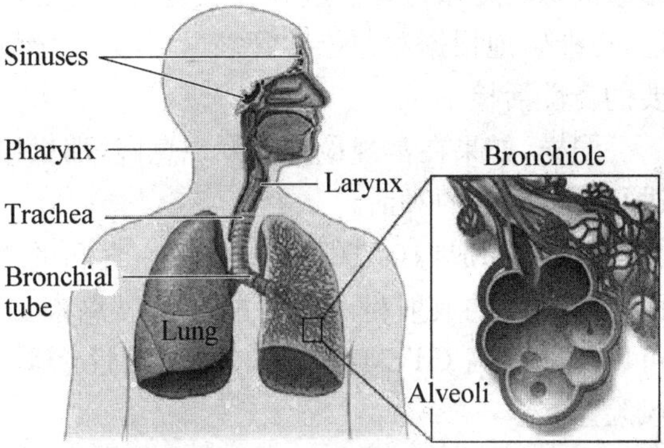

图3-9　人体肺部结构

5. 常见癌症的筛查

医学成像通常用于癌症的常规预防性筛查，如图3-10所示，如乳腺癌和结肠癌。

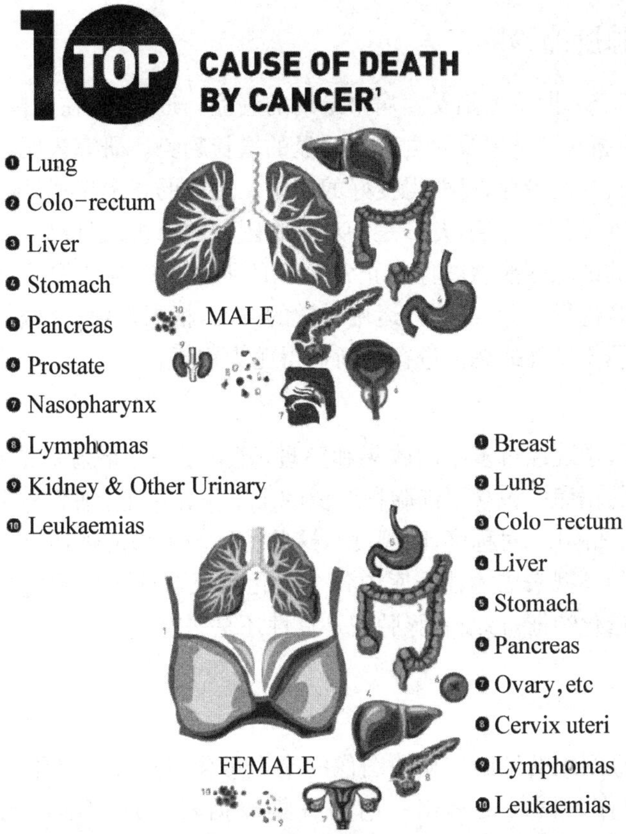

图3-10　常见癌症种类

在乳腺癌中，组织中的微钙化通常难以最终确定为恶性或良性。假阳性可能导致不必要的侵入性检测或治疗，而错过的恶性肿瘤可能导致诊断延迟和结果恶化。放射科医师在诊断成像时对微钙化的解释存在差异，人工智能可以帮助提高准确性，并使用定量成像功能，更准确地根据对原位导管癌（DCIS）的怀疑程度对微钙化进行分类，从而可能降低不必要的良性活检率。

同样，如果在常规检查中发现息肉，那么接受结肠直肠癌筛查的患者可能会与其提供者进行更有成效的对话。

CT 结肠成像（CTC）提供结肠和直肠的微创结构检查，以检测临床上显著的息肉，然而经验不足的放射科医师可能会错过息肉，并且花费过多的时间来完成检查。人工智能可以帮助提高 CTC 息肉检测的准确性和效率，减少误报，降低放射科医师的医疗法律风险。

对于确定癌症的患者，人工智能可以支持检测已经扩散的恶性肿瘤。癌症的结外延伸（ECE）与预后不良有关，并且通常仅在手术时被发现。一个高性能的算法可能会识别出通常不会进行手术的诊断的 ECE，从而可能在这一人群中实现更好的治疗分层。自动 ECE 分类和鉴定还可以改善淋巴结治疗以及术后影像检测到淋巴结病的治疗优化。

人工智能可用于头颈癌、前列腺癌、结直肠癌和宫颈癌的筛查。虽然没有得到证实，但这种算法或半自动化方法可以改善癌症结果并降低发病率。

3.4.2 示例：乳腺肿瘤诊断

目前，乳腺癌已成为世界上妇女发病率最高的癌症。近年来，在中国尤其在相对比较发达的东部地区，乳腺癌的发病率及死亡率呈明显的增长趋势。研究表明，乳腺恶性肿瘤若能早期发现、早期诊断、早期治疗，可取得良好的效果。过去的几十年里，人们在分析和诊断各种乳腺肿瘤方面发现了很多方法，尤其是针对乳腺图像的分析已日趋成熟。医学研究发现，乳腺肿瘤病灶组织的细胞核显微图像与正常组织的细胞核纤维图像不同，但是用一般的图像处理方法很难对其进行区分。因此，运用科学的方法，根据乳腺肿瘤病灶组织的细胞核显微图像对乳腺肿瘤属于良性或恶性进行诊断显得尤为重要。

1. 问题描述

威斯康星大学医学院经过多年的收集和整理，建立了一个乳腺肿瘤病灶组织的细胞核显微图像数据库。数据库中包含了细胞核图像的十个量化特征（细胞核半径、质地、周长、面积、光滑性、紧密度、凹陷度、对称度、断裂度），这些特征与肿瘤的性质有密切的关系。因此，需要建立一个确定的模型来描述数据库中各个量化特征与肿瘤性质的关系，从而可以根据细胞核显微图像的量化特征，诊断乳腺肿瘤是良性还是恶性。

2. 模型建立

(1) 设计思路

将乳腺肿瘤病灶组织的细胞核显微图像的十个量化特征作为网络的输入，良性乳腺肿瘤和恶性乳腺肿瘤作为网络的输出。用训练集数据对设计的学习向量量化（Learning Vector Quantization，LVQ）神经网络进行训练，然后对测试集数据进行测试并对测试结果进行分析。

(2) 设计步骤

根据设计思路，设计步骤主要包括以下几点，如图 3-11 所示。

图 3-11 设计步骤流程

① 数据采集

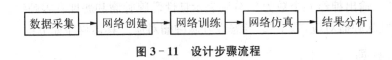

威斯康星大学医学院的乳腺癌数据集共包括 569 个病例，其中，良性 357 例，恶性 212 例。本书随机选取 500 组数据作为训练集，剩余 69 组作为测试集。

每个病例的一组数据包括采样组织中各细胞核的十个特征量的平均值、标准差和最坏值(各特征的 3 个最大数据的平均值)共 30 个数据。数据文件中每组数据共分 32 个字段，第 1 个字段为病例编号；第 2 个字段为确诊结果，B 为良性，M 为恶性；第 3～12 个字段是该病例肿瘤病灶组织的各细胞核显微图像的十个量化特征的平均值，第 13～22 个字段是相应的标准差，第 23～32 个字段是相应的最坏值。

② 网络创建

数据采集完成后，利用 MATLAB 自带的神经网络工具箱函数 newlvq()可以构建一个 LVQ 神经网络。

③ 网络训练

网络创建完毕后，若需要，还可以对神经网络的参数进行设置和修改。将训练集 500 个病例的数据输入网络，便可以对网络进行训练。

④ 网络仿真

网络通过训练后，将测试集 69 组的十个量化特征数据输入网络，便可以得到对应的输出(即分类)。

⑤ 结果分析

通过对网络仿真结果的分析，可以得到误诊率(包括良性被误诊为恶性及恶性被误诊为良性)，从而可以对该方法的可行性进行评价。同时，可以与其他方法进行比较，探讨该方法的有效性。

3. MATLAB 实现

利用 MATLAB 神经网络工具箱提供的函数，可以方便地在 MATLAB 环境下实现上述步骤。

(1) 清空环境变量

程序运行之前，清除工作空间(workspace)中的变量及命令窗口(command window)中的命令。具体程序为：

```
%%清空环境变量
clear all
clc
warning off
```

(2) 导入数据

数据保存在 data.mat 文件中，共 569 组数据，不失一般性，随机选取 500 组数据作为训练集，剩余 69 组数据作为测试集。如前文所述，输入神经元个数为 30，分别代表 30 个细胞核的形态特征。输出神经元个数为 2,分别表示良性乳腺肿瘤和恶性乳腺肿瘤。本书中以数字"1"与良性乳腺肿瘤对应,数字"2"与恶性乳腺肿瘤对应。具体程序如下:

```
%%导入数据
load data.mat
a = randperm(569);
Train = data(a(1:500),:);
Test = data(a(501:end),:);
%训练数据
P_train = Train(:,3:end)';
Tc_train = Train(:,2)';
T_train = ind2vec(Tc_train);
%测试数据
P_test = Test(:,3:end)';
Tc_test = Test(:,2)';
```

说明:ind2vec()函数用于将代表类别的下标矩阵转换成对应的目标向量。

(3) 创建 LVQ 网络

利用 newlvq()函数可以创建 LVQ 神经网络,将隐含层神经元个数设为 20,由于训练集是随机产生的,所以参数 PC 需要事先计算一下。具体的程序为:

```
%%创建网络
count_B = length(find(Tc_train = = 1));
count_M = length(find(Tc_train = = 2));
rate_B = count_B/500;
rate_M = count_M/500;
net = newlvq(minmax(P_train),10,[rate_B rate_M]);
%设置网络参数
net.trainParam.epochs = 1000;
net.trainParam.show = 10;
net.trainParam.lr = 0.1;
net.trainParam.goal = 0.1;
```

(4) 训练 LVQ 网络

网络创建完成及相关参数设置完成后,利用 MATLAB 自带的网络训练函数 train()可以方便地对网络进行训练学习,具体程序为:

```
%%网络训练
Net = train(net,P_train,T_train);
```

(5) 仿真测试

利用 sim()函数将测试集输入数据送入训练好的神经网络,便可以得到对应的测试集输出仿真数据,详细程序如下:

```
%%仿真测试
T_sim = sim(net,P_test);
Tc_sim = vec2ind(T_sim);
result = [Tc_sim;Tc_test];
```

说明:① vec2ind()函数的作用与 ind2vec()函数的作用相反,将目标向量转换为对应的代表类别的下标矩阵;

② result 第一行为测试集的仿真结果,第二行为测试集的真实结果。

(6) 结果

① 结果显示

为了更直观地对仿真结果进行分析,本案例用 disp()函数将结果显示在命令窗口中,具体程序为:

```
%%结果显示
total_B = length(find(data(:,2) = =1));
total_M = length(find(data(:,2) = =2));
number_B = length(find(Tc_test = =1));
number_M = length(find(Tc_test = =2));
number_B_sim = length(find(Tc_sim = =1 &Tc_test = =1));
number_M_sim = length(find(Tc_sim = =2 &Tc_test = =2));
disp (['病例总数:'num2str(569)…
    '良性:'num2str(total_B)…
    '恶性:'num2str(total_M)]);
disp(['训练集病例总数:'num2str(500)…
    '良性:'num2str(count_B)…
    '恶性:'num2str(count_M)]);
disp(['测试集病例总数:'num2str(69)…
    '良性:'num2str(number_B)…
    '恶性:'num2str(number_M)]);
disp(['良性乳腺肿瘤确诊:'num2str(number_B_sim)…
    '误诊:'num2str(number_B - number_B_sim)…
    '确诊率 p1 = 'num2str(number_B_sim/number_B * 100)'%']);
disp(['恶性乳腺肿瘤确诊:'num2str(number_M_sim)…
    '误诊:'num2str(number_M - number_M_sim)…
    '确诊率 p2 = 'num2str(number_M_sim/number_M * 100)'%']);
```

② 结果分析

某次运行神经网络训练测试的运行结果如下:

病例总数:569　良性:357　恶性:212

训练集病例总数:500　良性:312　恶性:188

测试集病例总数:69　良性:45　恶性:24

良性乳腺肿瘤确诊:43　误诊:2 确诊率 p1＝95.555 6％

恶性乳腺肿瘤确诊:20　误诊:4 确诊率 p2＝83.333 3％

从上述结果可以看出，在 69 组测试集数据中，有 6 组数据误诊断(2 组将良性乳腺肿瘤误诊为恶性乳腺肿瘤，4 组将恶性乳腺肿瘤误诊为良性乳腺肿瘤)，平均诊断正确率达 91.3％(63/69)。实验结果表明，将神经网络应用于医疗领域是可行的。

【微信扫码】
相关资源

第4章 大数据与医学

最早提出大数据时代到来的是麦肯锡,“数据,已经渗透到当今每一个行业和业务职能领域,成为重要的生产因素。人们对于海量数据的挖掘和运用,预示着新一波生产率增长和消费者盈余浪潮的到来。”随着移动互联网、云计算、物联网等技术产业的快速发展,大数据产业已经迎来了爆发式的增长态势,大数据在教育、金融、交通,特别是大健康等领域的应用越发被各界所重视。本章将从大数据的概念、大数据的应用、数据分析技术、数据可视化、数据安全问题、大数据平台框架与大数据未来趋势几个方面简单介绍大数据技术。

4.1 大数据的概念

4.1.1 大数据的定义

在1980年的《第三次浪潮》一书中,世界著名未来学家阿尔文.托夫勒将人类发展史划分为第一次浪潮的“农业文明”,第二次浪潮的“工业文明”及第三次浪潮的“信息社会”,给历史研究与未来思想带来了全新的视角。其中,他热情的将大数据称赞为“第三次浪潮的华彩乐章”。而“大数据”这一概念的正式提出是在2008年9月美国《自然》(Nature)杂志的The next google专刊中,到了2011年2月《科学》(Science)杂志第一次分析了大数据对人们生活造成的影响,详细描述了人类面临的“数据困境”,同年5月著名研究院麦肯锡给大数据第一次做出了相对清晰的定义:“大数据是指其大小超出了常规数据库工具获取、储存、管理和分析能力的数据集。”信息技术咨询研究与顾问咨询公司Gartner给大数据做出了这样的定义:大数据是指需要用高效率和创新型的信息技术加以处理,以提高发现洞察能力、决策能力和优化流程能力的信息资产。

中国国务院在2015年8月《促进大数据发展行动纲要》中指出:“大数据是以容量大、类型多、存取速度快、应用价值高为主要特征的数据集合,正快速发展为对数量巨大、来源分散、格式多样的数据进行采集、存储和关联分析,从中发现新知识、创造新价值、提升新能力的新一代信息技术和服务业态。”

2016年3月发布的《中华人民共和国国民经济和社会发展第十三个五年规划纲要》提

出要把大数据作为基础性战略资源，全面实施促进大数据发展的行动，加快推动数据资源的共享开放和开发应用，助力产业转型升级和社会治理创新（第二十七章“实施国家大数据战略”）。2017 年 1 月，由工业和信息化部发布的《大数据产业发展规划（2016—2020 年）》提出要以强化大数据产业的创新发展能力为核心，明确强化大数据技术产品研发，深化工业大数据创新应用，提升大数据安全保障能力等 7 项任务，提出大数据服务能力提升工程、大数据关键技术及产品研发与产业化工程等 8 项重点工程。2017 年 10 月，大数据被写入党的十九大报告。报告中要求要加快建设制造强国，加快发展先进制造业，推动互联网、大数据、人工智能和实体经济深度融合，在中高端消费、创新引领、绿色低碳、共享经济、现代供应链、人力资本服务等领域培育新增长点，并形成新动能。一系列政策，体现了大数据相关技术的重要性，这一技术会对建设数字中国，更好服务我国经济社会发展，改善人民生活起到重要作用。

4.1.2 大数据的特征

表面上看，“大数据”会让人觉得只是一个非常大容量的数据集合，但是大容量只是大数据特征的一个方面。一般可以用 4V 来总结大数据的特征，即：Volume（海量的数据）、Variety（多样的数据类型）、Velocity（快速的数据处理）和 Value（数据的价值密度低）

1. Volume（海量的数据）

“超出了常规数据库工具获取、储存、管理和分析能力的数据集”，基本上指几十 TB 到几 PB 这样的数量级，这个数值也在随着技术的进步不断变化。一个 128 kbps 采样频率的 mp3 音乐文件大约 5 MB 左右，一张 1 300 万像素、完全没有压缩的照片，所占内存为：

130 000 000 * 24 bit=130 000 000 * 3 byte=39 000 000 字节=37.19 MB

如果储存为 JPG 格式，图片压缩质量较高的情况下，所占内存可以在 4MB 左右。数据存储单位的换算如表 4-1 所示。

表 4-1 数据的存储单位

储存单位/B	文件储存单位
Kilobyte(KB)	1 KB=1024 B=2^{10} B
Megabyte(MB)	1MB=1024 KB=2^{20} B
Gigabyte(GB)	1 GB=1024 MB=2^{30} B
Terabyte(TB)	1 TB=1024 GB=2^{40} B
Perabyte(PB)	1PB=1024 TB=2^{50} B
Exabyte(EB)	1EB=1024 PB=2^{60} B
Zettebyte(ZB)	1ZB=1024 EB=2^{70} B
Yottabyte(YB)	1 YB=1024 ZB=2^{80} B

看起来 TB 和 PB 的数量级可以存放大量的数据，但在 Web 2.0 的时代，这些数量级会被轻易突破。我们处在一个“数据爆炸”的时代，每个互联网用户都可以通过微博、朋友圈、视频网站产生大量的数据。中国互联网络信息中心(CNNILC)2020 年 5 月发布的第四十五

次《中国互联网络发展状况统计报告》显示，截至 2020 年 3 月，我国网民规模为 9.04 亿，较 2018 年底新增网民 7 508 万，互联网普及率达 64.5%，我国手机网民规模为 8.97 亿，较 2018 年底新增手机网民 7 992 万，手机在上网设备中起到了主导作用。2019 年，移动互联网接入流量消费就达到了 1 220 亿 GB。在提速降费政策准动下，用户月均使用移动流量也达到 7.2 GB、为全球平均水平的 1.2 倍。在云计算、云存储、物联网技术高速发展的环境下，越来越多的智能终端直接接入到互联网中，数据的产生不光靠计算机和手机，冰箱、洗衣机、微波炉等智能家居、各种监控设备、各类传感器等每时每刻都产生着大量的数据。医疗行业里有各种医疗诊断信息、核磁共振成像、超声成像等图像数据，数据体量巨大，一张 CT 图像含有数据量约为 100 MB，一个标准病理图接近 5 GB，整个医疗卫生行业一年能够保存下来的数据就可达到数百 PB 级别。据英特尔预测，全球数据总量在 2020 年将达到 44 ZB，自 2012 年至今，每年的数据总量年增长率均在 50%左右。以文字为主的形式正在逐渐被视频影音取代，这也是促成流量快速增长的一大原因。

2. Variety(多样的数据类型)

社交协作技术和传感器、智能设备的激增，使得数据变得越来越复杂，现在不仅包括文字类型，还包含来自网页、搜索索引、社交媒体论坛、电子邮件、主动和被动系统的传感器的数据类型，像图片、音频、视频、模型、连接信息、文档、位置信息、网络日志等。由于编码方式、数据格式、应用特征等存在的差异，也会形成大量的异构数据。

多样的数据类型使得光用传统的关系型数据库很难存储，还需要用到 Hadoop 之类的大规模数据分布式处理框架，NoSQL 之类的具备良好扩展性的数据库，来对大数据进行存储、处理和分析。由于数据自身的复杂性，处理大数据的首选方法就是在并行计算的环境中进行大规模并行处理(Massively Parallel Processing，MPP)，使用大量的、同构的、简单的处理单元(PE，Processing EIement)，通过 PE 之间的并行工作获得较高的系统性能，对大量数据进行并行摄取、装载和分析。

按照大数据的结构类型来分，有结构化、半结构化、“准”结构化和非结构化四种类型。结构化数据指的是有预定义的数据类型、格式和结构的数据，如医疗的财务系统数据。半结构化指的是具有可识别的模式并可以解析的文本数据文件，如记录有心电系统设置数据的 XML 文件。“准”结构化指的是具有不规则数据格式的文本数据，通过工具可以将它进行格式化转换的数据，如医疗网站的地址字符串。非结构化数据指的是没有固定结构的数据，通常保存为不同类型的文件，如医疗图像和视频。目前大量增长的数据主要为半结构化、“准”结构化和非结构化的数据类型。通过对这些不是结构化数据的分析处理，我们能得到很多有用的信息。例如，现在很多的商店都配备了监控摄像机，最初目的只是为了防范盗窃，美国高级文具制造商万宝龙(Montblane)对这些视频数据进行存储、分析，分析了顾客在店内的行为，不再只凭经验和直觉来决定商品陈列布局，将最想卖出去的商品移动到最容易吸引顾客目光的位置，使得销售额提高了 20%。

3. Velocity(快速的数据处理)

随着数据量的急速增长，企业对数据处理效率的要求也越来越高。对于很多应用而言，经常需要在数秒内对海量数据进行计算分析，并给出计算结果，否则处理结果就是过时和无效的。大数据可以实时地对海量数据进行分析，并快速得出结论，从而得到有时效性保证的结果。例如，搜索引擎要求用户能够查询到几分钟前的新闻，个性化推荐算法要求能够完成实时的推荐，这些都是大数据区别于传统数据挖掘的显著特征。以前很多数据都是离线处理现在变为在线处理，由在线事务处理（OLTP）变为在线分析处理（OLAP），数据一直在线，需要随时能够调用和计算，这是大数据区别于传统数据的一大特征。在互联网高速发展背景下，大数据不仅仅是大，更重要的就是数据变得实时在线。例如，好大夫在线，这个平台在线拥有数量众多的优质医生群体。截至 2019 年 12 月，好大夫在线收录了国内 9917 家正规医院的 61 万名医生信息。其中，21 万名医生在平台上实名注册，直接向患者提供线上医疗服务。医生的数据和患者的数据都是实时在线的，这样的数据才有意义。如果是离线的或者把它们放在磁盘中，这些数据显然远比不上在线的商业价值高。

4. Value（数据的价值密度低）

以前由于信息存储、数据处理技术的限制，常常通过采样分析的方式来减少需要处理的数据量，处理的数据量与输出的价值之间有较高的比率。大数据时代处理数据时会选取所有数据进行分析处理，而不是只抽取样本数据，这使得只有在宏观的角度对海量数据进行分析才能得到有价值的结果，处理的数据量与输出的价值之间比率较低，或者说数据的价值密度较低。有时会发现数据量呈指数级增长的同时，那些隐藏在海量数据中的有用信息却没有以相应比例增长，对人们获取这些有用信息提高了很多难度。如何结合业务逻辑并通过强大的机器算法挖掘数据价值，分析和剥离出无价值的数据，是大数据时代最需要解决的问题。但是相对于采样分析，虽然大数据价值密度低，却能提供更为全面的价值，更高的精确性和一些以前无法揭示的细节信息。

在全样本纷繁复杂的数据中，我们不需要再一味追求其精确性的，适当忽略微观层面上的精确度，会让我们在宏观层面拥有更好的洞察力。我们只要掌握大体的发展方向即可，不再需要对一个现象刨根究底。海量数据的统计分析或其他处理结果会为我们揭示事物的相关关系，也许不能准确地揭示某件事情为何会发生，但是它会提醒人们这件事情正在怎么发生，很多情况下这已经可以帮助我们解决实际问题。在我们完成了对大数据的相关关系分析后，如果不满足于仅仅知道“是什么”时，我们可以进一步研究更深层次因果关系，找出背后的“为什么”，这时相关关系的分析能够对因果关系的研究起到一定的指导作用。

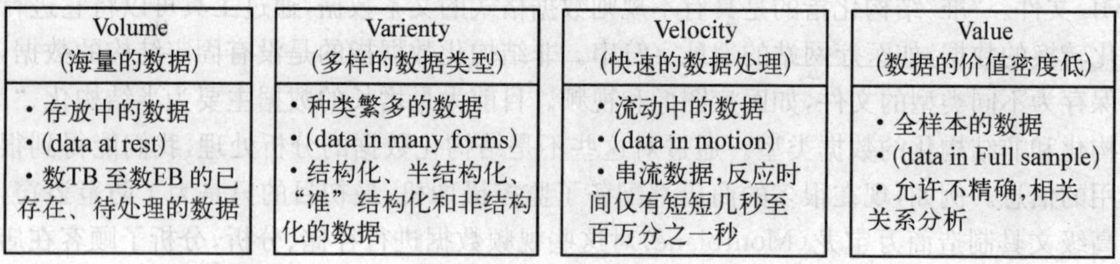
Volume
（海量的数据）
• 存放中的数据
• (data at rest)
• 数TB 至数EB 的已存在、待处理的数据
Varienty
（多样的数据类型）
• 种类繁多的数据
• (data in many forms)
• 结构化、半结构化、“准” 结构化和非结构化的数据
Velocity
（快速的数据处理）
• 流动中的数据
• (data in motion)
• 串流数据，反应时间仅有短短几秒至百万分之一秒
Value
（数据的价值密度低）
• 全样本的数据
• (data in Full sample)
• 允许不精确，相关关系分析

图 4-1　大数据的 4V 特性

有一个关于相关关系意义的经典案例，谷歌与流感。谷歌的工程师们很早就发现，某些搜索词条有助于了解流感疫情，例如：在流感季节，与流感有关的搜索会明显增加；到了过敏季节，与过敏有关的搜索会显著上升：而到了夏季，与晒伤有关的搜索又会大幅增加。这个很容易理解，一般情况来说人没有什么生病的症状，不会主动去查这些与这种疾病相关的内容。于是，谷歌 2008 年推出了“谷歌流感趋势”（GFT），这一工具根据汇总的谷歌搜索数据，

近乎实时地对全球当前的流行疫情进行估测，但当时并没有引起太多人的关注。2009年在H1N1爆发几周前，谷歌公司成功地预测了H1N1在全美范围的传播，甚至具体到特定的地区和州，而且判断非常及时，令公共卫生官员和计算机专家们倍感震惊。人们的搜索行为本身与流感疫情并无因果关系，但谷歌通过用户搜索日志的汇总信息，能及时准确地预测流感疫情的爆发，这就是相关关系的巨大力量。

4.2 大数据的应用

4.2.1 大数据在医疗行业的应用

医疗行业拥有大量的病例、治愈方案、药物报告、病理报告等，整理和分析好这些数据能很好地辅助医生提出更全面和有效的治疗方案，帮助病人早日康复。大数据在医疗领域中的应用主要有精准医疗、辅助诊疗、医院管理、健康管理等应用场景。

1. 精准医疗

医学界开始在研究大数据的基础上，不断探索发现新的生物学规律，利用大数据治疗疾病的时代已经来临。精准医疗的概念2011年首先由美国医学界提出，2015年1月20日美国总统奥巴马在国情咨文演讲中提出了"精准医疗计划"，并在30日后宣布启动该计划。精准医疗在保障健康安全和疾病救治方面取得越来越显著的成效，也得到了中国国家层面的重视，2015年3月，我国科技部首次召开了精准医学战略专家会议，将精准医疗发展的重点任务分为2016—2020年、2021—2030年两个阶段。第一阶段，组织实施"精准医学科技重点专项"，开展重点疾病的精准防治，加强监管法规和保障体系建设，增强创新能力；第二阶段，实施"精准医学科技重大专项"，在已有疾病防治基础上扩展其他重要的疾病领域。精准医学大数据的资源整合、存储、利用与共享平台建设。中共中央、国务院的《中华人民共和国国民经济和社会发展第十三个五年规划纲要》，《国家创新驱动发展战略纲要》，国务院《"十三五"国家科技创新规划》(国发〔2016〕43号)，科技部《"十三五"国家社会发展科技创新规划》(国科发社〔2016〕404号)，《"十三五"卫生与健康科技创新专项规划》(国科发社〔2017〕147号)，《"十三五"健康产业科技创新专项规划》(国科发社〔2017〕149号)等一系列"精准医学研究"相关的政策文件在2016、2017年密集出台，其中精准医学大数据的资源整合、存储、利用与共享平台建设是一项主要的任务。

大数据分析技术是精准医疗的核心，全面地看，精准医疗还包括各类组学、生物信息学等，这些建立了临床实践指南的证据基础，在推动现代医学发展、提高治疗有效性、促进公众健康方面发挥着不可替代的重要作用。随着基因技术的发展成熟，可以根据病人的基因序列特点进行分类，建立医疗行业的病人分类数据库。医生在诊断病人时可以参考病人的疾病特征、化验报告和检测报告，参考疾病数据库来快速确诊病人病情。在制定治疗方案时，医生可以依据病人的基因特点，调取相似基因、年龄、人种、身体情况相同的有效治疗方案，制定出适合病人的治疗方案，帮助更多的人及时进行治疗。同时，这些数据也有利于医药行业开发出更加有效的药物和医疗器械。精准医学就是根据患者各自的特点调整医学治疗方案，根据患者不同的疾病易感性、疾病生物学基础和预后的不同以及对特定治疗的反应不同将患者分为不同亚群，从而制定适合的诊断、治疗及预防方法。

例如，著名的美国苹果公司联合创始人史蒂夫·乔布斯，得了癌症后，在治疗阶段充分使用了大数据分析。因此，他的寿命比同样身患胰腺癌的患者要延长很多，自罹患胰腺神经内分泌肿瘤至离世，与癌症抗争 8 年之久，几乎创造了胰腺癌历史上的奇迹。在 2004 年，乔布斯花费几十万美元做了基因检测，成为世界上第一个对自身所有 DNA 和肿瘤 DNA 进行排序的人，他还得到了整个基因密码的数据文档。在治疗期间，乔布斯根据自己的癌症分子来精心挑选的靶向治疗，记录和监控自己的进步，在术后也记录所有关键参数并每天与他的医生讨论，他的妻子将每个专家负责的问题汇总。在乔布斯的胰腺治疗奇迹中，大数据功不可没。

2. 辅助诊疗

结构化电子病历、智能问诊和医学影像处理都能够很好进行辅助诊疗。电子病历结构化是以医疗信息学为基础，病历文本、诊断结果等医疗数据不能被计算机直接识别，首先需要将它以自然语言的方式录入，然后根据医学语境使用自然语言理解、机器学习、知识图谱技术转化为可存储、查询、统计、分析和挖掘的数据结构。进行结构化处理的电子病历优势十分明显：① 大大降低病历出错的概率，避免用词的随意性，给今后的数据收集、研究提供了方便；② 支持电子病历查询统计和数据挖掘；③ 可根据临床需要对电子病历按照模板层次结构进行查询；④ 方便共享。

智能问诊是指模拟医生问诊流程，通过与用户多轮的交流，根据用户的症状，提出可能出现的相关问题，然后反复验证，最后给出建议。这一方式可辅助基层医生进行初步决策；人机对话的记录也可作为有用资料，提高线下就诊的效率。通过采集与分析海量医疗数据、专业文献，可以构建医学知识库，然后经人工智能的产品设计实现来智能问诊的应用。智能问诊系统在整个过程中收集并整理的海量病症描述内容，又可以作为下一轮训练数据来优化机器学习的成果，从而得到更准确地智能问诊结果。

在医学影像领域，我们可以从 CT、MRI、PET 或 SPECT 等影像中提取大量影像信息，从而对病灶或其他感兴趣的区域进行图像分割、特征提取与模型建立，凭借对海量影像数据信息进行更深层次的挖掘、预测和分析来定量描述影像中的空间时间异质性，揭示出肉眼无法识别的图像特征。这一概念也叫影像组学，影像组学可直观地理解为将视觉影像信息转化为深层次的特征来进行量化研究。理解医学图像、提取其中具有诊断和治疗决策价值的关键信息是诊疗过程中非常重要的环节。以往，医学影像前处理＋诊断需要 4～5 名医生参与。而基于影像组学与大数据技术，训练计算机对医学影像进行分析，只需 1 名医生参与质控及确认环节，这对提高医疗行为效率有很大帮助。影像组学解读“数据语言”、AI 辅助阅片将作用于疾病早筛及诊断，是医学影像的发展方向。

3. 医院管理

医院各种数据、信息呈现分散化的状态，分布式地散落于医院内外各系统中。基于大数据整合的医院管理系统可从医院数据、信息分布式管理出发，集合各种异构数据，建立数据信息用户中心等方式，全面提高数据信息管理水平。在医保方面，大数据作用于医院、经办机构、门诊特殊疾病等对象，通过分析各种指标及数据共享，实现管理手段调整、强化监督、管理稽核等目标，解决医疗保险面临的基金收支平衡压力增大、医疗服务违规行为多发、传统经验决策方式落后等问题。不过，医保大数据应用尚存在数据质量待提升、数据应用不充分、安全体系不健全等挑战需要应对。

4. 健康管理

健康管理是指对个体或群体的健康进行全面监测、分析、评估，并提供健康咨询和指导以及对健康危险因素进行干预的全过程。健康管理的核心是评估和控制健康风险。利用大数据和云计算技术可以充分挖掘大量人群健康状态的数据以构建新型健康管理系统，针对不同健康状态，建立个性化的健康干预诊断指标体系，可成功地阻断、延缓、甚至逆转疾病的发生和发展进程，从而达到维持健康状态、“治未病”的目的。这里数据质量是基于大数据的个性化方案给出的关键。如果已经有了优质的数据源，再能实现随访信息动态记录，就能够更好提升结果的准确性和方案的专业性，目前针对某些特定慢性病已经推出了包含可穿戴设备、健康报告的家庭检测包。

4.2.2 大数据在金融、零售、农业等行业的应用

大数据无处不在，结合不同行业的应用场景可以创造巨大的价值。中商产业研究院统计了 2015 年以来中国大数据产业规模，数据如图 4－2 所示。

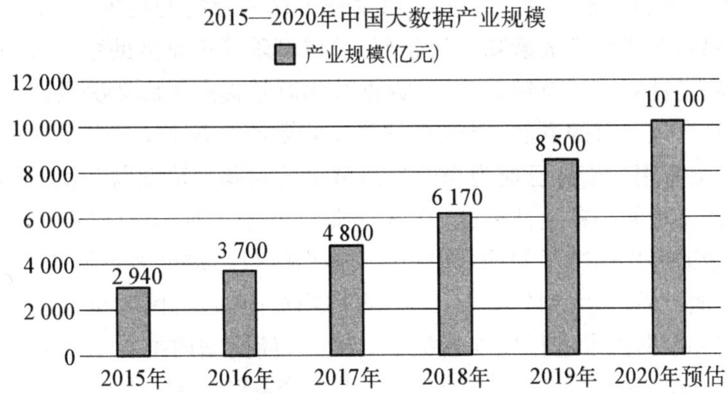

图 4－2 2015—2020 年中国大数据产业规模

数据来源：中商产业研究院

1. 大数据在金融行业的应用

银行在用户经营、风险控制、产品设计和决策支持等方面对大数据技术有着广泛的需求，在这一场景中交易数据、客户数据、信用数据、资产数据等都是结构化数据，方便于存储在数据仓库中进行处理，通过对这些信息进行数据挖掘，可以分析出一些交易数据背后的商业价值。法国银行业就利用大数据将各渠道获得的数据进行综合分析，了解并分析客户的消费习惯和消费活动，提前预测客户的需求，以期提供个性化的服务。保险业依据客户个人数据、外部养车 App 数据，了解客户需求，可以向目标用户推荐车险产品。依据个人数据、移动设备位置数据变换情况，保险企业可以找到商旅人群，推销意外险和保障险；依据家庭数据、个人数据、人生阶段信息，可以为用户推荐财产险和寿险等。证券行业拥有资产数据、交易数据、收益数据等证券公司可以利用这些数据建立业务场景，筛选目标客户，为用户提供适合的产品，提高单个客户收入。例如，借助于数据分析，如果客户平均年收益低于 5%，

交易频率很低，可建议其购买公司提供的理财产品；如果客户交易频繁，收益又较高，可以主动推送融资服务；如果客户交易不频繁，但是资金量较大，可以为客户提供投资咨询等。对客户交易习惯和行为分析可以帮助证券公司获得更多的收益。华尔街的德温特资本市场公司通过分析 3.4 亿社交账户的留言，判断民众情绪，并依据人们高兴时买股票，焦虑时抛售股票的规律，决定公司买卖股票的时机，以期获取更高的效益。

2. 大数据在零售行业的应用

沃尔玛数据挖掘的典型案例就是发现和实施了"啤酒＋尿布"的营销策略。20 世纪 90 年代美国沃尔玛超市中，沃尔玛超市的啤酒营销案例分析管理人员分析销售数据时发现了一个令人难于理解的现象：在某些特定的情况下，"啤酒"与"尿布"两件看上去毫无关系的商品会经常出现在同一个购物小票中，这种独特的销售现象引起了管理人员的注意。于是他们将啤酒和尿布摆放在相同的区域售卖，销售额有了很好的增长。经过后续调查发现，这种现象出现在年轻的父亲身上。在美国有婴儿的家庭中，一般是母亲在家中照看婴儿，年轻的父亲前去超市购买尿布。父亲在购买尿布的同时，往往会顺便为自己购买啤酒，这样就会出现啤酒与尿布这两件看上去不相干的商品经常会出现在同一个购物小票的现象。如果这个年轻的父亲在卖场只能买到两件商品之一，则他很有可能会放弃购物而到另一家商店，直到可以一次同时买到啤酒与尿布为止。沃尔玛发现了这一独特的现象，让年轻的父亲可以同时找到这两件商品，并很快完成购物。沃尔玛、可口可乐等企业借助数据分析掌握消费者的消费习惯，从而制定针对性的营销策略，大数据技术有效提高了商业决策的水平。

在互联网中，个人面对的商品、资讯等信息呈指数级的增长，怎样在这些数量巨大的信息数据中快速找出有用的信息已成为当前急需解决的问题。精准营销就是通过记录客户的购买习惯，将一些日常的必备生活用品，在客户即将用完之前，通过精准广告的方式提醒客户进行购买，既帮助客户解决了问题，又提高了客户体验。根据客户购买的产品，为客户提供可能购买的其他产品，扩大销售额。例如，客户购买雨衣，将雨鞋也放在一起推荐。电商是最早开始利用大数据技术进行精准营销的行业，电商网站内推荐引擎会依据客户历史购买行为和同类人群购买行为，进行产品推荐，推荐的产品转化率一般为 6%～8%。电商的数据量足够大，数据较为集中，数据种类较多，其商业应用具有较大的想象空间，包括预测流行趋势、消费趋势、地域消费特点、客户消费习惯、消费行为的相关度、消费热点等。依托大数据分析，电商可帮助企业进行产品设计、库存管理、计划生产、资源配置等，有利于精细化大生产，提高生产效率，优化资源配置。未来的零售企业如何挖掘消费者的需求，怎样高效的整合供应链满足消费者的需求，信息技术应用水平的高低会成为重要因素。

3. 大数据在农业的应用

精准农业将 GPS、GIS 和 RS 等高新技术与现代农业技术相结合，定时、定位、定量的控制农资和农作，能够最大限度地提高农业生产力。大数据的分析能够更精确地预测未来的天气，帮助农民做好自然灾害的预防工作，帮助政府实现农业的精细化管理和科学决策。能够根据未来商业需求的预测来进行产品生产，因为农产品不容易保存，合理种植和养殖农产品对农民非常重要。例如，Climate 公司拥有一套核心的农业支持工具，其中包括能使农民在现有的耕地上提高产量，并在整个作物季进行更好的风险管理的产品。他使用政府开放的气象站的数据和土地数据建立模型，根据数据模型的分析，可以告诉农民在哪些土地上耕种、哪些土地今天需要喷雾并完成耕种、哪些正处于生长期的土地需要施肥、哪些土地需要5天后才可以耕种，体现了大数据帮助农业创造巨大的商业价值。

4.3 大数据的处理技术

大数据应用需要对应的工具与技术来获取海量数据、存储海量数据、对海量数据进行分析并利用起来，实现其价值。大量结构化和非结构化数据的广泛应用，使得我们需要重新思考已有的信息技术架构，将海量的数据进行剥离、整理、归类、建模、分析，通过这些操作，我们开始建立数据分析的维度，通过分析不同维度的数据，最后我们才能得到想要的数据和信息。大数据处理的一般流程如图4-3所示。

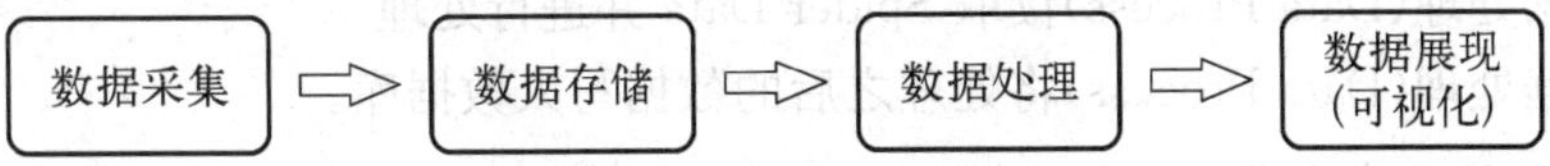

图4-3 数据处理流程

4.3.1 大数据的采集与存储

大数据采集在确定用户目标的基础上，针对该范围内各种类型的结构化、半结构化及非结构化数据进行采集，可以通过Web、应用程序、RFID射频、传感器等方式获得，难点在于采集量大且数据类型繁多。大数据出现之前，计算机要处理的数据往往需要进行前期的结构化处理，并存储在相应的数据库中。但大数据技术对于数据的结构要求大大降低，互联网上用户留下的各种行为习惯信息、事件信息、地理位置信息、社交信息、日志式的活动数据等各种维度的信息都可以实时处理。

这里我们介绍三种数据采集方法：

1. 系统日志采集

许多互联网企业都有自己的海量数据采集工具，用于系统日志采集，如Hadoop的Chukwa、Cloudera的Flume、Facebook的Scribe、Linkedln的Kafka等，这些工具大多采用分布式架构，每天都会产生大量的日志数据。日志收集系统的工作就是收集业务日志数据供离线和在线的分析系统使用。这些系统采用分布式架构，每秒能采集和传输数百MB的日志数据。高可用性、高可靠性、可扩展性是日志采集系统所具有的基本特征。

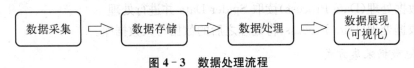

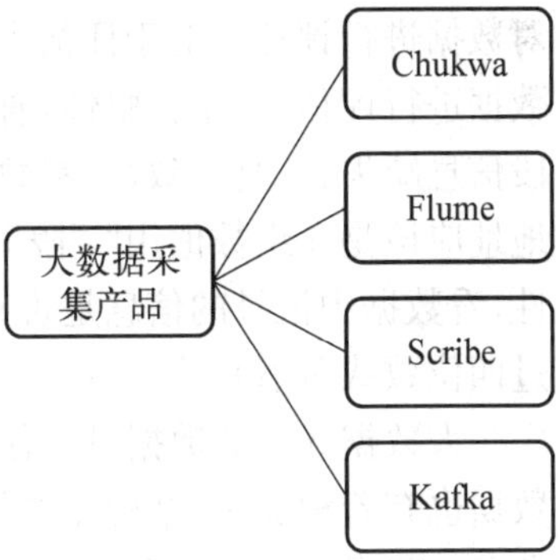

图4-4 大数据采集产品

2. 网络数据采集

网络数据采集就是通过网站公开提供的API(应用程序编程接口)或网络爬虫技术获取数据信息，如图4-4所示。这种方法可以将非结构化数据从网页中抽取出来，再按照结构化的方式把它们存储为统一的本地数据文件。它支持图片、各种文档、视频、音频、邮件、图片等数据格式之间互不兼容的数据采集，附件与正文可以自动关联。除了网络中包含的内容之外，对于网络流量的采集可以使用DPI(深度报文检测)或DFI(深度/动态流检测)等带宽管理技术进行处理。

网络爬虫(又称为网页蜘蛛,网络机器人,也经常地称为网页追逐者)是一种按照一定的规则,自动地抓取万维网信息的程序或者脚本,它为搜索引擎从万维网上下载网页,是搜索引擎的重要组成。

使用网络爬虫采集和处理数据的步骤如下:

(1) 将需要抓取数据的网站的 URL 信息(Site URL)写入 URL 队列。

(2) 爬虫从 URL 队列中获取需要抓取数据的网站的 Site URL 信息。

(3) 爬虫从 Internet 抓取与 Site URL 对应的网页内容,并抽取出网页特定属性的内容值。

(4) 爬虫将从网页中抽取出的数据(Spider Data)写入数据库。

(5) 数据处理(Data Process)读取 Spider Data 并进行处理。

(6) 数据处理(Data Process)将处理之后的数据写入数据库。

3. 其他数据采集方式

一些企业会使用传统的关系型数据库,如 MySQL、Oracle 和 SQL Server 等来存储采集数据。当需要在采集端部署大量数据库,并在这些数据库之间进行负载均衡时,也会使用 NoSQL(非关系型)数据库,如 Redis 和 MongoDB 等。由于隐私保护和安全方面等原因,现阶段的医疗机构数据更多来源于内部,外部的数据没有得到很好的应用。百度、阿里、腾讯等都有数据采集平台,医疗领域可以使用这些第三方的平台数据,更快速地预测疾病的发展趋势,这样在大规模暴发疾病时能够优化医疗资源,提前做好预防措施。

4.3.2 大数据的预处理

采集来的原始数据可能存在质量问题,为了保证数据质量,需要通过一些方式和标准来对数据进行评估。对于评估未通过的数据,将采取一系列的处理方法。一般从三个方面对数据进行评估,一是完整性,看数据信息是否有缺失,这既包括整个数据缺失,也包括某个字段信息缺失;二是一致性,看数据是否满足统一要求,比如识别号码用 12 位身份证号码,IP 地址应该是 4 组数值用“.”隔开,并且每组数值在 0~255 之间不是用二进制表示;三是准确性,看数据中记录的信息是否有异常或错误,比如字符数据乱码,数值异常(出现人的年龄超过四位数或负值)。

大数据导入的数据量往往很大,每秒钟都会达到百兆甚至千兆级别,通过多种渠道获得数据也有着种类多、结构复杂的特点,所采集的数据里也并不是所有的信息都必须,里面掺杂了一些噪声和干扰项,这些都必须进一步处理。大数据预处理的方法主要包括数据清洗、数据集成、数据变换和数据归约。

1. 数据清洗

数据清洗主要有三种方式,处理残缺数据、处理噪声数据、处理冗余数据。对于不完整的数据,可能是整个数据的缺失,也可能是数据中某个字段信息的缺失。一种方式是忽略整个元组,这种方式简单易行,但是忽略整个元组意味着不能使用该元组的剩余属性值,而这些剩余属性值很可能是有价值的数据,如果某个属性有很多元组缺失,那该方法的性能就会很差。当某个元组有多个属性缺失,此方法可以使用。还有一种方法是填写残缺值,可以使用全局常量填写，或者使用该属性的均值，还可以按某种算法推测最可能的值，如回归分析等方法。

对于错误数据、假数据和异常数据等噪声数据，也要对应去噪处理。错误数据、假数据的处理和该数据的应用领域知识关系密切，我们这里简单说一下异常数据的处理。对于异常数据一般先进行分箱操作，把待处理的数据按照一定的规则分成不同的组，或者放入不同"箱子"，实质是一种将多个连续值分组为较少数量的"分箱"的方法。常用的方法有等深分箱、等宽分箱法、用户自定义分箱。等深分箱法统一权重，将数据集按记录行数分箱，每箱具有相同的记录数，每箱记录数称为箱子的深度，这是最简单的一种分箱方法。等宽分箱法统一的是区间，使数据集在整个属性值的区间上平均分布，即每个箱的区间范围是一个常量，称为箱子宽度。用户自定义分箱是根据用户自定义的规则进行分箱处理。分箱以后要进行每个箱子中数据的平滑处理。对同一箱子中的数据求它们的平均值、中值或边界值，用求出来的值代替箱子中的所有数据。

对于重复数据或是和所处理问题无关的数据，叫做冗余数据。对于冗余数据可以进行重复过滤和条件过滤。其算法可以分为基本的字段匹配算法、递归的字段匹配算法、Smith-Waterman 算法、基于编辑距离的字段匹配算法和改进余弦相似度函数等。现在的大数据的清洗工具主要有 Data Wrangler 和 Google Refine 等。Data Wrangler 是一款斯坦福大学开发的在线数据清洗、数据重组软件，Data Wrangler 的操作极为简便，通过简单点击就能完成一系列的数据整理。与传统的数据处理软件相比，其独特的智能分析和建议功能，极大方便了用户的数据处理操作。Data Wrangler 还会列出数据修改的历史记录，用户可以极为方便地查看过去的修改，并可以撤销某一条修改操作，是一款可以观察和操纵数据的工具。Google Refine 类似于传统 Excel 的表格处理软件，但是工作方式更像是数据库，以列和字段的方式工作，而不是以单元格的方式工作。它的功能极为强大，设有内置算法，可以发现一些拼写不一样但实际上应分为一组的文本。数据选项能够提供快速简单的数据分布概貌，方便揭示那些可能由于输入错误导致的异常。另外 Google Refine 还提供了一些有用的分析工具，例如排序和筛选。

2. 数据集成

数据集成就是将多个数据源合并存放在一个一致的数据存储(如数据仓库)中的过程，来自多个数据源的现实世界实体的表达形式是不一样的，有可能不匹配，要考虑实体识别问题和属性冗余问题。实体识别问题有三种情况，同名异义、异名同义、单位不统一。同名异义，如数据源 A 中的属性 ID 和数据源 B 中的属性 ID 分别描述的是病人编号和病案编号，就是说描述的实体不同。异名同义，数据源 A 中的 patien_id 和数据源 B 中的 patien_IDentity 都是描述病人编号，即 A. patien_id＝B. patien_IDentity。单位不统一，描述同一个实体分别用的是国际单位和中国传统的计量单位。属性冗余问题包括同一属性多次出现，同一属性命名不一致导致重复等。数据集成需要检测和解决这些问题。

3. 数据变换

数据变换的目的是将数据进行规范化处理，将数据变换或统一成适合数据挖掘或算法处理的形式。数据变换主要涉及以下内容：

(1) 简单函数变换。简单函数变换是在原始数据上进行包括平方、开方、取对数、差分等数学函数运算，将不具有正态分布的数据变换成具有正态分布的数据。一个非平稳的时间序列通过简单的对数变换或者差分运算就可以转换成平稳序列。一个很大的数值范围区间，比如医疗部门的年收入的取值范围为10 000元到1亿元，使用对数变换可以有效进行压缩处理。

(2) 聚集。聚集是对数据进行汇总或聚集。例如，可以聚集日销售数据，计算月和年销售量。通常为多个抽象层的数据分析构造数据立方体。

(3) 数据泛化。使用概念分层，用高层概念替换低层或"原始"数据。例如，6～12岁的数据用小学生的概念代替，12～18岁用中学生的概念代替。

(4) 规范化。将属性数据按比例缩放，使之落入一个小的特定区间，如0.0～1.0。数据规范化(归一化)处理是数据挖掘的一项基础工作。不同评价指标往往具有不同的量纲，数值间的差别可能很大，不进行处理可能会影响到数据分析的结果。为了消除指标之间的量纲和取值范围差异的影响，需要进行标准化处理，将数据按照比例进行缩放，使之落入一个特定的区域，便于进行综合分析。如将工资收入属性值映射到[-1,1]或者[0,1]内。常见的有最小-最大规范化、零-均值规范化、小数定标规范化。

(5) 连续属性离散化。一些数据挖掘算法，特别是某些分类算法(如ID3、Apriori算法等)，要求数据是分类属性形式。这样，常常需要将连续属性变换成分类属性，即连续属性离散化。连续属性的离散化的过程就是在数据的取值范围内设定若干个离散的划分点，将取值范围划分为一些离散化的区间，最后用不同的符号或整数值代表落在每个子区间中的数据值。所以离散化涉及两个子任务：确定分类数以及如何将连续属性值映射到这些分类值。常用的离散化方法有等宽法、等频法、基于聚类分析的方法。

(6) 属性构造(或特征构造)。根据已有属性集构造新的属性，并将其加入现有属性集合中以帮助数据处理过程，挖掘更深层次的模式知识，提高挖掘结果准确性。比如，根据宽、高属性，可以构造一个新属性(面积)。

4. 数据规约

在大数据集上进行复杂的数据分析和挖掘需要很长的时间，通过数据规约可以产生更小但能保持数据完整性的新数据集，在规约后的数据集上进行分析和挖掘可以更加高效。数据规约的意义在于：一是降低无效、错误数据对建模的影响，提高建模的准确性；二是少量且具代表性的数据将大幅缩减数据挖掘所需的时间；三是降低储存数据的成本。

数据规约主要有两种方式，属性规约和数值规约。

属性规约是从原有的数据中删除不重要或不相关的属性，或者通过对属性进行重组来减少属性的个数。它的目的是找到最小的属性子集，而且删减完属性的子集和原始数据集的概率分布尽可能地接近。常用的方式有：

(1) 合并属性。将一些旧属性合为新属性。

(2) 逐步向前选择。从一个空属性集开始，每次从原来属性集合中选择一个当前最优的属性添加到当前属性子集中。直到无法选择出最优属性或满足一定阈值约束为止。

(3) 逐步向后删除。从一个全属性集开始，每次从当前属性子集中选择一个当前最差的属性并将其从当前属性子集中消去。直到无法选择出最差属性为止或满足一定阈值约束为止。

(4) 决策树归纳。利用决策树的归纳方法对初始数据进行分类归纳学习，获得一个初始决策树，所有没有出现在这个决策树上的属性均可认为是无关属性。因此将这些属性从初始集合中删除，就可以获得一个较优的属性子集。

(5) 主成分分析。用较少的变量去解释原始数据中的大部分变量，即将许多相关性很高的变量转化成彼此互相独立或不相关的变量。

数值规约指用较简单的数据表示形式替换原数据，或者采用较小的数据单位，或者用数据模型代替数据以减少数据量。包括有参数方法和无参数方法两类。有参数方法是使用一个模型来评估数据，只需存放参数，而不需要存放实际数据，如回归(线性回归和多元回归)和对数线性模型(近似离散属性集中的多维概率分布)。无参数方法就需要存放实际数据，如直方图、聚类、抽样(采样)。

(1) 参数回归，通常采用一个模型来评估数据，该方法只需要存放参数而不用存放实际数据。这种方法能极大地减少数据量，但只对数值理数据有效。

(2) 直方图，使用分箱来近似数据分布，是一种流行的数据归约形式。属性A的直方图将A的数据分布划分为不相交的子集/桶。如果每个桶只代表单个属性值/频率对，则该桶称为单值桶。通常，桶表示给定属性的一个连续区间。

(3) 聚类，聚类技术把数据元组看作对象。它将对象划分为群或簇，使得在一个簇中的对象相互“相似”，而与其他簇中的对象“相异”。在数据归约中，用数据的簇代表替换实际数据。

(4) 抽样，可以作为一种数据归约技术来使用，因为它允许用比数据小得多的随机样本(子集)表示大型数据集。采用抽样进行数据归约的优点是：得到样本的花费正比于样本集的大小，而不是数据集的大小。

4.3.3 数据处理(挖掘算法)

我们需要从大量的数据中，通过统计学、人工智能、机器学习等方法，挖掘出未知的、有价值的信息和知识，这个过程叫数据挖掘。一般而言，数据处理的目的可分为描述性(descriptive)与预测性(predictive)。描述性类型就是希望把大量数据背后复杂的现象或状态，以更容易了解的方式描述出来，通过分析数据之间的关联，找到可能的相关、趋势、模型或规则，如根据销售交易记录找出产品间的关联以决定促销的产品组合(啤酒-尿布)；预测性类型就是根据历史数据的关联或规律建立模型，作为预测或判别未来的结果，例如，判断某信用卡客户是否会有违约风险等。常用的数据挖掘算法有回归、关联、分类和聚类这几种类型。

1. 回归

回归任务的目的是查找模式以确定数值，关注的是输入变量和结果之间的关系。回归分析有助于了解一个目标变量如何随着属性变量的变化而变化，它的分析结果可以是连续的或离散的，如果是离散的，还可以预测各个离散值产生的概率。回归常用的分析技术有线性回归、逻辑回归、决策树和随机森林等。使用回归能解决许多商业问题。例如，根据债券的面值、发行方式、发行数量和发行季节，可以预测它的赎回率，或者根据温度、大气压力和湿度，可以预测风速。

2. 关联

关联数据分析是数据挖掘中最活跃的研究方法之一，目的是在一个数据集中找出各项之间，那些数据中没有直接表示出来的关联关系。当数据集中的属性取值之间存在某种规律时，则表明数据属性间存在某种关联。数据关联反映了事件之间依赖或相关性的知识，最为典型的关联规则例子就是“尿布与啤酒”的故事。关联可分为简单关联、时序关联和因果关联。关联规则常用的算法有 Apriori、FP_Tree、Eclat 和灰色关联算法等。关联数据分析也能解决医疗领域的问题，例如，要想治愈或预防某种疾病，医学研究人员可以对现有的成千上万份病历进行关联分析，找出这种疾病患者的共同特征、并发症、该种疾病的致病因子或关联因子等的，从而为进一步对策实施提供帮助。

3. 分类

分类是通过观察大量数据后得出规则以建立类别模式，将数据中各属性分门别类地加以定义。分类模型将使用事例的其他属性(输入属性)来确定类别的模式(输出属性)。例如，莺尾花分类问题，利用花瓣及花弯的长度、宽度，通过数据分析建立区分三种不同花种的模型，输入花瓣及花弯的长度、宽度数据值，就能判断出属于哪种花。典型的分类算法有决策树算法、神经网络算法和贝叶斯算法。客户流失分析、风险管理和广告定位之类的商业问题通常会涉及分类。

4. 聚类

聚类是根据相似度将数据区分为不同聚类，使同一聚类内的个体距离较近或变异较小，不同聚类间的个体距离较远或变异较大，其中“相似”的内涵需要视具体问题而定。聚类和分类不一样，分类模型中数据的类名是已知的，分类的目的是从训练样本集中找出分类的规则，来识别未知的未标号的对象类别。在聚类中，预先不知道目标数据的有关类的信息，需要以某种度量为标准将所有的数据对象划分到各个簇中。因此，聚类分析又称为无监督的学习。常用的聚类算法有 K-means、BIRCH(Balanced Iterative Reducing and Clustering Using Hierarchies，利用层次方法的平衡迭代规约和聚类)、DBSCAN(Density-Based Spatial Clustering of Application with Noise，具有噪声的基于密度的空间聚类应用)、STING(STatistical INformation Grid，统计信息网格)算法等。聚类在模式识别、人工智能、图像处理和机器视觉等方面有很多应用。

4.3.4 大数据平台与工具

1. Hadoop 架构

云平台、物联网等信息技术使得数据的获取越来越容易，但大量数据的存取难度也越来越大。Hadoop 具有可扩展、低成本，高效率及可靠性等特点，可以高效地存储并管理海量数据，同时分析这些海量数据以获取更多有价值的信息，所以得到了学术界的广泛关注和研究，在互联网、电信、电子商务、银行和生物制药等领域都有广泛应用，可以说是迄今为止最为成功、使用最广泛的大数据处理主流技术和系统平台。Hadoop 由开源的分布式计算技术开发，属于 Apache 软件基金会(Apache Software Foundation)，能够提供大数据储存与分析的解决方案，能以很快的速度处理关系数据库无法处理的大数据。Hadoop 旨在从单个服务器扩展到数千台机器，每台机器都提供本地计算和存储。Hadoop 在应用层面设计了检测和处理计算机故障的机制，其本身不依靠硬件来提供高可用性。Hadoop 最新的版本是 3.1.4，官方网站是 http://hadoop.apache.org。Hadoop 系统架构中主要包括 HDFS、Hbase、MapReduce、Yarn、Hive 和 Sqoop 等组件。

2. 大数据存储系统(HDFS & Hbase)

HDFS(Hadoop Distributed File System)是 Hadoop 架构下的分布式文件系统，是 Hadoop 的一个核心模块负责分布式地存储和管理数据，具有高容错性、高吞吐量等优点。HDFS 能做到对上层用户绝对透明，使用者不需要了解其内部结构就能得到 HDFS 提供的服务，开发者和研究人员可以通过 HDFS 提供的一系列 API 快速编写基于 HDFS 的应用。HDFS 可以容忍硬件出错，在某个节点发生故障时，继续由其他正常节点及时向用户提供服务。HDFS 可能由成百上千的服务器所构成，每个服务器上都存储着文件系统的部分数据。构成系统的模块数目也是巨大的，而且任何一个模块都有可能失效，这意味着总是有一部分 HDFS 的模块是不工作的，因此错误检测和快速、自动的恢复是 HDFS 重要特点。运行在 HDFS 上的应用使用流式访问它们的数据集，因为 HDFS 上的典型文件一般都在 GB 到 TB 级别，往往很大，如果是全部收到数据以后再处理，那么延迟会很大，而且在很多场合会消耗大量内存。数据一点一点"流"过来，也一点一点进行处理的。为了提高数据访问的吞吐量，HDFS 放松了某些 POSIX(POSIX 表示可移植操作系统接口，定义了操作系统应该为应用程序提供的接口标准)的要求，在一些关键方面对 POSIX 的语义做了一些修改。HDFS 的设计中更多地考虑的是数据的批处理，而不是用户交互处理。

HBase 即 Hadoop 数据库，名字来源于 Hadoop Database，是一个高可靠性、高性能、面向列、可伸缩的分布式存储系统，适用于存储大表格(表的规模可以达到数十亿行以及数百万列)，并且对大表格的读、写访问可以达到实时级别。HBase 不同于一般的关系数据库，它是一个适合于非结构化数据存储的数据库，利用 HBase 技术可在廉价 PC Server 上搭建起大规模的存储集群。

3. 大数据计算框架(MapReduce & Yarn)

MapReduce 是一个分布式计算框架，在处理大数据时将大数据分解为成百上千的小数据，每个或若干个小数据由计其机集群中的一台普通计算机进行处理并生成中间结果，然后这些中间结果又由大量的结点进行合并形成最终结果。它把一个复杂的问题分解成处理子集的子问题，并将操作分为"Map"和"Reduce"两个过程。"Map"是对子问题分别进行处理，得出中间结果；"Reduce"是把子问题处理后的中间结果进行汇总处理，得出最终结果。MapReduce 相比传统的数据仓库和分析技术，适合处理的数据类型更多样，包括结构化、半结构化和非结构化数据，像多媒体数据、图像数据、文本数据、实时数据、传感器数据等都可以。HDFS 在 MapReduce 任务处理过程中提供了对文件操作和存储的支持，MapReduce 在 HDFS 的基础上实现任务的分发、跟踪、执行、计算等工作，并收集结果。

YARN(Yet Another Resource Negotiator，另一种资源协调者)是 Hadoop2.0 中加入的资源管理调度系统。它是一个通用的资源管理模块，可以为上层应用提供统一的资源管理和调度，它的引入为集群在利用率、资源统一管理和数据共享等方面带来了巨大好处。可以把 YARN 理解为相当于一个分布式的操作系统平台，而 Mapreduce 等运算程序则相当于运行于操作系统之上的应用程序，YARN 为这些程序提供运算所需的资源（内存、CPU）。

4. 大数据数据仓库（Hive）

Hive 是基于 Hadoop 的数据仓库软件，可以将结构化的数据文件映射为数据库表，并提供类 SQL 查询功能，通过类 SQL 语句快速实现简单的 MapReduce 统计，不必开发专门的 MapReduce 应用，十分适合数据仓库的统计分析。HiveQL 就是 Hive 定义的类 SQL 查询语言，使用 HiveQL 以类 SQL 查询的方式轻松访问数据，将 HiveQL 查询转换为 MapReduce 的任务在 Hadoop 集群上执行，完成 ETI（Extract、Transform、Load，提取、转换、加载）、报表、数据分析等数据仓库任务。Hive 构建在 Hadoop 文件系统之上，可以应用于用户行为分析、兴趣分区、非实时的日志分析、文本分析、流量统计等场景，但不提供实时的查询，不适合联机事务处理（On-line Transaction Processing，OLTP）等需要低延迟的应用。

5. 大数据数据转换（Sqoop）

随着 Hadoop 大数据平台的广泛应用，大量数据集需要在 Hadoop 和传统数据库之间转移，传统 ETL 工具对于 Hadoop 平台的兼容性相对不高，所以 Apache2009 年推出了 Sqoop，并不断加快它的开发和部署。现在 Sqoop 可以在 Hadoop 与结构化数据存储（如大型主机或关系型数据库 MySQL，Oracle，Postgres 等）之间高效传输批量数据，可以将结构化数据存储中的数据导入到 Hadoop 中，也可以将 Hadoop 的数据导出到结构化数据存储中。Sqoop 充分利用了 MapReduce 可以并行处理的特点，以批处理的方式加快数据的传输，同时也借助 MapReduce 实现了容错。Sqoop 具有很高的适用性，只要是支持 JDBC 接口的数据库都可以使用 Sqoop 和 Hadoop 进行数据交互。

6. 大数据实时计算框架（Spark）

MapReduce 计算框架主要适用于离线数据的批量处理，难以满足更复杂的数据处理需要。Spark 最初基于 Hadoop MapReduce 进行开发，在继承 MapReduce 优点的同时，引入了内存计算等技术，Spark 与 MapReduce 在计算模型、磁盘开销、任务调度、容错能力上都有较大不同。Spark 运行的速度更快，支持交互式使用，并支持复杂算法，是一个用于快速处理大规模数据的通用引擎，仅支持传统的批处理应用，也支持交互式 SQL 查询、流式计算、机器学习、图计算等。Spark 有丰富的 API，内核由 Scala 语言开发的，同时也提供了 Python、Java 和 R 语言等开发编程接口。百度、阿里巴巴、腾讯、优酷等公司在文本分析、广告精准推送、实时数据分析、音乐推荐、视频推荐等应用中都使用了大数据平台的 Spark 技术。

7. Python 与大数据分析

Python 是一种面向对象、解释型计算机程序设计语言，它拥有高效的高级数据结构，并且能够用简单而又高效的方式进行面向对象编程。Python 也具有强大的数据分析挖掘和数学建模的能力，这些功能由一些经典的第三方扩展库提供。例如，十分经典的科学计算扩展库：NumPy、SciPy 和 Pandas。Python 有列表功能但没有提供数组功能，通过列表可以完成基本的数组功能，但它不是真正的数组，当数据量较大时，使用列表的速度也会非常慢。

为此，Numpy 提供了真正的数组功能，以及对数据进行快速处理的函数，而且 Numpy 内置函数处理数据的速度是 C 语言级别的，非常高效。SciPy 提供了矩阵功能，数据挖掘和建模所需要的最优化、线性代数、积分、插值、拟合、快速傅立叶变换、信号处理和图像处理等计算功能在这里都找得到。Pandas 是 Python 下最强大的数据分析和探索工具，它支持类似于 SQL 的数据增、删、查、改，并且带有丰富的数据处理函数；支持时间序列分析功能；支持灵活处理缺失数据等。这些高级的数据结构和设计巧妙的工具，使得 Python 能非常快速、简单的处理数据。还有机器学习相关的 Sklearn 类库，它提供了完善的机器学习工具箱，包括数据预处理、分类、回归、聚类、预测、模型分析等。

4.3.5 数据可视化

人类的大脑能够同时处理信息的数量有限，要在海量的数据中快速发现内在联系和关键价值比较困难。数据可视化技术能够将大量不可见的现象转换为可见的图形符号，并帮助人们从中发现规律、获取知识。数据可视化使用图形、图像等比数字更富有生动性和表现力的形式，为大数据分析提供了一种更加直观的挖掘、分析与展示手段，向用户简洁高效地传达信息。人们通过数据可视化技术，可以生成实时的图表，对数据的生成和变化进行观测、跟踪，也可以形成静态的多维报表，以发现数据中不同变量的潜在联系。在医学领域会利用现代计算机技术，将收集到的二维医学图像数据重构成物体的三维图像进行数据可视化，通常用于构造人体病变组织或器官的三维图像，通过这种手段获得的三维医学图像对临床应用具有很大的价值。医生可以通过人机交互，从多个角度、多个层次分析人体病变组织或器官，确定病灶的大小，进而制定合适的治疗方案。下面介绍几个数据可视化的工具。

1. Excel

Excel 是入门级的数据可视化工具，简单易学，是办公软件 Microsoft Office 的常用组件之一，可以通过图表、数据条、迷你图和条件格式等表达形式实现数据可视化。对于多个维度汇总表表达数据是可以用数据透视表和数据透视图，表达这些维度之间的关系，还可以使用切片器和时间线来支持数据可视化的交互式过滤，如图 4－5 至图 4－7 所示。

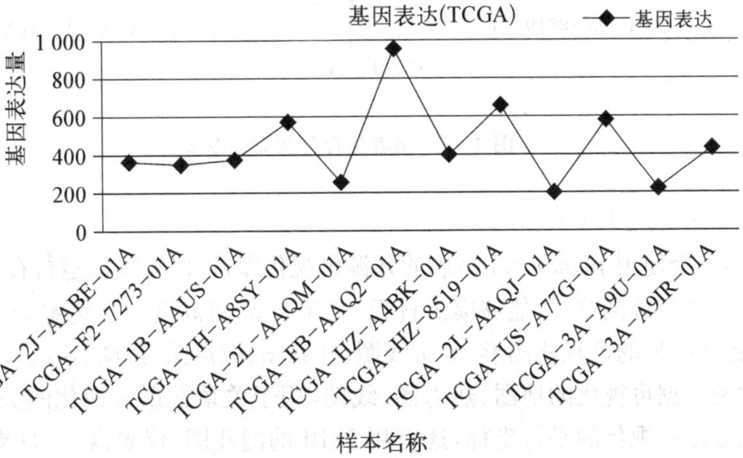

图 4－5　带数据标记的折线图

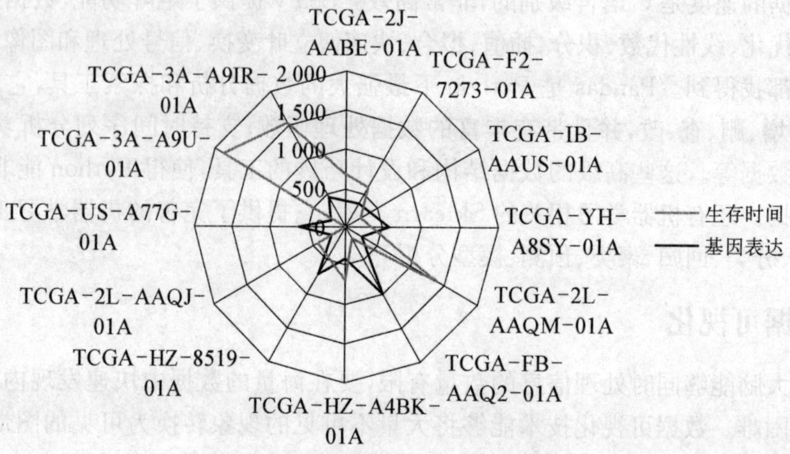

图 4-6　患者生存分析雷达图

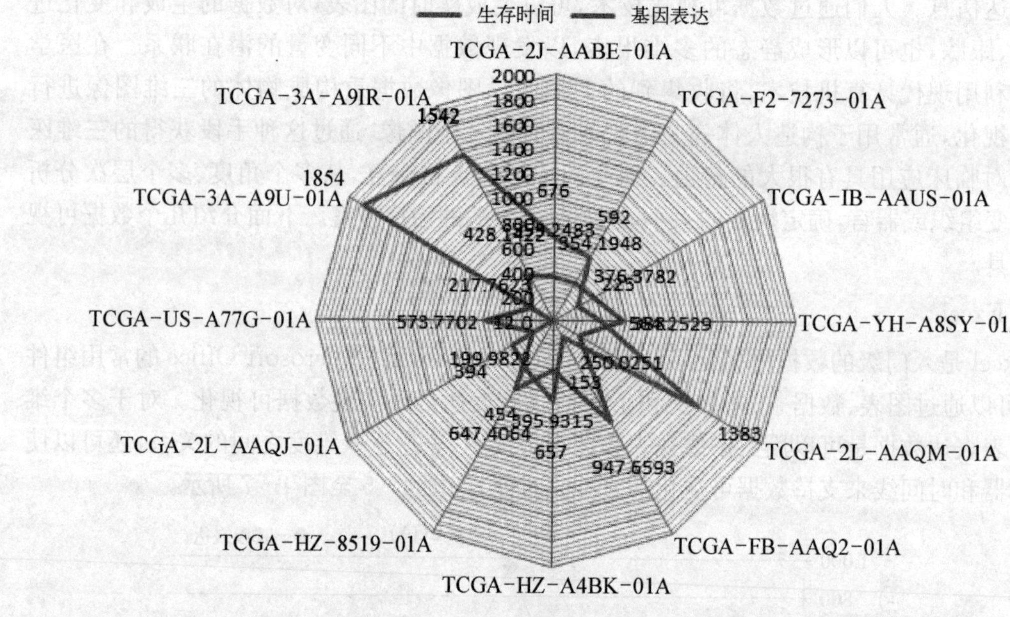

图 4-7　患者生存分析雷达图 2

2. Echarts 和 Pyecharts

ECharts，一个使用 JavaScript 实现的开源可视化库，可以流畅地运行在 PC 和移动设备上，兼容当前绝大部分浏览器，能够提供直观、交互丰富、可高度个性化定制的数据可视化图表。它提供各种类型的可视化图形，如折线图、柱状图、散点图、饼图、K 线图，用于统计的盒形图，用于地理数据可视化的地图、热力图、线图，用于关系数据可视化的关系图、treemap、旭日图，多维数据可视化的平行坐标，还有用于 BI 的漏斗图，仪表盘，并且支持图与图之间的混搭。千万级的数据量在 ECharts 上也能够很好展现，并且在这个数据量级依然能够进行流畅的缩放平移等交互，如图 4－8 至图 4－10 所示。Pyecharts 是 Python 环境中一个用于生成 Echarts 图表的类库，可以生成独立的网页。ECharts 官方网站 https://echarts.apache.org/zh/index.html。pyecharts 官方网站 https://pyecharts.org/#/zh-cn/intro。

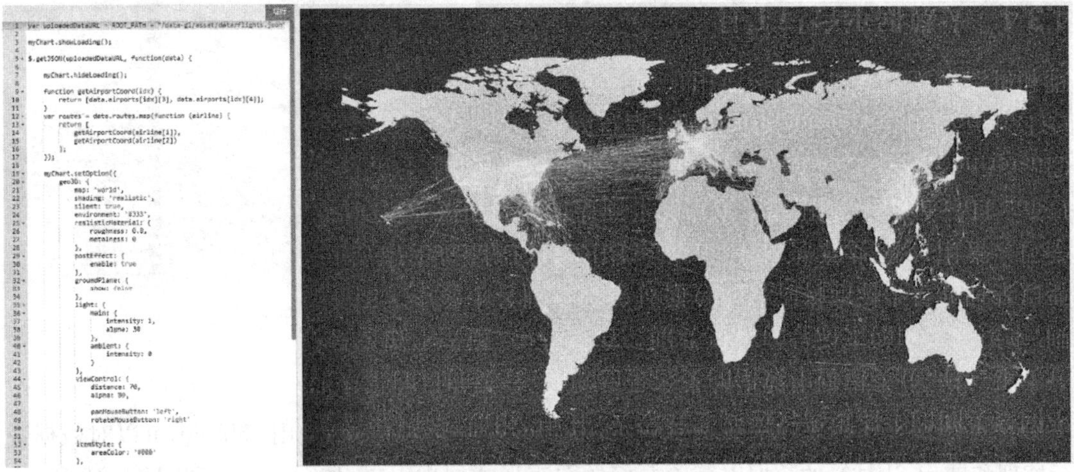

图 4－8　echarts 飞行路径图

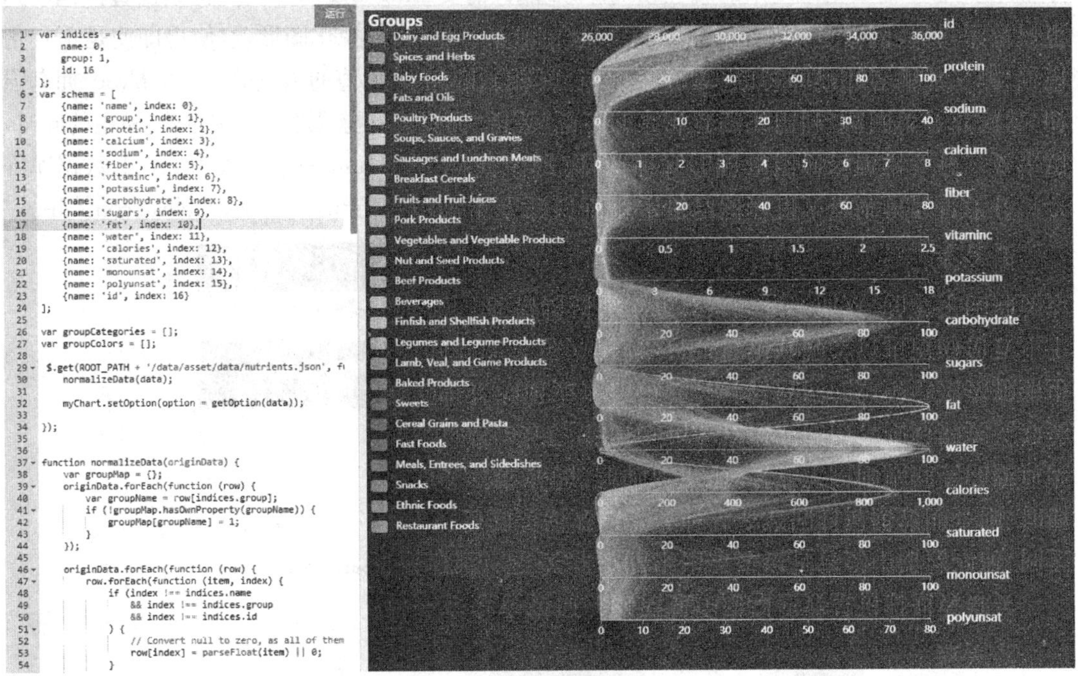

图 4－9　Echarts-平行坐标系(Parallel Nutrients)

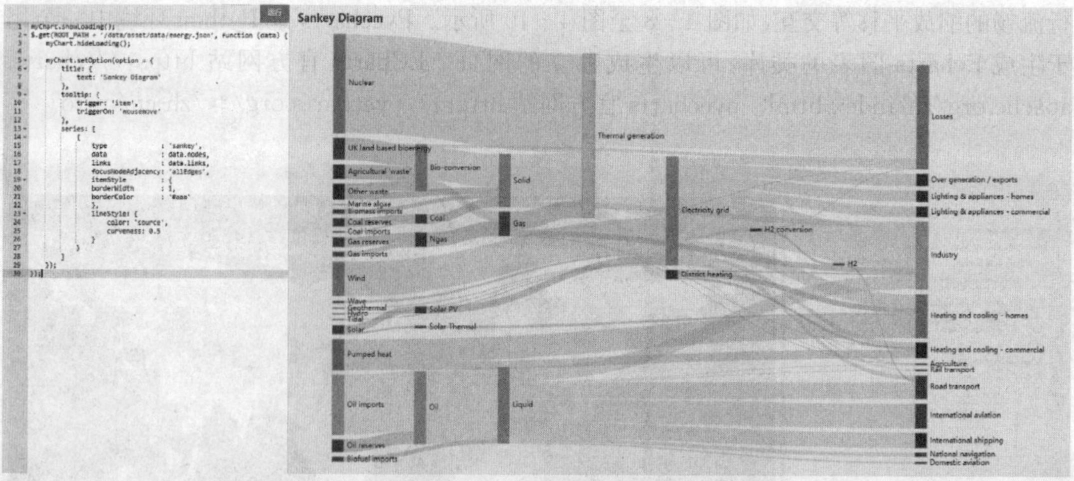

图 4 - 10　Echarts-桑基图

3. Tableau

Tableau 是一个提供数据可视化服务的智能软件提供商，企业运用 Tableau 可以对数据进行处理和展示，让枯燥的数据以简单友好的图表形式展现出来，如图 4 - 11 和图 4 - 12 所示。“所有人都能学会的业务分析工具”，这是 Tableau 的自我描述。简单、易用是 Tableau 的最大特点，使用者不需要精通复杂的编程和统计原理，只需要 Drag and Drop——把数据直接拖放到工具簿中，通过一些简单的设置就可以得到自己想要的数据可视化图形，这使得即使是不具备专业背景的人也可以创造出美观的交互式图表，从而完成有价值的数据分析。Tableau 拥有强大的性能，它不仅能完成基本的统计预测和趋势预测，还能动态更新数据源，在简单、易用的同时，也能在几秒钟完成上亿行数据的高效处理。需要注意的是 Tableau 只能处理由 Excel、数据库等整理好的结构化数据，这也是它的一个局限。Tableau 官方网站 https://www.tableau.com/zh-cn。

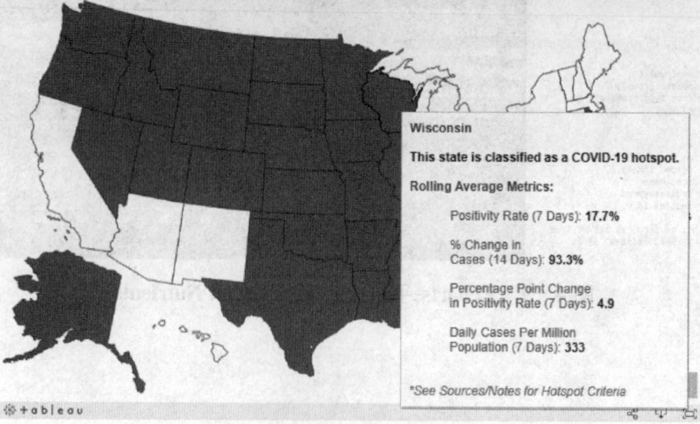

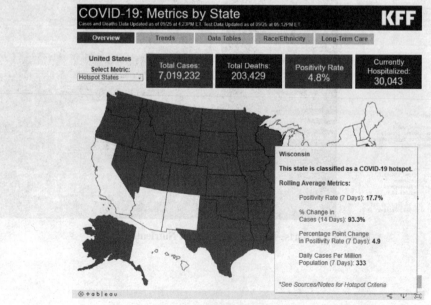

图 4 - 11　Tableau-新冠肺炎(COVID - 19)医疗数据跟踪

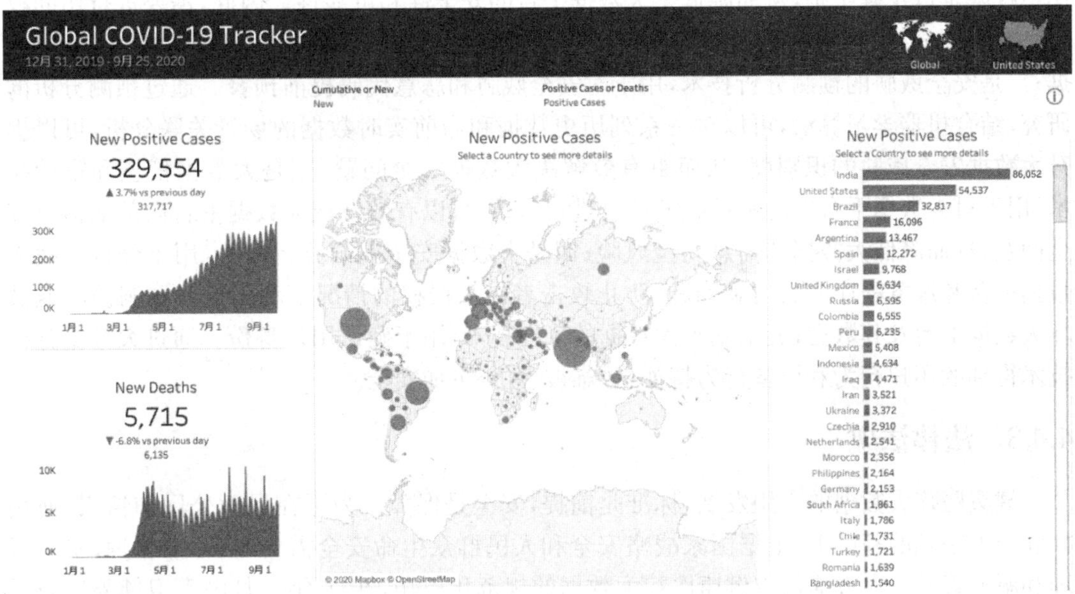

图 4－12 Tableau-COVID-19 Global View 仪表盘

4.4 医疗大数据安全

4.4.1 健康医疗数据开放与隐私安全

健康医疗大数据与人类的健康生活息息相关，随着各级医疗卫生信息平台的普及、数字化的医疗设备与仪器广泛应用，医疗领域内的数据迅速增长。而大规模的医疗数据在为人类的健康提供帮助的同时，如何保护相关联的敏感数据也越来越成为学者、从业者和普通大众所关注的热点。人们在享受基于信息技术和数据服务带来的快捷、高效的便利的同时，也身处在信息泄露的风险之中。例如，2017 年 The Dark Overlord 通过 3 次非法侵入，盗取并公布了 18 万份患者病历，其中包括 3 400 余份纽约地区牙科美容诊所 Aesthetic Dentistry 的病历，3.41 万份加州的牙科护理诊所 OC Gastro-care 的病历，以及 14.2 万份佛罗里达州坦帕湾地区 Tampa Bay Surgery Center 的病历；同年发生了 Health Now Networks 泄露事件，Health Now Networks 的软件开发员在互联网上上传了资料库备份后，超过 91.8 万份老年人的个人健康数据被泄露。一些健康医疗领域的隐私泄露事件，严重影响了人们的生活。

4.4.2 大数据安全防护技术

大数据的安全性直接关系到大数据业务能否全面推广使用，大数据安全防护的目标是保障大数据平台及其中数据的安全性，需要覆盖整个大数据生命周期，包括数据的采集、传输、存储和使用各个方面。目前的大数据安全防护技术主要有：一是访问控制技术，用于防止非授权访问和使用受保护的大数据资源。在大数据平台使用过程中，用户权限的管理会变得十分沉重和烦琐，因为大量用户终端、存储设备和服务器等硬件资源会不断更新，导致用户权限难以正确维护，从而降低了大数据平台的安全性和可靠性。因此，需要进行访问权限细粒度划分，构造用户权限和数据权限的复合组合控制方式，更好保障大数据中的敏感数据；二是安全威胁的预测分析技术，用于对安全威胁和恶意代码提前预警。通过预测分析的研究，结合机器学习算法，可以对一系列历史数据和当前实时数据的场景关联分析，可以提升大数据安全威胁的识别度，从而更有效解决大数据安全问题；三是大数据稽核和审计技术，用于对大数据平台发送和接收的信息进行审核，可以有效发现大数据平台内部的信息安全问题，从而降低大数据的信息安全风险；四是大数据安全漏洞分析技术，用于分析查找大数据平台和服务程序的后门和问题，防止攻击者在未授权的情况下利用这些漏洞访问或破坏大数据平台及其数据；五是基于大数据的认证技术，用于确认用户身份。通过大数据分析技术得到的用户行为和设备行为特征，更难被模仿，更加安全。

4.4.3 法律法规

健康医疗大数据的应用发展，标准是前提，安全是保障。为了在保障公民知情权、使用权和个人隐私的基础上，根据国家战略安全和人民群众生命安全需要，从标准管理、安全管理和服务管理三大方面促进健康医疗大数据的规范化应用，2018 年 9 月国家卫健委发布了《国家健康医疗大数据标准、安全和服务管理办法(试行)》。目前在个人健康信息安全领域都没有一部相关的法律，与信息安全相关的法律规定主要分散在《网络安全法》等法律中。2016 年 11 月 7 日发布、自 2017 年 6 月 1 日起施行的《中华人民共和国网络安全法》首次综合系统地规定了个人信息的保护，提高了个人对其信息的管控程度。《人口健康信息管理办法(试行)》《执业医师法》《护士条例》分别规定了医疗机构、医生和护士对于患者个人信息保护的职责。《医疗机构病历管理规定》明确规定医疗机构及其医务人员应当严格保护患者隐私，禁止以非医疗、教学、研究目的泄露患者的病历资料，同时还规定了病历的保管保存以及病历的借阅与复制事宜。

国外在大数据安全方面对于私人的隐私和安全有着更加高的关注度，不论是美国的《健康保险携带与责任法》(Health Insurance Portability and Accountability Act，HIPAA)还是欧盟的《通用数据保护条例》(General Data Protection Regulation，GDPR)，都是从个人信息的隐私和安全角度出发，对存储和使用数据的企业提出要求，以保证数据主体的权利。

【微信扫码】
相关资源

第5章 医院信息系统概述

【微信扫码】
相关资源

5.1 医院信息系统

5.1.1 医院信息化

我国医院已进入了数字化和信息化时代，大型的数字化医疗设备在医院中使用，各种医院管理信息系统和医疗临床信息系统正在普及。医院信息化使医院工作流程发生了改变和创新，并使医院得到了全面发展。目前，医院信息化已经成为医疗活动必不可少的支撑和手段，人们已经很难想象，没有计算机和网络，门诊和住院业务如何处理。对于一个大型医院，即使是医院信息网络的暂时瘫痪，也会导致医院业务系统的混乱。近年来，医院管理与医疗服务的智能化也在逐渐凸显出重要性。

医院信息化是将计算机和网络通信技术与医院的管理及业务流程相融合，建立适应信息大规模采集、存储、利用的管理模式和运行机制，通过充分开发、利用各类信息资源提高医院的管理、经济和社会效益，从而促进医院现代化的一项系统工程。医院信息化不是简单的医院管理流程计算机化，而是以病人信息的共享为核心，包括医院各个科室之间、医院之间、医院与社区、医疗保险、卫生行政等部门的信息共享，最大限度地方便病人就医、方便医院一线医护人员工作、方便各类管理人员分析决策。需要医院全员参与、全程参与。

我国医院信息化经过近40年的发展，大体经历了四个阶段。

(1) 单机单用户应用阶段

始于七十年代末八十年代初，这一阶段开始时以小型机为主，采用分时终端方式，当时只有少数几家大型的综合医院和教学医院拥有。80年代初期，随着苹果PC的出现和BASIC语言的普及，一些医院开始开发一些小型的管理软件，如工资软件、门诊收费、住院病人费用管理、药库管理等，这一应用阶段的工作异常艰苦，在技术上，能在屏幕显示汉字也是比较困难的事情。

(2) 部门级系统应用阶段

八十年代中期，随着XT286的出现和国产化，以及DBASEIII和UNIX网络操作系统的出现，一些医院开始建立小型的局域网络，并开发出基于部门管理的小型网络管理系统，如住院管理，药房管理、门诊计价及收费发药系统等。

(3) 全院级系统应用阶段

进入90年代，快速以太网和大型关系型数据库日益盛行，完整的医院网络管理系统的实现已经成为可能，于是一些有计算机技术力量的医院开始开发适合自己医院的医院管理系统。一些计算机公司也不失时机加入进来开发医院信息系统(HIS)。这一阶段的HIS在设计理念上强调以病人为中心，在实现上注重以医疗、经济和物资三条线贯穿整个系统，在应用面上坚持管理系统和临床系统并重，力争覆盖医院各个部门。这一阶段，开发出了全院数据充分共享的门诊、住院、药品、卫生经济、物资、固定资产、LIS、PACS等系统。

(4) 区域医疗发展阶段

2009年，“新医改”方案推出，“建立实用共享的医药卫生信息系统”作为“保障医药卫生系有效运转”的八项内容之一，被明确写入方案中。为落实“新医改”的要求，卫计委在2010年推出了“十二五”卫生信息化建设工程规划，确定了我国卫生信息化建设路线图，简称“3521工程”。提出在“十二五”期间，我国将建设国家级、省级和地市级三级卫生信息平台，加强公共卫生、医疗服务、新农合、基本药物制度和综合管理等五项业务应用，建设健康档案和电子病历两个基础数据库和一个专用网络。近些年来，国内一些大医院和一些有实力的机构开始探索区域医疗信息化；一些起步较早的城市经多年发展初步建立了区域卫生信息共享平台，多种区域医疗业务模式得到应用示范；国家和各地政府设立的区域卫生信息化试点项目纷纷启动建设；配合区域卫生信息化，卫计委启动了居民健康卡工程，实现居民跨机构个人身份统一标识和电子健康档案的携带问题。异地就医、远程医疗、双向转诊、分级医疗得到应用。

5.1.2 医院信息系统概述

当前，医院信息化的程度已经成为医院现代化水平的重要量度。而医院信息系统(HIS)的建设则是医院信息化建设的核心内容，也是医院信息化的最重要标志。

医院信息系统(Hospital Information System，HIS)，按照美国Morris.F.Collen教授所给的定义：利用电子计算机和通信设备，为医院所属各部门提供病人诊疗信息和行政管理信息的收集、存储、处理、提取和数据交换的能力，并满足所有授权用户的功能需求。

二十世纪五六十年代，美国率先研制和开发了第一代的HIS。发展到70年代，得益于小型机分散式处理技术的应用，使得HIS的应用进入了医院的各个部门，对医院数据的应用也逐步进入成熟阶段。上世纪80年代，随着信息技术高速发展，医院加大了对HIS的投入，美国和欧洲各发达国家连续投入巨资发展HIS，使它逐步普及。当时的HIS主要应用于医院的财务管理和病人的记账管理，只有少量医院利用HIS输入医嘱和显示患者检验报告，能够利用HIS进行全面管理的医院更加凤毛麟角。90年代，以病人为中心的CIS研究开发受到普遍认同。同一时期，各国研发的PACS、LIS等迅速成熟，并广泛应用于医院临床。

二十世纪七十年代，我国开始研制HIS，东部战区总医院、北京积水潭医院率先开始了HIS的开发应用工作。到二十世纪80年代初，中国人民解放军总医院(301医院)于小型机上成功开发了HIS。当时，卫计委统计信息中心和卫计委信息化领导小组负责组织和领导全国的卫生信息化工作，其中，HIS是支持的重点。由卫计委医政司领导的HIS开发计划列入国家“八五”规划。1991 年卫计委组织了北京医院、解放军 301 医院等 7 家单位，并协同解放军总后卫生部、国家技术监督局、国家药品管理监督局等有关部门召开了医药信息分类编码会议，确定信息标准化的原则和实施建议。1995 年北京医科大学附属人民医院进行了大型 HIS 的建设试点工作。1996 年推出的“中国医院信息系统”成为当时中国 HIS 的典型代表。1997 年卫计委颁发了 HIS 功能规范实施标准，并开展对 HIS 评审。新世纪前后，我国“城镇职工基本医疗保险制度”的推行对 HIS 的普及起了巨大的作用，从而迎来中国 HIS 高速发展期。卫计委在 2002 年召开全国卫生信息化工作会议，并重新修订颁布《医院信息系统基本功能规范》，它对我国 HIS 产生深层次影响。

《医院信息系统基本功能规范》中给出了 HIS 的定义：医院信息系统是指利用计算机软硬件技术、网络通信技术等现代化手段，对医院及其所属各部门的人流、物流、财流进行综合管理，对在医疗活动各阶段中产生的数据进行采集、存贮、处理、提取、传输、汇总、加工生成各种信息，从而为医院的整体运行提供全面的、自动化的管理及各种服务的信息系统。医院信息系统是现代化医院建设中不可缺少的基础设施与支撑环境。

HIS 是信息技术与管理业务的结合，其应用对象主要是医院及医院内从事管理、医疗、医技、护理、科研、教学等各方面的人员。医院是一个复杂的机构，它既要为患者提供医疗、护理服务，同时又要维持其自身内部错综复杂的管理，所以医院的数据量极大。医院的信息不仅包括病人信息，还包括支持病人医疗活动的门诊、病房、药房、医技、设备等的管理信息。

早期的 HS 偏重于医院的人流、物流、财流的管理，近年来随着医院对病人信息越来越重视，实验数据和医学图像数据逐渐数字化，以及电子病历(Electronic Medical Record, EMR)和护理医嘱等逐渐完善，信息处理也逐渐转向以病人信息为主。

医院管理信息系统(Hospital Management Information System, HMIS)的主要目标是支持医院的行政管理与事务处理业务，减轻事务处理人员的劳动强度，辅助医院管理，辅助高层领导决策，提高医院的工作效率，从而使医院能够以较少的投入获得更好的社会效益与经济效益。例如，门诊、急诊挂号子系统，门诊、急诊病人管理及计价收费子系统，住院病人管理子系统，药库、药房管理子系统，病案管理子系统，医疗统计子系统，人事工资管理子系统，财务管理与医院经济核算子系统，医院后勤物资供应子系统，固定资产医疗设备管理子系统，院长办公综合查询与辅助决策支持系统等均属于 HMIS 的范畴。

临床信息系统(Clinical Information System, CIS)的主要目标是支持医院医护人员的临床活动，收集和处理病人的临床医疗信息，丰富和积累临床医学知识，并提供临床咨询、辅助诊疗、辅助临床决策，提高医护人员的工作效率，为病人提供更多、更快、更好的服务。例如，住院病人医嘱处理子系统、监护信息系统(Nursing Information System, NIS)、门诊医生工作站系统、临床实验室检查报告子系统、医学影像诊断报告处理系统、放射科信息管理系统、手术室管理子系统、功能检查科信息管理子系统、病理卡片管理及病理科信息系统、血库管理子系统、营养与膳食计划管理子系统、临床用药咨询与控制子系统等均属于 CIS 范畴。

HIS 应该既包括 HMIS，又包括 CIS。随着医院信息化水平的不断提高，除了上面提到的狭义的 HMIS 和 CIS 外，与电子病历系统 EMR、医学影像存档和通信系统(Picture Archiving and Communication System, PACS)、实验室信息系统(Laboratory Information System, LIS, 又称检验信息系统)等，共同构成一个广义的 HIS。

5.1.3 医生/护士工作站

按照《医院信息系统基本功能规范》,门诊医生工作站、住院医生工作站、护士工作站是属于医院信息系统的分系统,属于临床信息系统范畴。

1. 医生工作站

医生工作站是协助医生完成日常医疗工作的计算机应用程序。从医院信息化的整体来看,医生工作站处于现代医院信息系统的中心地位,是临床信息系统功能的最集中体现。医疗工作是医院工作的主体,是医院一切活动的中心。而在医疗工作中,医生是各项医疗活动的发起者。医生根据诊断的需要,提出各项辅助检查申请,由检验检查等辅诊科室配合完成;医生根据治疗的要求,下达观察、用药、护理、治疗等各类医嘱,护士根据医生的医嘱执行观察、治疗等操作,而药房、血库、手术室等部门根据医嘱完成各类医疗物品的供应和准备,划价收费部门则依据医生的医嘱进行计价收费。

医院的各个部门之间依靠信息的传递而协同工作,医生依靠从病人、辅诊科室收集得到的信息作出诊断。在这样的信息收集处理链条中,医生既是最主要的信息记录和提供者。也是信息的最主要使用者。医生理应成为医院信息系统关注的焦点。医生工作站是临床信息系统乃至整个医院信息系统的出发点和落脚点。医生工作站是医院信息系统由管理信息系统发展到临床信息系统的重要标志。

根据医院临床业务的特点,医生既需要在门诊为患者服务,又需要在病房为患者提供服务。医生工作站相应分为门诊医生工作站和住院医生工作站两类,虽然都是提供临床信息服务,由于对象和功能需求不同,两种医生工作站的结构和工作流程有明显的区别。

门诊医生工作站其主要任务是处理门诊记录、诊断、处方、检查、检验、治疗处置、手术和卫生材料等信息。住院医生工作站其主要任务是处理诊断、处方、检查、检验、治疗处置、手术、护理、卫生材料以及会诊、转科、出院等信息。

例如,通过数据中心或与其他系统互联自动获取病人就诊卡号或住院号、病案号、姓名、性别、年龄、医保费用类别等的基本信息,获取与诊疗相关的病史资料、禁忌证、用药等信息;提供医院、科室、医生常用临床项目字典、医嘱模板及相应编辑功能;提供打印功能,如处方、检查检验申请单等;提供长期和临时医嘱处理功能,包括医嘱的开立、停止和作废;支持医生按照国际疾病分类标准下达诊断(入院、出院、术前、术后、转入、转出等);支持疾病编码、拼音、汉字等多重检索;自动核算各项费用,支持医保费用管理;可以自动向有关部门传送检查、检验、诊断、处方、治疗处置、手术、转科、出院等诊疗信息,以及相关的费用信息,保证医嘱指令顺利执行。

2. 护士工作站

护理工作是医院工作的重要组成部分,由于医疗工作与护理工作紧密联系,在病房的工作流程中几乎无法将医疗和护理工作严格的区分开,因此提高护理质量和服务质量对医疗工作的提高有重要意义。

护士工作站系统,有时也称护理信息系统(Nursing Information System,NIS),是指利用计算机软硬件技术、网络通信技术,帮助护士对病人信息进行采集、管理,为病人提供全方位护理服务的信息系统。其主要任务是协助护士核对并处理医生下达的长期和临时医嘱,对医嘱执行情况进行管理。同时协助护士完成护理及病区床位管理等日常工作。

自19世纪中叶弗罗伦斯·南丁格尔创办护理以来，护理学的临床实践和理论研究经历了以疾病护理为中心、以病人护理为中心和以人的健康为中心的三个主要发展阶段。目前已经进入了以人的健康为中心的系统化整体护理阶段。系统化整体护理(Systematic Approach to Holistic Nursing Care)是指以病人为中心，以现代护理观为指导，以护理程序为基础框架，并把护理程序系统化地用于临床和管理的工作模式。整体护理是一项系统化工程，仅是它的基础框架——护理程序就包括了估计、诊断、计划、实施、评价五个步骤，其中所包含的信息是极其丰富和繁杂的，他们互相重叠、交叉，又互为因果联系，其中所必须完成的表格和记录也十分多，手工书写无法完成。而系统化整体护理的根本目的是让护士走向床边，用更多时间去贴近病人，去诊断和处理病人现存的或潜在的所有健康问题。要解决这些问题，实现系统化整体护理只有采用现代化信息技术——护理信息系统。

对护理工作的信息化建设包括门诊护理和病区护理的信息系统，门诊护理信息系统主要体现在门诊分诊系统中，此处不再赘述。病区护理的信息系统即《医院信息系统基本功能规范》中所使用的护士工作站，它是协助病区护士对住院患者完成日常的护理工作的计算机程序。除了上述的通用的护理工作的信息系统，还有一些临床专科护理信息系统，如急诊科护理信息系统、妇产科和儿科护理信息系统，ICU护理信息系统和麻醉科护理信息系统。

NIS的基本功能包括：获取或查询病人的一般信息，以及既往住院或就诊信息。实现对床位的管理以及对病区一次性卫生材料消耗的管理。实现医嘱管理，包括医嘱的录入、审核、确认、打印、执行、查询。实现费用管理，包括对医嘱的后台自动计费、病人费用查询、打印费用清单和欠费催缴单。实现基本护理管理，包括录入、打印护理诊断、护理计划、护理记录、护理评价单、护士排班表等。从NIS的发展来看，不仅可以采集、存储、提取临床信息，还可以应利用这些信息和护理知识，对每一步护理过程提供决策支持，目前发达国家已开发一些辅助护士决策的系统。例如，计算机辅助护理诊断和处理系统(Computer-Aided Nursing Diagnosis and Intervention，CANDI)，这是一个支持护士根据临床资料自动做出诊断和处理意见的系统；Creighton在线多模块专家系统(Creighton on line multiple modular expert system)，这是一个辅助护士做出计划和安排的系统。

5.1.4　医学影像信息系统

随着现代医学的发展，医疗机构的诊疗工作越来越多依赖医学影像的检查，如X线、CT、MR、超声、窥镜、血管造影等。传统的医学影像胶片、图片等资料日积月累、堆积如山，给查找和调阅带来诸多困难，丢失影片和资料时有发生。已无法适应现代医院对如此大量和大范围医学影像的管理要求。采用数字化影像管理方法来解决这些问题已经得到公认。目前国内众多医院已完成医院信息化管理，其影像设备逐渐更新为数字化，已具备了联网和实施医学影像信息系统的基本条件，实现彻底无胶片放射科和数字化医院，已经成为现代化医疗不可阻挡的潮流。

关于医学影像信息系统的阐述，要涉及放射科信息系统(Radiography Information System，RIS)、影像存储和通信系统(Picture Archive and Communication System，PACS)以及DICOM(Digital Image and Communication in medicine Standard)标准。

狭义上讲，医学影像信息系统是指基于医学影像的存储与通信系统，即PACS。它按照

DICOM 国际标准设计，以高性能服务器、网络及存储设备构成硬件支持平台，以大型关系型数据库作为数据和图像的存储管理工具，以医疗影像的采集、传输、存储和诊断为核心，是集影像采集传输与存储管理、影像诊断查询与报告管理、综合信息管理等综合应用于一体的综合应用系统，主要的任务就是把医院影像科日常产生的各种医学影像（包括核磁、CT、DR、超声、各种 X 光机等设备产生的图像）通过 DICOM 国际标准接口以数字化的方式海量保存起来，当需要的时候，在一定的授权下能够很快地调回使用，同时增加一些辅助诊断管理功能。

广义上讲，医学影像信息系统除了 PACS 外，还包括放射科信息系统（RIS）。RIS 主要功能和应用包括病人检查预约，影像设备管理与预定，医嘱的输入与管理，病人与设备预约的管理，影像诊断报告和生成与管理，划价，收费。PACS 和 RIS 两者的侧重点不同，PACS 用来控制放射科内的影像数据流，RIS 用来控制放射科的日常运作流程。两者既有区别又有联系。

在医院中产生的医学图像有：X 线图像、X 线 CT 图像、磁共振图像 MRI、放射性核素图像、超声图像等。这些图像各有各的格式、互不兼容，这给医学图像信息处理带来困扰。为了解决上述问题，由美国 ACR（美国放射学会）与 NEMA（国家电子制造协会）共同组成的联合委员会发布了医学数字影像与通信标准（Digital Imaging and Communication in Medicine，DICOM）。到 1993 年，发布的 DICOM 标准 3.0 已发展成为医学影像信息学领域的国际通用标准。DICOM 标准规定了各种医学影像的格式、内容、存储方法以及交换医学影像信息的协议，任何医疗设备或者软件，只要遵照 DICOM 标准，就能相互自由交换信息。遵从 DICOM 标准生产的设备，可以方便地与其他设备和系统进行通信和交换产生的图像。而 PACS 系统以 DICOM 标准为基础，才能具有更好地开放性和扩展性。医学影像信息系统结构如图 5-1 所示。

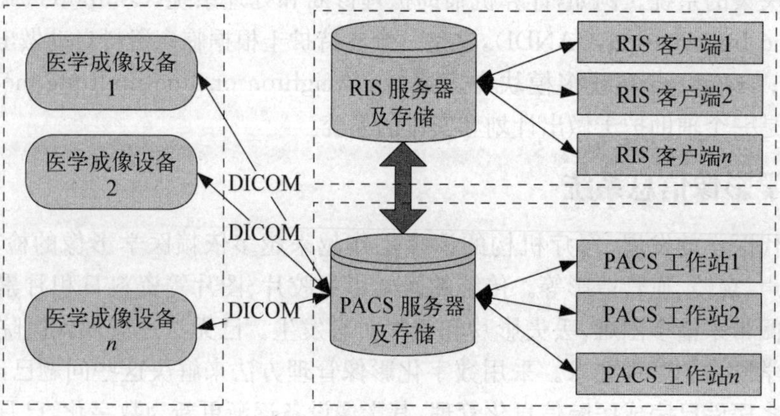

图 5-1 医学影像信息系统结构示意图

5.1.5 实验室信息系统 LIS

检验医学是从人体采集的样本（如血液、排泄物、组织液等）中，获取与健康相关的信息，在医疗保健机构负责这类工作的部门称为临床实验室。

临床实验室，是指目的为诊断、预防，或者治疗任何人类疾病或者损伤，或者为了人类健康而对人类肌体进行生物、微生物、血清、化学、免疫血液、血液、生物物理、细胞、病理或其他检验的机构。其最常见的就是医院检验科、中心实验室。

检验医学是首先应用计算机管理信息的医学领域之一，从早期的检验仪器内部信息处理，到现在支持整个检验业务流程，计算机在加强临床实验室的管理、提高临床检验水平上发挥了重要的作用。医学领域的实验室信息系统(Laboratory Information System，LIS)是为管理检验医学中的信息而设计的信息管理系统，实现检验流程中的信息采集、存储、处理、传输、查询，并提供检验信息分析和诊断支持的计算机软件系统。也可称为临床检验分系统。

随着计算机技术的不断发展，LIS 的信息输入、输出方式趋于多样化，数据分析处理的能力不断增强。LIS 所涉及的内容也越来越多，数据信息包括受检者(病人或体检者)信息、标本信息、检验申请信息、检验结果及结论信息，以及实验室运作、管理的其他辅助信息。

LIS 作为 HIS 的一个专业的应用系统，LIS 需要从 HIS(或 EMR)中获取患者的基本信息、检验申请信息、缴费信息，同时向 HIS(或 EMR)发布检验状态、检验结果、和检验报告等，医生和护士可以通过工作站随时查阅。实验室信息系统结构如图 5－2 所示。

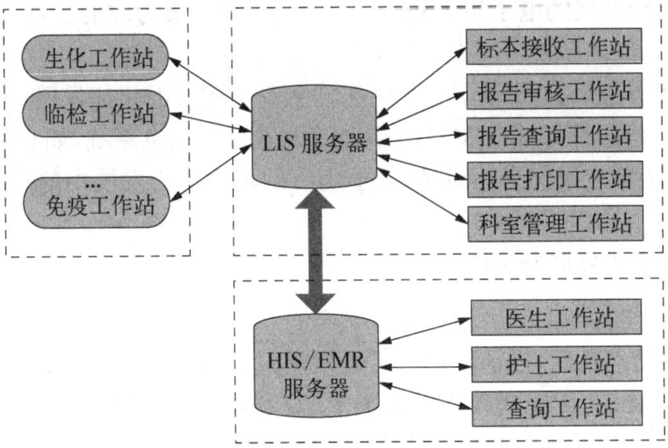

图 5－2　实验室信息系统结构示意图

LIS 具有对实验室、检验科事务性管理功能，可通过医院局域网接受申请、查询和传输病人的一般信息、录入和发送结果报告、打印统计报表等。

LIS 具有对检验申请的自动处理功能，通过阅读医生工作站、EMR 传输来的申请单中的格式化信息，LIS 能够根据检验申请项目、要求，自动给出当日的检验工作计划，安排标本采集人员工作，并对标本进行分组、排序，以充分、高效地利用实验室资源。当采集的标本送达接受处时，系统将自动给标本一个唯一的样本号，这个样本号与病人的标识号(如条形码)形成关联，伴随整个检查过程，确保不出差错。

LIS 具有对标本的自动预处理功能，可以从住院电子医嘱和门诊医生站中直接提取检验项目，取消手工化验申请单。具有条形码识别功能的检验设备直接通过试管上的条形码读取医生申请的化验项目，当检验结果出来后可以保存在 LIS 服务器上，临床和门诊医生即可通过各自的医生工作站调阅病人的检验结果，还可以进行必要的数据分析。门诊病人马上可通过门诊导医台电脑的刷卡查询或打印各自的化验单。整个检验流程除了住院病人需要归档和门诊病人要带走的化验单外，全部实现无纸化和自动化，工作量可以减少 50%以上，缩短了检验结果的报告时间。

LIS 具有自动分析能力，仪器内的微处理器可以控制检测分析过程中的各种参数，分析产生的数据经打印口打印，同时通过接口直接存入 LIS 服务器。LIS 可通过质量控制的标准样本和试剂管理，在后台完成质量控制操作，并对当天的样本进行一次或多次核准，确保检验结果的准确性。LIS 中具有的检验知识库，可根据检验产生的数据，结合病人的其他临床信息(症状、体征、诊断、用药情况、既往检测数据等)，对检验结果做出解释和结论。

5.1.6 医院信息化应用新进展

1. 电子病历快速推进

直接反映电子病历应用情况的门急诊医生工作站系统、病区医生工作站系统和电子病历(EMR)系统，应用比例提升显著，成为发展速度最快的应用。

电子病历应用的发展主要表现在以下四个方面。

(1) 行业对电子病历的认识更趋成熟，电子病历的实施路径更为明确。

(2) 卫计委组织开展的电子病历系统应用水平分级，成为政府推动电子病历发展的重要抓手。

(3) 以电子病历为牵引，带动了整个临床信息系统建设的快速发展，最为典型的有检验信息系统(LIS)、医学影像系统(PACS)。其他专科化临床信息系统，如心电、麻醉、重症监护等，也得到了较大范围应用。与此同时，电子病历的集成成为发展中的热点，集成平台应用开始崭露头角。

(4) 病历书写软件发展基本成熟。

2. 移动应用方兴未艾

(1) 移动技术持续活跃，推动应用与市场发展过去的几年中，无线 WiFi 的速率持续提高，4G 通信成熟普及；以 iPad 为代表的各类 PAD 新品纷呈，智能手机功能越来越强；各类便携式生命体征采集装置越来越多、体积越来越小；无线通信与传感技术相结合的移动医疗物联网概念得到重视。

(2) 医院内部移动应用呈现多样化快速发展态势。三级医院应用无线网络技术、采用 PDA 手持设备和平板电脑的有了显著的发展。

(3) 医院外部移动应用预示了新的发展方向和巨大的发展潜力与移动技术相结合，把医院的服务延伸到院外，创新医疗服务模式。这些应用包括：把生命体征监测与移动通信相结合，面向心脏病、高血压、糖尿病等慢性疾病人群，创新日常健康监护与管理模式；利用广为普及的智能手机，开展挂号预约、结果查询、健康提醒、健康教育等面向居民的就医服务；面向院前急救，通过急救人员便携式终端和远程监护，建立起急救现场、救护车与医院间的急救信息链，创建急救特速绿色通道。这些应用处于尝试、探索发展的初期，但预示了未来网络化医疗的发展方向。

3. 医疗质量监管获得重视

(1) 针对医疗质量管理中的重点问题和特定的管理主题，建立实时化的监测和反馈系统是应用的主要形式。

(2) 对医生医疗行为进行规范化干预是医疗质量监管应用发展的另一形式，借助于医生工作站，将部分医疗质量自动审核功能嵌入到医嘱下达过程中，从源头上规范医疗行为。其中应用较多功几种功能包括：临床路径、手术分级管理、抗生素分级管理、合理用药、医疗保险知识库等。

4. 精细化运营管理成为现实

(1) 建立量化绩效综合评价系统成为医院运营管理的趋势。

(2) 人财物管理系统开启新一轮发展。

(3) 商业智能(BI)工具在少数医院得到应用尝试。

5. 患者服务形式多样

(1) 预约挂号服务在大医院快速推开。

(2) 减少排队、改善就医环境用于挂号、交费、取报告的自助服务系统在大医院门诊较为普遍得到应用。为了解决反复排队交费问题，付费模式不断创新，有的医院与银行联合，建立了持银行卡就诊的“一卡通”模式。用于改善就医环境的排队叫号、就医信息发布等系统也得到了广泛应用。

(3) 与患者沟道的信息渠道得到加强，一些医院建立了出院患者的电话满意度随访系统，在院内应用了自助式患者满意度调查系统。有的医院在挂号、收费、发药等业务窗口引入了在其他服务行业采用的窗口服务满意度评价系统。

6. 区域卫生信息化实质性起步

(1) 卫计委提出“3521”工程卫生信息化框架

在以“3521”工程为主体的“十二五”卫生信息化发展规划中，明确提出建立国家、省、市、县四级卫生信息平台，实现区域卫生信息共享。卫计委出台了基于健康档案的区域卫生信息平台建设指南。

(2) 多个区域卫生信息共享项目建成并起到重要的示范作用

上海、厦门等几个起步较早的城市经多年发展初步建立了区域卫生信息共享平台，多种区域医疗业务模式得到应用示范。与此同时，国家和各地政府设立的区域卫生信息化试点项目纷纷启动建设，呈现出多点并发的态势。

(3) 居民健康卡项目开始启动

配合区域卫生信息化，卫计委启动了居民健康卡工程，其目标是实现居民跨机构个人身份统一标识和电子健康档案的携带问题。

5.2 医学信息相关标准

5.2.1 信息标准化概述

近年来，我国医学信息处理技术得到飞速发展，医院信息系统也跃上了一个新的台阶，整个医药信息系统产业正在迅速的成长和走向成熟。医学信息标准化的问题越来越成为制约信息产业飞速发展的瓶颈。众所周知，没有信息标准化，任何软件产品的大范围推广都有困难，不同部门间的信息交换会严重受限。世界发达国家多年来投入大量人力、物力进行医学信息标准化的工作，取得了令人瞩目的成绩。有许多标准已经被广泛应用，值得我们借鉴。我国医院信息标准工作尽管起步晚、进步慢，但也取得了一些成绩。

狭义的信息标准化是指信息表达上的标准化，实质上就是在一定范围内人们能共同使用的对某类、某些、某个客体抽象的描述与表达。医学信息的标准化是特指信息标准化在医学领域的具体应用。语言文字可能是人类最早实现标准化，并且连续几千年持续不断努力维护其标准化程度的实例。

计算机广泛引入信息处理技术以来，信息标准化的表达方式常常用数字、字符等抽象符号表达，这是因为计算机处理起这些抽象符号，较之信息的其他表达方式（如语言、文字、图形、图像）更节省、更快捷、更方便。

广义的信息标准化不仅涉及信息元素的表达，而且涉及整个信息处理：包括信息传递与通讯、数据流程、信息处理的技术与方法以及信息处理设备等。

1. 信息标准化编码一般特点

信息标准化编码一般拥有以下特点：

(1) 完整性与唯一性

无论一个还是一组客体，在标准化代码中都有且仅有一个确定的代码与其对应。

(2) 科学性

编码的科学性是编码体系赖以生存的基础。人们对某一个客体的分类编码的完成往往依赖于对该客体的本质认识，是人类长期观察、研究、实践、活动的总结。

(3) 权威性

信息标准化最终是要形成一个标准，并被人们在一定范围内认可和应用才能是真正的标准。因此，编码的权威性就成了信息标准化的一个特征。信息标准化工作往往是由具有行政管理权威的部门制定（或者委托专业技术部门）和颁布的，在一定的范围内是强制执行，此类标准的权威性是与生俱来的。

西方发达资本主义国家中有许多标准往往是由一家或几家技术先进的公司率先发起制定和使用，作为企业内标准，然后被其他同业所仿效与遵循，最终成为行业标准直至国家、国际标准，这在新技术产业相当普遍。

(4) 实用性

标准的制定与分类学的研究不同，尽管它应该充分吸收分类学研究的成果，但它首先是为千百万个系统的实际应用而制定的，因此必须充分考虑其实用性。事实证明，如果一味地追求编码的科学性，兼容并蓄各种学派、每个权威的意见，势必导致标准化过程的难产甚至流产。

(5) 可扩展性与可维护性

标准建立之后并不是一成不变的，相反它需要随着客观情况的变化而补充、修改，否则该标准就会因落后而无法使用，最终被淘汰。因此，第一，标准的制定要留有扩展、延拓的余地。第二，要安排人力、财力跟踪维护。

2. 信息标准的分类

信息表达的标准化编码，可以按许多不同的分类标准进行分类。

(1) 按用途分类

按用途分类，信息系统中常见的又可分为机内代码、辅助录入用代码和信息交换用代码。

机内代码，也称为机内交换用代码。此类代码常常是计算机内专用的，并不公开给用户的编码标准。例如，用一个字节代表英文字母数字，用两个字节代表汉字，用四位或六位数字代表院内一种价格的同一种/同一包装的药品等。

辅助录入用代码，也称为助记码。为解决汉字录入的困难及标准编码难于记忆的困难，当前国内计算机信息系统普遍采用了汉语拼音首字母，五笔字型首字母，四角号码助字编码等助记编码方法以辅助及户录入。例如，青霉素以 QMS 代表，汉族以 HZ 代表等。助记码不强调唯一性，因为可以通过计算机初选后经过用户从多个重码进一步确定唯一的个体。

信息交换用代码，机内保存符合标准的分类代码，以便在显示与产出报告时转换为正式名称，辅助查询与分类统计及满足部门间、系统间信息传递与交换的需要。

(2) 按编码原则分类

按编码原则分类，可分为：无分类含义编码、树型分类编码、平面型分类编码，以及混合型编码。

无分类含义编码。此类编码除了代表具体的事物之外，没有任何分类的含义。信息工作者往往忽略此类编码的重要性，而喜欢给予任何编码一定的分类含义，这是不妥当的。例如人员工号，在医院内部每一位工作人员拥有唯一的号码，是计算机信息处理所要求的，但如果赋给此号码以科室、工资组别或其他的分类含义，就会影响到此类编码的长期稳定性，例如职工的部门调动就会要求更改号，如果不改，工号就会失去分类意义。因此，该使用无分类含义编码时应该坚持选用此类编码。

树型分类编码。树型分类编码是经常使用的一种编码原则。树型编码是将客体逐层细化的编码方法。每一个子层的细化只与其上一层有关，而与其他主层无关，就像一棵倒长的树，由树根、树干、树杈直至树叶。

平面型分类编码。平面型分类编码是将客体按照不同的轴向分别编码，每一层面均是面向整修客体集合的，若干个码段之间没有上、下层的关系。例如某医院在给家具编码时，按照家具的类别、拥有者的科别和价值三个层面分类。这三个层面均是全体家具的，没有上下层的关系。无论树编码还是面型编码，其最后一个码段往往是面向具体个体的顺序码，除非该编码体系只要分类，不要个体。

混合型编码。有些编码体系是树型编码与面型编码的混合型编码。例如化学药品(原料、制剂)分类与代码(YY0252—1997)就包含了药品树型分类码，又包含了盐类衍生物、剂型分类的面型分类编码。

5.2.2 国际疾病分类 ICD

1. 概述

国际疾病与相关健康问题统计分类(International Statistical Classification of Diseases and Related Health Problems)，常用简称国际疾病分类(International Classification of Diseases，缩写为 ICD)，是一个提供编号，以对疾病与许多征兆、症状、异常、不适、社会环境与外伤等所做的分类。其由联合国世界卫生组织(World Health Organization，WHO)制定的国际统一的疾病分类方法，它根据疾病的病因、病理、临床表现和解剖位置等特性，将疾病分门别类，使其成为一个有序的组合，并用编码的方法来表示的系统。全世界通用的是第10次修订本《国际疾病与相关健康问题统计分类》（也称《疾病和有关健康问题的国际统计分类》），仍保留了ICD的简称，并被统称为ICD－10（The International Statistical Classification of Diseases and Related Health Problems 10th Revision，ICD－10）。目前WHO已经发布了ICD－11（版本：04/2019），并将于2022年1月1日生效。

ICD已有110年的发展历史，早在1891年为了对死亡进行统一登记，国际统计研究所组织了一个对死亡原因分类的委员会进行工作，1893年该委员会主席Jacques Bertillon提出了一个分类方法《国际死亡原因编目》，此即为第一版。以后基本上为10年修订一次。1940年第6次修订版由世界卫生组织承担该工作，首次引入了疾病分类，并强调继续保持用病因分类的哲学思想。

我国自1981年成立世界卫生组织疾病分类合作中心以来就开始了推广应用国际疾病分类第九次修订本（ICD－9）的工作，并与1987年正式使用ICD－9进行疾病和死亡原因的统计分类。1993年5月，国家技术监督局发布了等效采用ICD－9编制的“疾病分类与代码”。

1994年在日内瓦第10次修改版本在世界得到了广泛的应用，这就是全球通用的ICD－10。2010年WHO发布了最新的ICD－10更新版本。

ICD－10大大扩展了ICD－9，疾病分类的数量与细致程度增加了，并且适应于流行病学及保健评估的需求，编码方式也更加科学实用。首先，分类的名称由“国际疾病分类”改为“疾病和有关健康问题的国际统计分类”，全书由二卷改为三卷，增加了分类章节，扩大了核心内容，由原来的17章变为21章。涉及免疫机制的某些疾病，各章的排列顺序做了适当的调整。其次，ICD－10首次引用了字母编目，由原来的“纯数字编码”改为“字母和数字的混合编码”。ICD－10另一个革新是在某些章接近末尾的类目设立操作后的疾病。再次，ICD－9每章开头不包括“注释”，在ICD－10扩展用于解释各章的某些内容。ICD－10中将星号信息归纳为82个单纯星号的三位数类目中数供选择使用。

2. ICD的分类原理

ICD分类依据疾病的四个主要特征，即病因、部位、病理及临床表现（包括症状体征、分期、分型、性别、年龄、急慢性发病时间等）。每一特性构成了一个分类标准，形成一个分类轴心，因此ICD是一个多轴心的分类系统。

ICD分类的基础是对疾病的命名，没有名称就无法分类。但疾病又是根据它的内在本质或外部表现来命名的，因此疾病的本质和表现正是分类的依据，分类与命名之间存在一种对应关系。当对一个特指的疾病名称赋予一个编码时，这个编码就是唯一的，且表示了特指疾病的本质和特征，以及它在分类里的上下左右联系。

ICD分类编码方法：类目、亚目、细目。类目用一个字母和两位数字编码，例如S82表示小腿骨骨折。亚目用一个字母三位数字和一个小数点编码，例如S82.0表示髌骨骨折。细目用一个字母四位数字和一个小数点编码，例如S82.01表示髌骨开放性骨折。ICD还使用双重分类系统（星号＊和箭头↑分类），其中箭头表示疾病的病因，星号表明疾病的临床表现。

3. ICD应用方法

（1）ICD的分类编码查找

疾病分类编码的操作方法，基本上可分为四个步骤：

① 首先要确定主导词，相当于在图书馆中检索时所用的主导词。

② 确定主导词后，在字母索引中(第三卷)查找编码。

③ 把查到的编码在类目表中(第一卷)核对编码，看是否正确。

④ 对于肿瘤的编码操作，由于要求有两个编码，所以要再次操作

(2) 主导选择

主导词的确定是编码操作环节中重要的一步，其选择方法有以下几条：

① 疾病的主导词主要由疾病诊断中的临床表现担任，常常位于诊断术语的尾部，如日光性皮炎的皮炎，子宫直肠瘘的瘘。

② 疾病的病因，常常可以作为主导词。如结核性脑膜炎的结核性即为主导词。但“细菌”“病毒”不能作为主导词，此时还应以临床表现为主导词，如细菌性肺炎，肺炎是主导词。

③ 以人名或地名命名的疾病或综合征，可以以人名或地名为主导词，如克山病、马方综合征。

④ “综合征”可以为主导词，但修饰词不含人名或地名，如胫前综合征。

⑤ 寄生虫病的主导词要以查“侵染”。

⑥ 以“病”结尾的诊断，首先按全名称查(去除明显的修饰词)，如果查不到，可以将“病”作为主导词。

⑦ 第 15 章(妊娠、分娩和产褥期)是对其并发症的分类，从时间上讲分为三个阶段：妊娠阶段的并发症，以“妊娠”为主导词；分娩阶段的并发症，以“分娩”为主导词；产后阶段的并发症，以“产褥期”为主导词。

⑧ 损伤的编码：如果指出了损伤的类型。以损伤类型为主导词。如脱位、撕裂等；如果指出是砍伤、穿刺伤，属开放性伤口，以“伤口”为主导词；如果没有指出损伤的类型，以“损伤”为主导词，如眼损伤。

⑨ 解剖部位一般不能作为主导词，但当解剖部位前有修饰词时，可以作为主导词。如马蹄型肾、游走性睾丸等。

4. 应用意义

标准化：ICD 使得疾病名称标准化、格式化。这是医学信息化、医院信息管理等临床信息系统的应用基础。

共享性：ICD 使得疾病信息得到最大范围的共享，可以反映国家卫生状况，还是医学科研和教学的工具和资料。

有利于管理：ICD 是医院医疗和行政管理的依据。

有利费用管理：疾病分类是医疗经费控制的重要依据之一。

5.2.3 医学数据交换标准 HL7

1. 概述

HL7(Health Level 7，健康信息交换第七层协议)指的是一组用于在各种医疗服务提供者所使用的软件应用程序之间，传输临床和管理数据的国际标准。这些标准侧重于应用层，即 OSI 模型中的“第 7 层”。HL7 标准由国际标准组织 Health Level Seven International 制作，并被美国国家标准协会和国际标准化组织等其他标准发布机构采用。医院和其他医疗

保健提供者组织通常具有许多不同的信息系统,用于计费记录到患者追踪等所有内容。这些所有的系统在接收新信息时,或者当他们希望检索新息时,应该彼此通信(或"接口"),但并非所有系统都这样做。HL7 International 规定了许多灵活的标准、指南和方法,各种医疗保健系统可以通过这些标准、指南和方法相互通讯。此类指南或数据标准是一组规则,允许以统一和一致的方式共享和处理信息。这些数据标准旨在使医疗保健组织能够轻松共享临床信息。从理论上讲,这种交换信息的能力应该有助于最大限度地减少医疗保健在地理上被隔离和高度变化的趋势。HL7 International 认为以下标准是其主要标准

HL7 的主要应用领域是 HIS/RIS(Radiology Information System,放射信息管理系统),是优化医院放射科工作流程管理的软件系统,一个典型的流程包括登记预约、就诊、产生影像、出片、报告、审核、发片等环节,主要是规范 HIS/RIS 系统及其设备之间的通信,它涉及病房和病人信息管理、化验系统、药房系统、放射系统、收费系统等各个方面。

Health Level 7 中的"Level 7"是指 OSI 的七层模型中的最高一层,第七层。但这并不是说它遵循 OSI 第七层的定义数据元素,它只是用来构成它自己的抽象数据类型和编码规则。它也没有规定规范说明如何支持 OSI 第一至第六层的数据。HL7 的宗旨是开发和研制医院数据信息传输协议和标准,规范临床医学和管理信息格式,降低医院信息系统互连的成本,提高医院信息系统之间数据信息共享的程度。

2. 发展史

HL7 是 1987 年开始发展起来的一个专门规范医疗机构用于临床信息,财务信息和管理信息电子信息交换的标准。它特别适合于解决不同厂商开发的医院信息系统、临床实验室系统及药学信息系统之间的互联问题。

自 1994 年 6 月,HL7 小组正式受美国国家标准化所委托设计 HL7 国家标准。目前使用的是 2.4 版。有超过 1 500 所医院、专业组织、卫生行业以及几乎所有的卫生保健信息系统的开发者与供应商支持 HL7 标准。其目标是共同的:简化由不同的计算机应用厂商所提供的软件之间接口界面设计和实现的复杂性。

HL7 是信息交换标准,信息表达的标准化、代码化是信息交换的基础。这二者之间的关系类似于单词与句子之间的关系。在我国,在引进 HL7 标准的同时,要特别强调信息表达的标准化,否则 HL7 是用不好的。

3. HL7 标准协议的目标

HL7 作为标准,它是开放系统互联(OSI)七层协议第七层(应用层)的协议。是作为规范各医疗机构之间,医疗机构与病人、医疗事业行政单位、保险单位以及其他单位之间各种不同信息系统之间进行医疗数据传递的标准。

作为信息交换标准,HL7 自 1987 年发布 V1.0 版后相继发布了 v2.0、v2.1、v2.2、v2.3、v2.3.1,2000 年发布了 v2.4 版,现已用 XML 开发了 v3.0 版,但 HL7 v2.4 版本仍是 ANSI 正式发布的版本。HL7 目标:

① HL7 标准应该支持各种技术环境下的数据交换,同时也应支持各种编程语言和操作系统,以及支持各种通讯环境。

② 同时支持单数据流和多数据流两种通讯方式。

③ 最大限度兼容性,预留了供不同使用者使用的特殊的表、编码定义和消息段(例如:

HL7 的 Z-segments)。

④ 标准必须具有可扩展性,以支持新的要求,这包括协议本身的扩展及与现有系统和新系统的兼容。

⑤ 标准应该是在充分参考现有的产品通信协议基础上,被广泛接受的工业标准。

⑥ HL7 的长期目标就是制定一种用于医疗机构电子数据交换的标准或协议。

4. 信息模型

(1) 数据交换的基本原理

HL7 规范是基于国际标准化组织 ISO 所公布的网络开放式互联参考模型 OSI/RM 应用层的医学信息交换协议指定的关键数据交换的格式。对于不同格式的应用程序数据,首先按照 HL7 标准的语法规则转换成各个系统都可以识别的标准数据格式—信息,然后按照一定的网络传输协议,如通过 FTP、TCP/IP 等协议传送到接收方;接收方系统在应用层上进行相应的应答并进行一定的有效性验证,信息通过有效性验证后送到应用程序,再按照 HL7 标准进行解析,将信息转换为应用程序数据,从而实现异构信息系统之间的数据交换,其实现原理如图 5-3 所示。

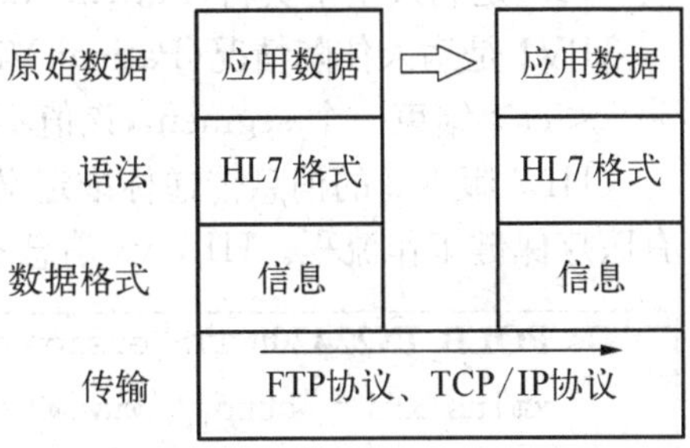

图 5-3　基于 HL7 标准的数据交换原理

(2) HL7 的编码标准

HL7 标准包含 256 个事件、116 个消息类型、139 个段、55 种数据类型、408 个数据字典,涉及 79 种编码系统。

HL7 通讯协议中,有四个最基本的术语概念:

① 触发事件(trigger events):当现实世界中发生的事件产生了系统间数据流动的需求,则称其为触发事件。

② 消息(message):它是系统间传输数据的最小单位,由一组有规定次序的段组成。每个消息都是用一个消息类型来表示其用途。

③ 段(segment):它是数据字段的一个逻辑组合。每个段都用一个唯一的三字符代码所标志,这个代码称作段标志。

④ 字段(field):它是一个字符串,是段的最小组成单位。

在 HL7 通讯协议中,消息(Message)是数据在系统之间交换的基本单元,每条消息都有各自的消息类型(V2.4 共有 112 种),用于定义消息目的、消息类型中有触发事件。一个消息由多个段(Segment)组成,每一段都有相应的名称,用于界定其内容或功能(V2.4 共有 138 种)。

而一个段又由多个数据字段(Data Field)组成。一个消息中的第一个段总是消息头段(Message head segment),它指明了发送和接收的程序名、消息类型以及一个唯一的消息 ID 号码等,接下去段的构成由消息的类型决定。例如,PID 段(Patient Identification Data)包括姓名、地址、社会保险号等。一个数据字段又有可能由多个组件组成。有些消息可进一步由事件码(event code)细分。

HL7 v2.x 允许电子病人管理系统(PAS)、电子实践管理(EPM)系统、检验资讯系统(LIS)、膳食、药剂部和计费系统,以及电子病历(EMR)或电子健康纪录(EHR)之间的互操作性,以下为一个 HL7 消息实例(V2.4)。

实际信息:转院患者,患者王海于 2002 年 12 月 1 日上午 11 点 12 分由 301 医院急诊室转往北医三院急诊外科李四。301 医院转诊系统转诊确认后 2 分钟向北医三院发出患者转诊信息和患者基本情况:张三,身份证号 110108197404012346,男性,住址:海淀区复兴路 38 号,电话:85591234。转成 HL7 消息后为:

```
MSH|^? ~\\&|005^急诊室|0802^301 医院|0052^急诊外科|0801^北医三院?
PID|||330108197404012346||张三|19740401|男||C|海淀区^复兴路^38 号
PV1||急诊外科||||0007^李四|||急诊科|<cr>?
```

其中,MSH 是消息头(Message Header);

EVN 是事件类型(Event Type);

PID 是病人基本资料(Patient Identification);

PV1 是病人住院情况(Patient Visit);

<cr>结束一个 segment,该值不能被执行者改变。

HL7 版本 3 的消息传递标准定义了一系列安全文本消息(称为"interactions")以支持所有医疗保健工作流程。HL7 v3 消息基于 XML 编码语法,如以下范例。

```
<POLB_IN224200 ITSVersion = "XML_1.0" xmlns = "urn:hl7-org:v3"
  xmlns:xsi = "http://www.w3.org/2001/XMLSchema-instance">
  <id root = "2.16.840.1.113883.19.1122.7" extension = "CNTRL-3456"/>
  <creationTime value = "200202150930-0400"/>
  <!-- The version of the datatypes/RIM/vocabulary used is that of May 2006 -->
  <versionCode code = "2006-05"/>
  <!-- interaction id = Observation Event Complete, w/o Receiver
Responsibilities -->
  <interactionId root = "2.16.840.1.113883.1.6" extension = "POLB_IN224200"/>
  <processingCode code = "P"/>
  <processingModeCode nullFlavor = "OTH"/>
  <acceptAckCode code = "ER"/>
  <receiver typeCode = "RCV">
    <device classCode = "DEV" determinerCode = "INSTANCE">
      <id extension = "GHH LAB" root = "2.16.840.1.113883.19.1122.1"/>
      <asLocatedEntity classCode = "LOCE">
        <location classCode = "PLC" determinerCode = "INSTANCE">
          <id root = "2.16.840.1.113883.19.1122.2" extension = "ELAB-3"/>
        </location>
      </asLocatedEntity>
    </device>
  </receiver>
  <sender typeCode = "SND">
```

```
      <device classCode="DEV" determinerCode="INSTANCE">
        <id root="2.16.840.1.113883.19.1122.1"  extension="GHH OE"/>
        <asLocatedEntity classCode="LOCE">
          <location classCode="PLC" determinerCode="INSTANCE">
            <id root="2.16.840.1.113883.19.1122.2" extension="BLDG24"/>
          </location>
        </asLocatedEntity>
      </device>
    </sender>
    <! -- Trigger Event Control Act & Domain Content -->
</POLB_IN224200>
```


5.2.4 医学数字成像和通信标准 DICOM

在医学影像信息学的发展和PACS(Picture Archiving and Communication Systems,影像归档和通信系统)系统的研究过程中,由于医疗设备生产厂商的不同,造成与各种设备有关的医学图像存储格式、传输方式千差万别,使得医学影像及其相关信息在不同系统、不同应用之间的交换受到严重阻碍。因此PACS必须解决的主要技术问题就是统一各种数字化影像设备的图像数据格式和数据传输标准。为此,由美国放射学会(American College of Radiology,ACR)和国家电子制造商协会(National Electrical Manufacturers' Association,NEMA)为主制定了一个专门用于数字化医学影像传送、显示与存储的标准,ACR-NEMA联合委员会于1985年发布了最初的1.0版本,又分别于1986年10月和1988年1月发布了校订No.1和校订No.2。1988年该委员会推出2.0版本,到1993年发布的DICOM标准3.0,并已发展成为医学影像信息学领域的国际通用标准。

1. 概述

DICOM(Digital Imaging and Communications in Medicine)标准中涵盖了医学数字图像的采集、归档、通信、显示及查询等几乎所有信息交换的协议;以开放互联的架构和面向对象的方法定义了一套包含各种类型的医学诊断图像及其相关的分析、报告等信息的对象集;定义了用于信息传递、交换的服务类与命令集,以及消息的标准响应;详述了标识各类信息对象的技术;提供了应用于网络环境(OSI或TCP/IP)的服务支持;结构化定义了制造厂商的兼容性声明(Conformance Statement)。

DICOM标准的推出与实现,大大简化了医学影像信息交换的实现,推动了远程放射学系统、图像管理与通信系统(PACS)的研究与发展,并且由于DICOM的开放性与互联性,使得与其他医学应用系统(HIS、RIS等)的集成成为可能。

DICOM被广泛应用于放射医疗,心血管成像以及放射诊疗诊断设备(X射线、CT、核磁共振、超声等),并且在眼科和牙科等其他医学领域得到越来越深入广泛的应用。在数以万计的在用医学成像设备中,DICOM是部署最为广泛的医疗信息标准之一。当前大约有百亿级符合DICOM标准的医学图像用于临床使用。

自从1985年DICOM标准第一版发布以来,DICOM给放射学实践带来了革命性的改变，X 光胶片被全数字化的工作流程所代替。就像 Internet 成为信息传播应用的全新平台，DICOM 使“改变临床医学面貌”的高级医学图像应用成为可能。比如在急诊科中，心脏负荷测试，乳腺癌的检查，DICOM 为医生和病人服务，是医学成像有效工作的标准。

在所有的用途上都是使用相同的格式，包括了网络应用和档案处理，和其他格式不同的是，它统合了所有的资讯在同一个资料内，也就是说，如果有一张胸腔 X 光影像在某医生的病人个人资料内，这个影像绝不可能意外地再从他的病人资料中分离。

DICOM 的档案是由标准化且自由形式的开头再加上一连串的影像数据，单一个 DICOM 的物件只包含一张影像，但是此影像可能会有多个套图，这是为了能储存动态影像以及其他复图形式的资料，影像资料可以经压缩用在其他的格式上，包括了 JPEG、JPEG Lossless、JPEG 2000、LZW 和 Run-length encoding (RLE)。

2. DICOM3.0 标准文件内容概要

第一部分：引言与概述，简要介绍了 DICOM 的概念及其组成。

第二部分：兼容性，定义了声明 DICOM 要求制造商精确地描述其产品的 DICOM 兼容性，即构造一个该产品的 DICOM 兼容性声明，它包括选择什么样的信息对象、服务类、数据编码方法等，每一个用户都可以从制造商处得到这样一份声明。

第三部分：利用面向对象的方法，定义了两类信息对象类，普遍性、复合型。

第四部分：服务类，说明了许多服务类，服务类详细论述了作用于信息对象上的命令及其产生的结果。

第五部分：数据结构及语意，描述了怎样对信息对象类和服务类进行构造和编码。

第六部分：数据字典，描述了所有信息对象是由数据元素组成的，数据元素是对属性值的编码。

第七部分：消息交换，定义了进行消息交换通讯的医学图像应用实体所用到的服务和协议。

第八部分：消息交换的网络通信支持，说明了在网络环境下的通信服务和支持 DICOM 应用进行消息交换的必要的上层协议。

第九部分：消息交换的点对点通讯支持，说明了与 ACR—NEMA2.0 兼容的点对点通讯的服务和协议。

第十部分：用于数据交换的介质存储方式和文件格式。

第十一部分：介质存储应用框架。

第十二部分：便于数据互换的介质格式和物理介质。

第十三部分：打印管理的点对点通讯支持。

第十四部分：亮度[灰度]色标显示功能标准。

第十五部分：安全性概述。

第十六部分：绘制资源目录。

3. DICOM 数据集及文件格式

DICOM 文件是指按照 DICOM 标准而存储的医学文件。SOP 指服务-对象(Service-Object Pair)。DICOM 文件后缀是.dcm，一般由一个 DICOM 文件头和一个 DICOM 数据集合组成。

DICOM 头文件包含了标志数据集合的相关信息。每个 DICOM 文件都必须包括该头文件，并且该文件头信息位于文件的开头，用于描述该文件所封装的数据集。头文件由 128 个字节的前同步字符、4 个字节的 DICOM 前缀和一系列文件头信息元素组成。头文件中还包含其他一些信息，例如文件的传输格式、生成该文件的应用程序等。

DICOM 标准的第五部分介绍它的数据结构，它定义了数据集(Data Set)来保存前面所介绍的信息对象定义(IOD)，数据集又由多个数据元素(Data Element)组成。每个数据元素描述一条信息(所有的标准数据元素及其对应信息在标准的第六部分列出)，它由对应的标记(8 位 16 进制数，如(0008，0016)，前 4 位是组号(Group Number)，后 4 位是元素号(Element Number)确定 DICOM 数据元素分为两种，即：

(1) 标准(Standard)数据元素，组号为偶数，含义在标准中已定义。

(2) 私有(Private)数据元素，组号为奇数，其描述信息的内容由用户定义。

在 DICOM 数据集中，按照传输顺序，也就是标记符的大小顺序，排列着许多数据元素。每个数据元素由多个数据域(fields)组成，其中必需的三个域分别是数据元素标记(Tag)、数值长度(value length)和数值域(value field)，而数值表示域(VR)是可选域，它指明了该数据元素的数据类型，在十几种根据传输语法的要求加入或者省略，如图 5-4 所示。

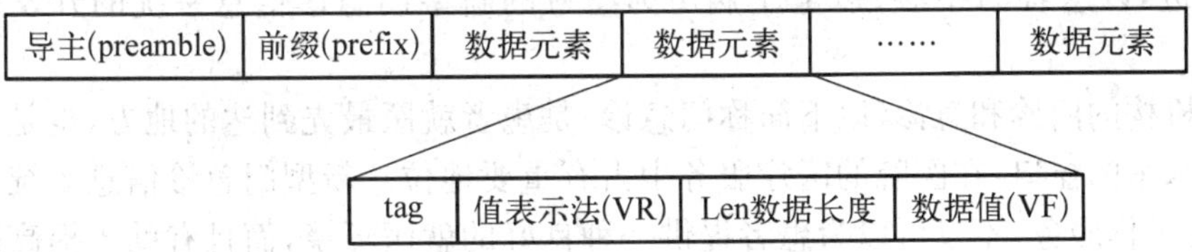

图 5-4 DICOM 文件格式

DICOM 标准的第十部分介绍了截止存储和文件格式。DICOM 文件是 DICOM 数据集的封装，由 DICOM 文件头信息和描述 DICOM SOP 类实例的数据集组成。每一个 DICOM 文件包含了一个 SOP 类的实例。

习 题

1. 名词解释

(1) 医院信息化 (2) 医院信息系统 (3) ICD (4) HL7 (5) DICOM

2. 简答题

(1) 医院信息系统如何分类？常用的医院信息系统有哪些？

(2) ICD 的分类原理是什么？有什么应用的意义？

(3) 请描述 HL7 的信息模型、作用。

(4) DICOM 的作用和意义是什么？

第6章 门急诊管理信息系统

在互联网与信息技术交融应用时代，各行各业基于“互联网＋”实现业务流程再造与服务管理方式变革。信息管理系统强大的数据收集、统计和分析功能，不仅可以提高相关机构无纸化办公效率，还可实现相关业务流程间的高效协同与集成。随着数字化医院建设的逐步推进，以患者为中心、以电子病历为纽带的新型门急诊信息系统的开发应用正在兴起。

医疗机构的门诊和急诊(以下简称门急诊)是患者就医最先到达的地方，也是衡量一个医院服务水平的窗口，在医院的医疗服务中占有重要地位。新型门急诊信息系统实现一体化、协调性工作服务，不仅可以为患者提供一种良好的就医环境，而且有助于提高医院的服务质量和工作效率，为打造“智慧医院”及信息化医疗新格局奠定重要基础。

6.1 门急诊管理信息系统概述

医院的门急诊工作是医院业务的重要组成部分，它是医院服务的主要窗口，是医院树立良好形象、参与医疗市场竞争的窗口和阵地，也是医院业务收入的重要来源。

6.1.1 业务流程

随着我国医疗信息化的发展，门急诊管理信息系统经历了从单机到网络、由局部业务到整体业务、由以收费信息为核心到以患者信息为核心的发展变化。虽然各医院的管理模式有所区别，但各医院门急诊的业务流程却极为类似。

门急诊管理信息系统的业务流程，如图 6－1 所示。

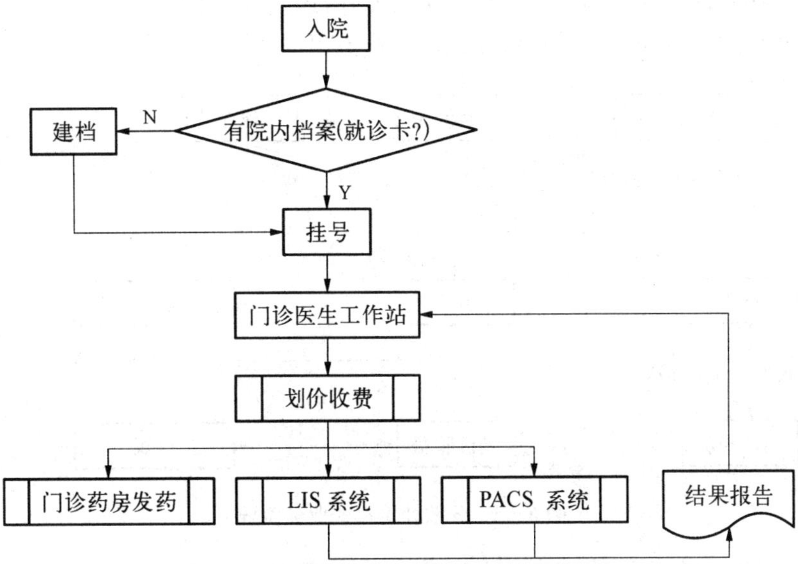

图 6-1　门急诊管理信息系统的业务流程

患者在就诊时采用发放诊疗卡或者使用医保卡进行身份登记，患者进行身份登记后进行挂号，自动分诊后等候医生就诊；医生通过询问患者病情、体检、诊断、开具门诊医嘱等环节为患者诊治，患者根据医嘱前往收费处划价缴费后，最后完成检查、检验、治疗和手术等诊疗过程。

不同医院根据各自的需求，在现有工作流程的基础上分为集中计价、分散计价和综合门诊医生工作站三种工作模式。

1. 集中计价

集中计价模式的业务流程，如图 6-2 所示。

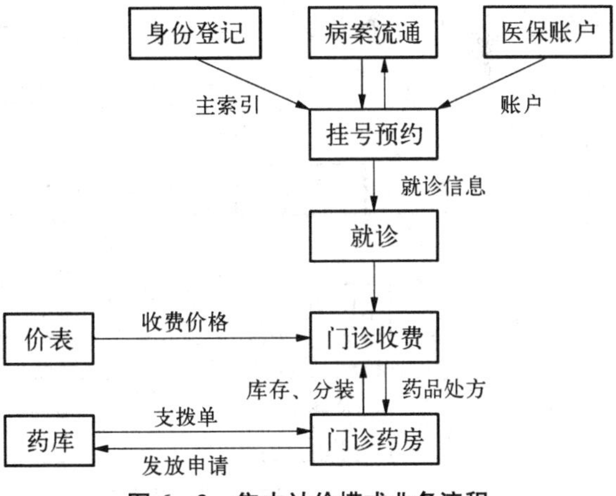

图 6-2　集中计价模式业务流程

(1) 患者到挂号处进行预约挂号或直接挂号。对首次就诊患者，挂号处需为患者建立主索引信息；对医保患者，可从医保账户系统中自动提取患者的账户信息。

(2) 患者到相应的挂号科室后，经自动分诊后在相应诊室候诊，医生根据顺序进行看诊、书写病历、开具检查、检验申请单、治疗单和处方等一系列操作。

(3) 患者到收费窗口划价交费后，即可去相应科室执行检查、药房取药等。

此模式的弊端是门诊收费窗口压力大，特别是在门诊高峰期，由于挂号和收费均在门诊进行，容易出现患者排队等待的现象，造成患者就医体验较差。

2. 分散计价

当有些科室有单独计价的需求时，可将部分检查治疗项目的计价放在各自科室执行。

因此系统除了挂号预约、门诊收费、门诊药房功能外，还应该具有科室计价功能，且计价后的信息可直接共享到收费处。分散计价模式的工作流程，如图6-3所示。

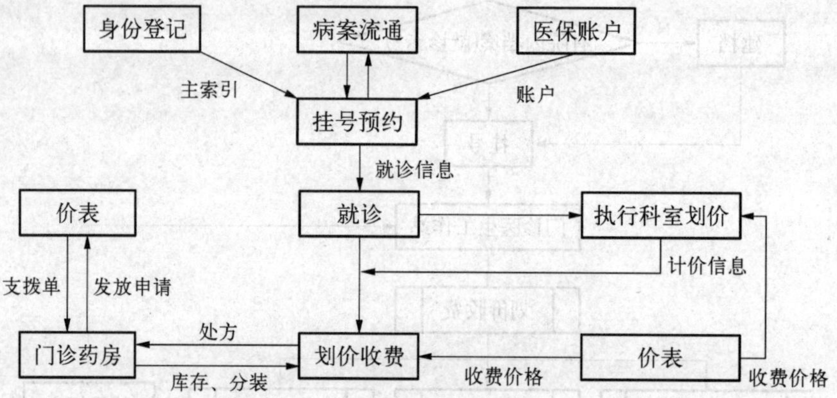

图6-3 分散计价模式业务流程

分散计价模式与集中计价模式的主要区别是：对需要由执行科室计价的项目，患者应到相应执行科室计价，然后去收费窗口通过就诊号直接调用执行科室计价信息进行收费，收费后患者到执行科室接受诊治；对一般项目，分散计价模式和集中计价模式的流程相同。由分析可知，该模式可降低患者的等待时间，提高患者的就医感受。

3. 综合门诊医生工作站

在综合门诊医生工作站模式中，门诊医生不仅可以登记病史、开具检查、检验申请、诊疗单、处方、诊断等，而且单独计价科室将各项目的收费明细做成模板，门诊医生在开单时可直接调用，患者只需去收费窗口一次性计价交费。收费窗口只需对有需要的患者结算、打印门诊发票。采用综合门诊医生工作站系统的工作流程，一般如图6-4所示。

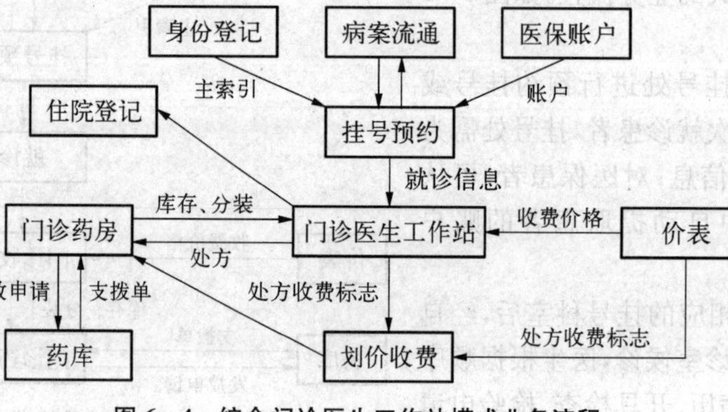

图6-4 综合门诊医生工作站模式业务流程

患者就诊流程如下。

● 患者来院就诊时，直接持卡就医，若没有卡则先到门诊处制卡；患者可在门诊挂号，也至分诊处挂号。

● 患者到诊室候诊，门诊医生工作站自动显示已挂号未就诊的患者信息，医生据此为就诊患者生成新的就诊病历，通过门诊医生工作站书写门诊病历，开具检查/检验申请单、治疗单和处方等。申请单直接传至相关检查/检验科室，处方传至药房。

● 患者到门诊收费窗口，收费窗口通过患者的就诊号直接调用医生开单时产生的计价信息，核实无误后收费，收费后患者到相应科室接受诊治。

● 根据医生传送的处方信息，持卡患者凭就诊卡或发票取药。

● 对有需要的患者门诊收费可进行结算处理：汇总患者本次就诊期间的所有划价收费信息，打印门诊发票。

6.1.2　功能概述

门急诊业务的特点是就诊患者多、就诊环节多、接诊时间短、患者高峰期集中，门急诊业务要求每周7天，每天24小时不间断提供，且门急诊医生变化频繁。针对门急诊业务的这些特点要求门急诊信息管理系统的功能应覆盖以下目标：

① 操作简便、快捷、可行，避免和减少操作员的人为差错；

② 方便患者就诊，缩短就诊时间，减少排队现象；

③ 能进行患者的身份管理，建立患者的健康档案；

④ 在医生工作站录入信息，以患者信息为中心；

⑤ 门诊的各环节实现电脑化管理；

⑥ 与住院、检验、技诊等子系统建立数据共享机制和接口。

6.1.3　门急诊管理信息系统的组成

根据门急诊管理信息系统的业务需求，门急诊管理信息系统主要由门急诊挂号、划价收费、医生工作站、数据及功能维护、信息查询和报表等模块组成。门急诊管理信息系统的组成，如图6-5所示。

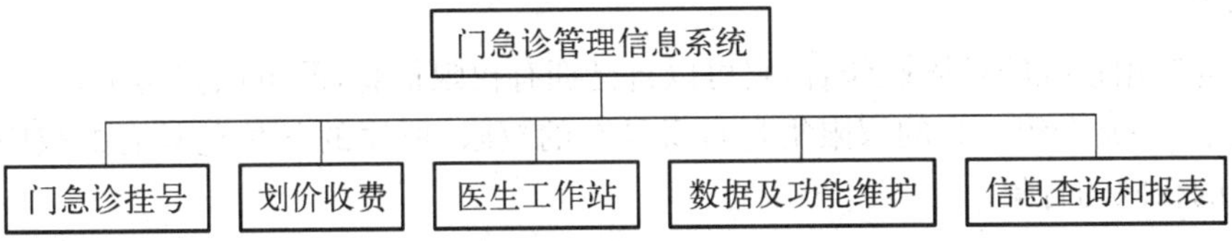

图6-5　门急诊管理信息系统的组成

1. 门急诊挂号

门急诊挂号系统直接为门急诊患者服务，建立患者标识码，减少患者排队时间，提高挂号工作效率和服务质量是其主要目标，包括挂号、退号、处理号表、患者档案管理、查询统计等基本功能。

2. 划价收费

划价收费系统也是直接为门急诊患者服务的，提高划价收费的效率和服务质量，减轻工作强度，优化执行财务监督制度的流程是其主要目标，包括门急诊划价、收费、退费、打印报销凭证、结账、统计等功能。

3. 门急诊医生工作站

门急诊医生工作站的主要功能是辅助医生给患者开医药处方、技诊申请，并记录医生处理信息的登记以及相关的报表统计与查询的工作，对医嘱信息进行处理供相关科室使用。门急诊医生工作站与门急诊挂号收费系统、医技科室信息系统、住院结算信息系统的软件接口。

4. 数据及功能维护

数据维护主要包括挂号科室维护、科室排班维护、医生排班维护、医生科室对照、发药药房设置、报表格式设置、就诊号设置、门诊号设置、票据号码设置、药品信息下载等。功能维护包括用户管理、权限管理、密码修改等。

5. 信息查询和报表

信息查询包括医保查询、挂号信息查询和收款发票查询。医保查询功能包括门诊结算明细、门诊结算汇总、非正常退费；挂号信息查询可以根据条件查询挂号信息；收款发票查询可以根据条件查询收款发票。

报表包括性质汇总表、挂号分科统计表、医生挂号统计表、门诊医生核算表、门诊医技核算表。

6.2 权限管理设计

6.2.1 相关概念

只要是有用户和密码的系统都需要权限管理。权限管理的相关概念如下：

1. 权限

权限，一般指根据系统设置的安全规则或者安全策略，用户仅可访问被授权的资源。

2. 用户

用户为应用系统的具体操作者，它可以自己拥有权限信息，既可以归属于 $0\sim n$ 个角色，又可归属于 $0\sim n$ 个组。它的权限集是自身具有的权限、所属的各角色具有的权限、所属的各组具有的权限的合集。

3. 角色

角色是用于对许多拥有相似权限的用户进行分类管理，如系统管理员、管理员、用户、访客等角色。

4. 组

为了更好地管理用户，对用户需进行分组归类，简称为用户分组。组具有上下级关系，可以形成树状视图。在实际情况中，我们知道，组也可以具有自己的角色信息、权限信息。类似 QQ 用户群，一个群可以有多个用户，一个用户也可以加入多个群。每个群具有自己的权限信息，如查看群共享。QQ 群也可以具有自己的角色信息，如普通群、高级群等。

用户与权限、角色、组之间的关系都是多对多的关系。

6.2.2 系统功能

门急诊管理信息系统中通过用户组实现不同用户的权限设计。

1. 系统用户组权限设置

门急诊收费处用户组的权限可以通过系统用户组权限进行设置，如图 6-6 所示。门诊收费处的用户组可以利用复选框灵活地为其设置系统管理、挂号、收费等权限。

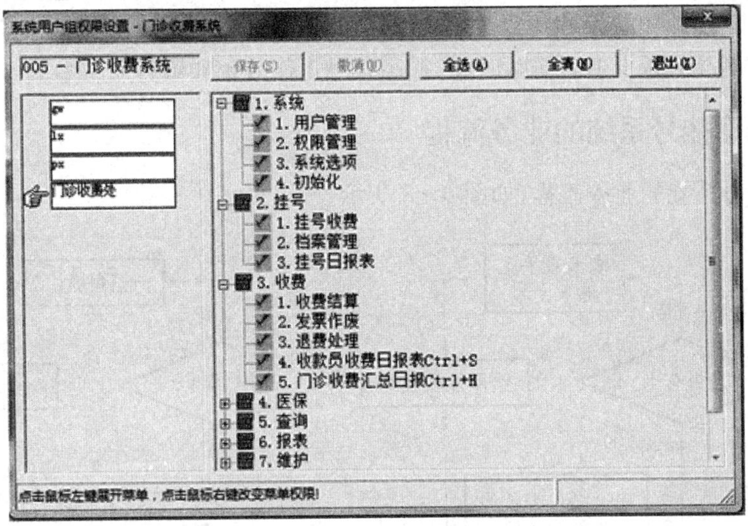

图 6-6　用户组权限

2. 用户管理设置

通过用户管理设置的功能实现添加用户组，以及为不同用户组增删用户，如图 6-7 所示。

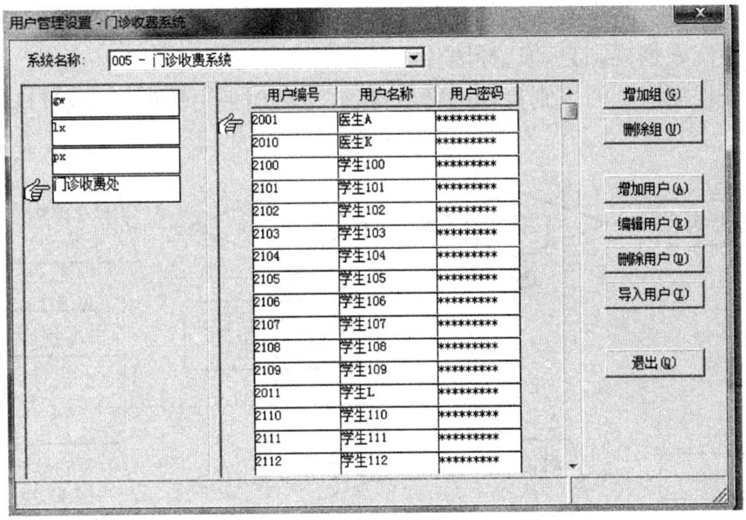

图 6-7　用户管理

6.3 门急诊挂号系统

门急诊挂号系统是用于医院门急诊挂号处工作的计算机应用程序，包括预约挂号、窗口挂号、处理号表、统计和门诊病历处理等基本功能。门急诊挂号系统直接为门急诊患者服务，建立患者标识码、减少患者排队时间、提高挂号工作效率和服务质量是其主要目标。

6.3.1 门急诊挂号系统的业务流程

门急诊挂号系统的业务流程，如图 6-8 所示。

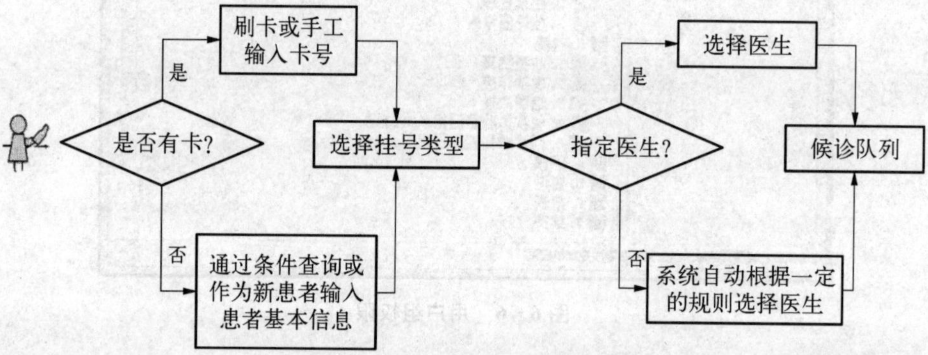

图 6-8 门急诊挂号系统的业务流程

患者到医院挂号时，首先判断患者是否有就诊卡或者医保卡，若患者有卡则通过刷卡或者输入卡号为患者挂号；若患者无卡，则作为新患者输入患者信息的方式申请就诊卡，或者为老患者补卡后挂号。若患者需要指定医生，则选择相应医生挂号后，进入就诊队列，患者不指定医生则系统根据规则自动选择医生。

挂号后系统根据医院的规则自动进行分诊，在必要时还可临时调整，分诊流程如图 6-9 所示。

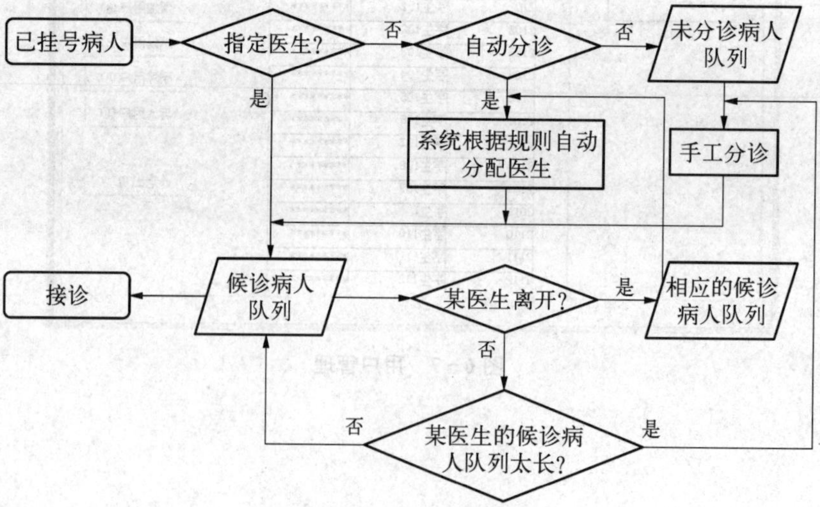

图 6-9 分诊流程示意图

6.3.2 门急诊挂号系统功能

门急诊挂号系统在整个医院信息管理系统中占据首要位置。门诊挂号系统不仅可以收集患者的信息资料，如姓名、年龄、职业、性别、电话号码、地址等，而且具有挂号、换号和退号等功能。患者挂号后其信息可自动存档及自动转到划价收费处、药房、门急诊医生工作站，方便后续工作的开展。具体功能如下：

1. 初始化功能

包括建立医院工作环境参数、诊别、时间、科室名称及代号、号别、号类字典、专家名单、合同单位和医疗保障机构等名称。

2. 号表处理功能

号表建立、录入、修改和查询等功能。

3. 挂号处理功能

① 支持医保、公费、自费等多种身份的患者挂号；

② 支持现金、刷卡等多种收费方式；

③ 支持窗口挂号、预约挂号、电话挂号、自动挂号功能。挂号员根据患者请求快速选择诊别、科室、号别、医生，生成挂号信息，打印挂号单，并产生就诊患者基本信息。

4. 退号处理功能

能完成患者退号，并正确处理患者看病日期、午别、诊别、类别、号别以及应退费用和相关统计等。

5. 查询功能

能完成预约号、退号、患者、科室、医师的挂号状况、医师出诊时间、科室挂号现状等查询。

6. 门诊病案管理功能

① 门诊病案申请功能：根据门诊患者信息，申请提取病案；

② 反映提供病案信息功能；

③ 回收、注销病案功能。

7. 门急诊挂号收费核算功能

能及时完成会计科目、收费项目和科室核算等功能。

8. 门急诊患者统计功能

能实现提供按科室、门诊工作量统计的功能。

9. 系统维护功能

能实现患者基本信息、挂号费用等维护。

6.3.3 门急诊挂号系统的运行要求

（1）系统响应速度能够满足门诊挂号要求；

（2）系统应设置使用权限、操作员授权等功能，增加系统安全性。

6.4 门诊医生工作站

门诊医生工作站是医院传统的医嘱及计费向门诊的延伸，它处于医院信息系统的中心位置，是临床诊疗部分功能的最集中体现。

6.4.1 门诊医生工作站的业务流程

门诊医生工作站的业务流程，如图 6－10 所示。

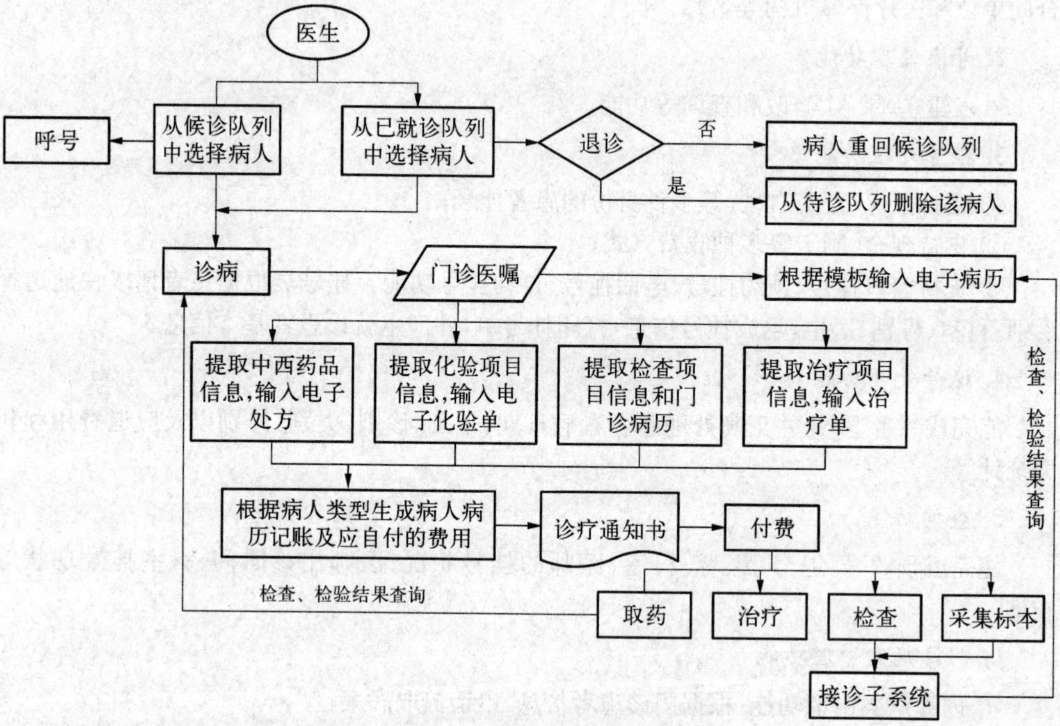

图 6－10 门诊医生工作站的业务流程

患者挂号成功后，医生在诊室接诊。医生登录系统后，系统首先判断该医生是否在当天门诊医生出诊排班计划表中，确认无误后，医生在候诊队列中选择首位患者，以语音和屏幕显示的方式提醒患者应进入医生诊室就诊（叫号），同时对已叫号但还未进入诊室的患者再次进行提醒。患者进入诊室后开始就诊过程，医生可以输入处方、检验、检查、治疗等各种申请单，书写病历。如果是复诊患者，系统中应存有检查、检验结果或影像照片，医生根据各种医学证据下诊断。

6.4.2 门急诊医生工作站功能

卫计委 2002 年颁发的《医院信息系统基本功能规范》（下称《规范》），新增加了医生工作站，并将其作为临床信息系统的构成部分。它对医生工作站系统的定义是“协助医生完成日常医疗工作的计算机应用程序”。《规范》分别为“门诊医生工作站分系统”和“住院医生工作站分系统”具体制定了各自的功能。

门急诊医生工作站的主要功能有：

1. 自动获取或提供信息

通过门诊医生工作站可以自动获取或提供如下的信息：

① 患者基本信息：就诊卡号、病案号、姓名、性别、年龄、医保费用类别等。

② 诊疗相关信息：病史资料、主诉、现病史、既往史等。

③ 医生信息：科室、姓名、职称、诊疗时间等。

④ 费用信息：项目名称、规格、价格、医保费用类别、数量等。

⑤ 合理用药信息：常规用法及剂量、费用、功能及适应证、不良反应及禁忌证等。

2. 支持医生的诊疗活动

支持医生处理门诊记录、检查、检验、诊断、处方、治疗处置、卫生材料、手术、收入院等诊疗活动。

3. 支持处方的自动监测和咨询

处方的自动监测和咨询功能主要包括药品剂量、药品相互作用、配伍禁忌、适应证等。

4. 支持字典、医嘱模板及相应的编辑功能

提供医院、科室、医生常用临床项目字典、医嘱模板及相应编辑功能。

5. 支持医嘱的审核和作废

自动审核录入医嘱的完整性，记录医生姓名及时间，一经确认不得更改，同时提供医嘱作废功能。

6. 支持医嘱备注功能

所有医嘱均提供备注功能，医师可以输入相关注意事项。

7. 支持医生查询相关资料

支持医生查询相关资料：历次就诊信息、检验检查结果，并提供比较功能。

8. 支持核算就诊费用

自动核算就诊费用，支持医保费用管理。

9. 提供打印功能

提供打印功能，如处方、检查检验申请单等，打印结果由相关医师签字生效。

10. 提供医生权限管理

医生的权限管理，如部门、等级、功能等。

11. 自动向相关部门传送信息

自动向有关部门传送信息检查、检验、诊断、处方、治疗处置、手术、收住院等诊疗信息，以及相关的费用信息，保证医嘱指令顺利执行。

6.4.3 门诊医生工作站的运行要求

(1) 门诊医生工作站不能代替医生做决策，也不应该限制医生的决策行为。

(2) 在门诊医生工作站产生的各种医嘱信息是门诊药房、检验检查、门诊收费等系统的基本数据来源，在联网运行中，要求数据准确可靠、速度快、保密性强，系统要求具有软、硬件应急方案，发生故障时应急方案的启动时间应少于 5～10 分钟。

6.5 门急诊划价收费系统

门急诊划价收费系统是用于处理医院门急诊划价和收费的应用程序，包括门急诊划价、收费、退费、打印报销凭证、结账、统计等功能。医院门诊划价收费系统直接为门急诊患者服务，减少患者排队时间、提高划价、收费工作的效率和服务质量、减轻工作强度、优化执行财务监督制度流程是该系统的主要目标。

6.5.1 门急诊划价收费系统的业务流程

门急诊划价收费系统的业务流程，如图 6 - 11 所示。

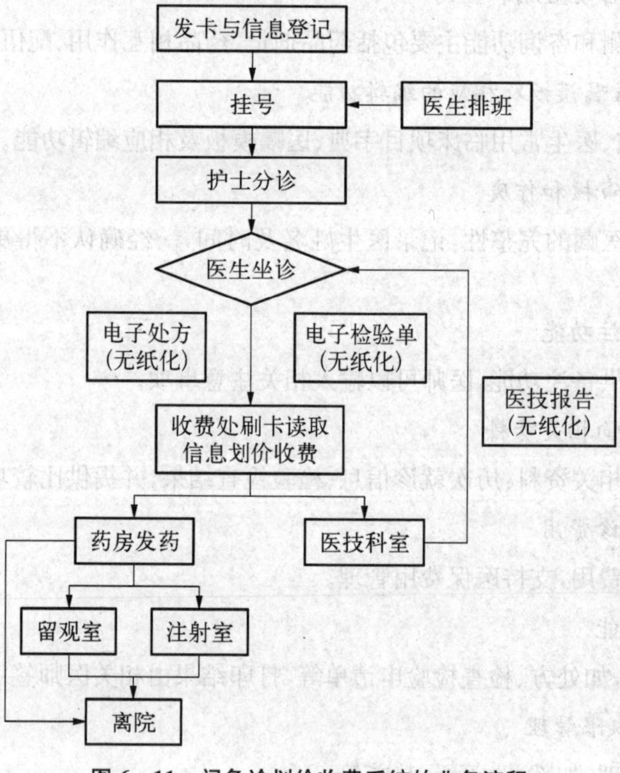

图 6 - 11 门急诊划价收费系统的业务流程

患者挂号就诊后，医生根据病情的诊断需求开具电子处方或者电子检验单，患者持卡在收费处刷卡读取相应的信息后划价收费，收费不需要检查的患者可直接至药房取药后离开医院，或者在药房取药后至留观室或注射室实施相关操作后离院；对需要做进一步检查的患者，可至相应的医技科室进行检查，检查后的医技报告医生可以通过医院信息系统查看。

6.5.2 门急诊划价收费系统功能

门急诊划价收费系统的主要功能如下：

1. 初始化功能

包括医院科室代码字典、医生名表、收费科目字典、药品名称、规格、收费类别、患者交费类别等有关字典。

2. 划价功能

支持划价收费一体化或分别处理功能，推荐有条件的医院使用划价收费一体化方案，可以方便患者。

3. 收费处理功能

① 支持从网络系统中自动获取或直接录入患者收费信息：包括患者姓名、病历号、结算类别、医疗类别、临床诊断、医生编码，开处方科室名称、药品/诊疗项目名称、数量等收费有关信息，系统自动划价，输入所收费用，系统自动找零，支持手工收费和医保患者通过读卡收费。

② 处理退款功能：必须按现行会计制度和有关规定严格管理退款过程，程序必须使用冲账方式退款，保留操作全过程的记录，大型医院应使用执行科室确认监督机制强化管理。严格发票号管理，建立完善的登记制度，建议同时使用发票号和机器生成号管理发票。

4. 门急诊收费报销凭证打印功能

必须按财政和卫生行政部门规定格式打印报销凭证，要求打印并保留存根，计算机生成的凭证序号必须连续，不得出现重号。

5. 结算功能

① 日结功能：必须完成日收费科目汇总，科目明细汇总，科室核算统计汇总。

② 月结处理功能：必须完成全院月收费科目汇总，科室核算统计汇总。

③ 全院门诊收费月、季、年报表处理功能。

6. 统计查询功能

① 患者费用查询。

② 收费员工作量统计。

③ 患者基本信息维护。

④ 收款员发票查询。

⑤ 作废发票查询。

7. 报表打印输出功能

① 打印日汇总表：按收费贷方科目汇总和合计，以便收费员结账。

② 打印日收费明细表：按收费借方和贷方科目打印，以便会计进行日记账。

③ 打印日收费存根：按收费凭证内容打印，以便会计存档。

④ 打印日科室核算表：包括一级科室和检查治疗科室工作量统计。

⑤ 打印全院月收入汇总表：包括医疗门诊收入和药品门诊收入统计汇总。

⑥ 打印全院月科室核算表：包括一级科室和检查治疗科室工作量统计汇总。

⑦ 打印合同医疗单位月费用统计汇总表:按治疗费用和药品费用科目进行统计汇总。

⑧ 打印全院门诊月、季、年收费核算分析报表。

⑨ 门诊发票重打。

6.5.3 门急诊划价收费系统的运行要求

(1) 要求系统响应速度满足门急诊划价收费要求。

(2) 系统收费录入与结算、统计结果必须一致。

(3) 费用录入提交成功后方可打印发票。

(4) 门急诊划价收系统可靠性要求很高,大型医院要求建设软硬件冗余和备份系统,一般要求故障恢复时间在5～10分钟之内。

(5) 严格发票号管理,建立完善的登记制度,建议同时使用发票号和机器生成号管理发票。

(6) 退款操作:退款必须严格核对原始票据和存根,由主管人员签字或在有条件的医院执行收费退费分开制度。

(7) 建立严格的发票存根抽查制度,强化财务监督管理。

(8) 建立门诊后台核对交款报表制度。

6.6 门急诊业务查询与报表

门急诊业务查询与报表的主要功能是通过提供准确可靠的统计数据,为医院和各级卫生管理部门提供所需的各种报表。

6.6.1 门急诊查询

门急诊业务查询内容包括门诊挂号号表查询和收款发票查询。

(1) 门诊挂号号表查询界面如图6-12所示。

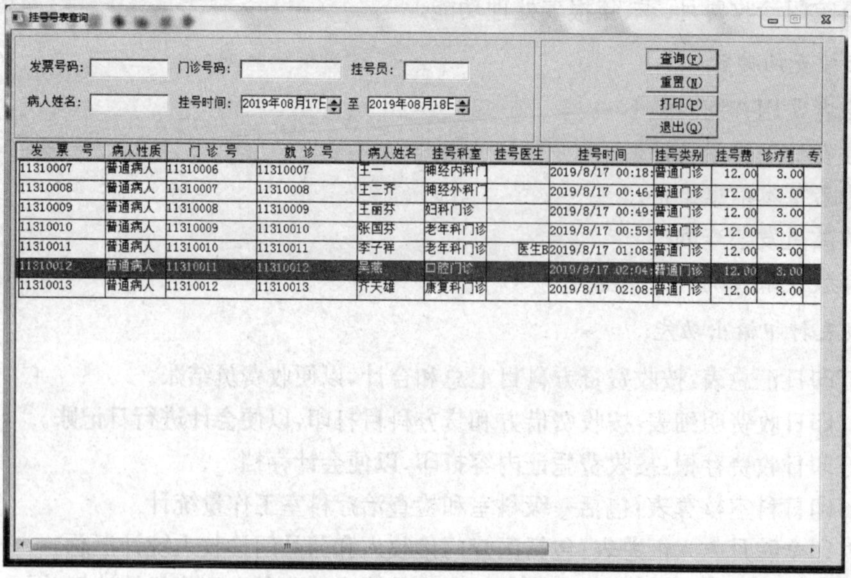

图6-12 门诊挂号号表查询

由图 6－12 可知，可根据发票号码、门诊号码、挂号员、病人姓名以及挂号时间等信息设置查询条件。

（2）支持按发票号码、门诊号码、患者姓名、日期等多种方式提供收款发票信息查询。如图 6－13 所示。

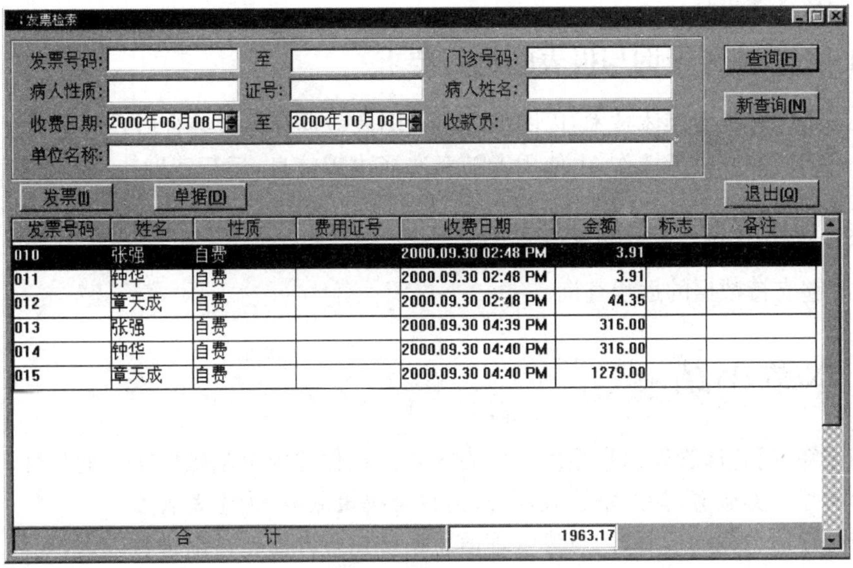

图 6－13　收款发票查询

6.6.2　统计报表

1. 门急诊业务统计报表要求

（1）数据输入：既能从网络工作站输入数据，也能人工收集数据集中输入。

（2）数据处理：一次性输入数据，自动生成日报、月报、季报、半年报、年报以及各类统计分析报表。

（3）查询显示数据：查询显示多种组合的数据信息。

（4）修改更正数据：对未存档数据允许修改。

（5）输出打印：输出打印统计分析多种图形、报表内容和格式。

2. 门急诊业务统计报表的基本功能

（1）数据收集应包括：门诊患者统计数据（包括社区服务活动）、急诊医疗统计数据、医技科室工作量统计数据。

（2）提供门诊、急诊统计报表：门急诊日报表、月报表、季报表、半年报表和年报表。

（3）门诊挂号统计。

（4）患者分类统计报表。

3. 报表打印输出功能

（1）打印性质费用汇总表：根据用户设置的患者性质查询费用信息。

（2）打印挂号分科统计表：根据用户设置的条件查询挂号信息。

(3) 打印医生挂号统计表:根据用户设置的条件查询医生挂号信息。

(4) 打印门诊医生核算表:根据用户设置的条件统计各科室及医生的工作信息。

(5) 打印门诊收费汇总日报:包括挂号收费汇总报表、项目分类汇总报表、未结账收费汇总查询、门急诊挂号收费汇总报表。

(6) 门诊发票重打。

6.6.3 门急诊业务查询与报表的运行要求

(1) 采用计算机多媒体技术:以图像、图形、图表数据和语音综合形式表达信息。

(2) 采用触摸或鼠标操作,由使用者随意选择决策信息,运行速度快,展示信息直观,提供信息可靠、准确。

(3) 设置使用权限,保障信息安全。

(4) 能够支持数据的远程查询。

6.7 本章小结

综上可知,门急诊管理信息系统已成为医院信息化建设中基础但重要的一环,它致力于为门急诊医疗业务服务、为经济管理服务、为日常决策服务、为患者服务。

随着医疗信息化的发展,门急诊管理信息系统在各方面也逐渐进行改进,如门急诊渐渐由集中型向分散型转变,从以收费为核心到以患者信息为核心转变,其各项功能以服务患者为导向更加人性化,以预约门诊的功能为例,为方便患者就医,除了现场预约外,还有电话预约、网上预约、移动端预约等多种形式。

相信随着我国科技水平的日益更新,门急诊管理信息功能会更加完善。

习 题

1. 门急诊管理信息系统的工作模式有哪几种?
2. 分析门急诊管理信息系统中不同工作模式的优缺点。
3. 门急诊管理信息系统的功能有哪些?
4. 试绘制门急诊管理信息系统的数据流程图。
5. 门诊号码和就诊号码的区别是什么?
6. 试叙述医生工作站中患者就诊的基本流程。

【微信扫码】
相关资源

第7章

住院管理信息系统

2017年12月1日,《公共服务领域英文译写规范》正式实施,规定住院部标准英文名为Inpatient Department。住院部在工具书中的解释也称住院处,是办理病人入院业务的科室,应根据病人的性别、年龄、疾病种类、病情轻重、病人要求及医师意见,安排入院时间、入院先后顺序、病房、病室和病床。因此,住院处应准确地掌握病房空床数和住院病人数,而这些数据又要按科室、专业、病房、病室和病人的疾病种类、性别、病情轻重来细分。

随着信息技术逐渐应用于各行业领域,住院部中也出现了提高其运行与管理效率的信息系统——住院管理信息系统。

7.1 住院管理信息系统概述

患者经由门急诊收治住院后,要经过入院、入科、病房诊治、相应医技科室诊疗、收费处划价结算、病案室进行病案编目等多道环节,整个过程涉及多种信息。如何存储与管理这些信息,如何保证信息流安全通畅,如何统筹衔接、提高工作效率,如何更好地分析与利用这些信息,这些都是住院管理信息系统需要关注的重要问题。

7.1.1 业务流程和功能概述

1. 业务流程

住院管理信息系统的主要任务是对病人的入院、入科、转科和出院这一系列常规操作进行科学有序的管理。住院管理信息系统的业务流程,如图7-1所示。

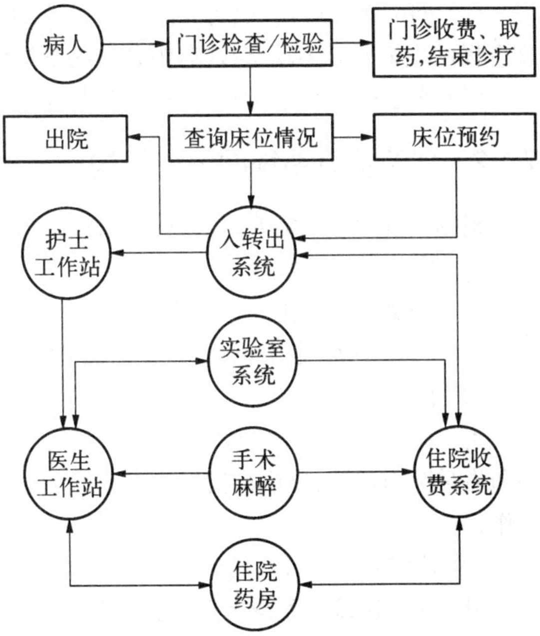

图7-1 住院管理信息系统业务流程

(1) 病人入院业务

病人由门诊做出初步诊断，判断是否需要入院治疗，若需要入院，则查询床位数。在床位数充足的情况下，安排病人办理入院手续，同时由护士工作站安排床位。

(2) 住院病人诊疗业务

病人收治入院后医师做进一步诊断，并开立医嘱。新医嘱由护士校对并执行。根据医嘱内容安排检查或检验预约，安排治疗护理工作。同时，对治疗过程中产生的费用记入住院收费系统。

(3) 病人出院业务

医师及护士对病人的治疗情况做判断。若病人痊愈、好转或死亡，则安排常规出院手续。若病人病情复杂，需转院治疗，则安排转院出院手续。

2. 功能概述

住院管理信息系统的主要使用对象是医护人员，该系统可以对住院病人的数据进行采集和管理，如住院病人的基础信息、医嘱信息、病程描述信息、检查/检验结果信息和护理信息等。在采集与管理数据的同时，辅助规范医疗行为。住院管理信息系统还应负责向其他系统提供必需的病人信息和准确翔实的临床数据，辅助管理部门进行医疗管理。

住院管理信息系统相对于传统人工管理体系的优势在于以下几方面。

(1) 医疗文档无纸化处理，不仅可以提高医疗文档的书写效率，同时避免因纸质文档遗失、破损所引起的差错事故，从而规范医疗行为。

(2) 信息网络传递，避免人工传递造成的信息滞后或遗失，缩短诊治周期，为医护人员提供更准确、更便捷的诊疗信息查询。

(3) 住院费用自动划价，按日计费统计，方便医院进行成本核算，防止漏费欠费，减少收费管理中的漏洞。

(4) 网络化管理，实现病人信息共享，强化环节质控，有利于过程监控和过程管理，为管理者提供决策所需的动态数据，为各种决策提供信息支持。

(5) 在法规许可范围内，为病人提供信息查询。

7.1.2 住院信息系统的组成结构

根据住院业务的需要，住院管理信息系统大体包括以下几个部分。

(1) 住院医生工作站

用于协助住院医生完成病房日常医疗工作。主要功能是处理诊断、处方、检查、检验、治疗处置、手术、护理、卫生材料，以及会诊、转科、出院等信息。

(2) 护士工作站

用于协助病房护士完成日常护理工作。主要功能是协助护士核对并执行医生下达的长期和临时医嘱，对医嘱执行情况进行管理，同时协助护士完成护理及病区床位管理等日常工作。

(3) 住院病人入、出、转管理系统

用于协助医院住院患者登记管理，主要包括入院登记、床位管理、住院预交金管理、住院病历管理等功能。方便患者办理住院手续、严格住院预交金管理制度、支持医保患者就医、促进医院合理使用床位、提高床位周转率是该系统的主要任务。

（4）住院收费系统

用于协助住院病人费用管理，包括住院病人结算、费用录入、打印收费细目和发票、住院预交金管理、欠款管理等功能。住院收费管理系统可以及时准确为患者和临床医护人员提供费用信息，方便患者办理出入院手续。通过住院收费系统的信息共享和处理，可以为医院费用核算提供便捷，从而也减轻了工作人员的劳动强度。

（5）住院业务统计分析系统

用于协助医院医疗统计分析工作。该系统的主要功能是对病人住院情况、资源利用、医疗护理质量、医技科室工作效率、社会效益和经济效益等方面的数据进行收集、存储、统计分析提供准确、可靠的统计数据，为医院和各级卫生管理部门提供所需要的各种报表。

7.1.3　系统数据流分析

住院管理信息系统的数据流程可以分为三个部分，如图7－2所示。

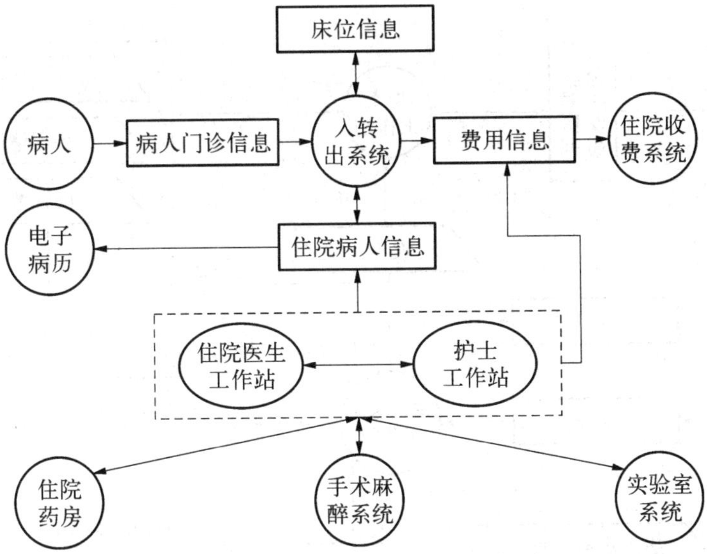

图7－2　住院管理信息系统整体数据流程

（1）病人入院数据

病人由门诊做初步诊断，病人基本信息及门诊检查、诊断信息将由门诊管理系统进到入转出管理信息系统。进入入院登记过程后，判断该患者是否有以往住院记录，若有则直接调取，无则创立新纪录。该记录将直接进入护士工作站和住院医生工作站，并形成电子病历首页。住院费用信息此时即进入住院收费系统，方便病人完成住院手续。

（2）住院病人诊疗数据

病人收治入院后由医生做进一步诊断，医生根据诊断情况设立医嘱，并录入到住院医生工作站，同时进入电子病历系统录入病历。医嘱信息会立即进入护士工作站，由护士校对并执行。根据医嘱信息，护士通过工作站预约检查、检验或手术等。检查检验结束后，反馈结果返回医生工作站和护士工作站。同时，治疗过程中产生的费用信息由护士工作站记账，进入住院收费系统。

(3) 病人出院业务

医师及护士对病人的治疗预后状况做判断。若病人需出院，医生录入出院医嘱，并由护士工作站对病人费用信息做结算处理。此时，病人可至入转出系统办理出院手续。

7.2 住院医生工作站

7.2.1 住院医生工作站业务流程

住院医生工作站分系统是协助医生完成病房日常医疗工作的计算机应用程序。住院医生工作站是医院住院部的工作重心之一，涉及病人入院、诊疗、出院整个过程。同时，也是医生获取病人资料、为医生提供诊疗支持的重要工具。其主要任务是处理诊断、处方、检查、检验、治疗处置、手术、护理、卫生材料，以及会诊、转科、出院等信息。其具体的流程如图 7-3 所示。

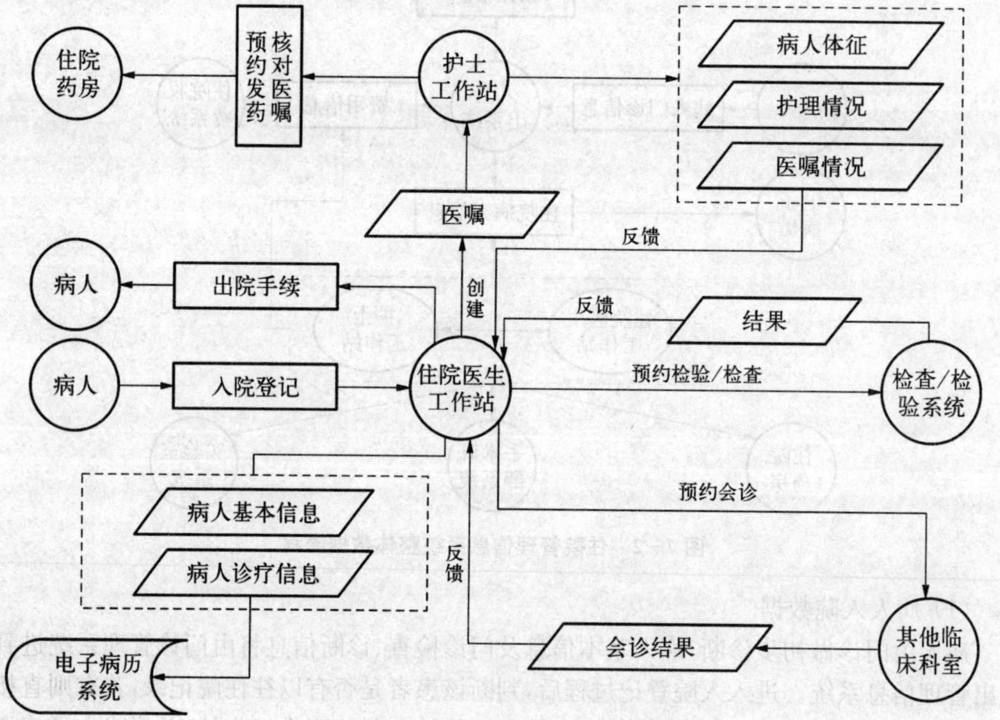

图 7-3 住院医生工作站业务流程

(1) 入院安排

患者在门诊接到入院通知后，在床位允许的情况下，可至住院部办理入院登记手续。登记完成后，病人的基本信息即自动进入住院医生工作站。此时，护士可安排床位，值班医生负责接诊。

（2）病历首程录入

医生在接诊后，将病人的基本情况及诊疗情况录入电子病历。该信息将自动保存，并方便以后调取查询。

（3）医嘱录入

在接诊后，医生根据体检情况及门诊检查结果，创建长期或临时医嘱。医嘱内容大致可分为用药医嘱、护理医嘱、检查检验、出院医嘱等，操作界面如图 7－4 所示。

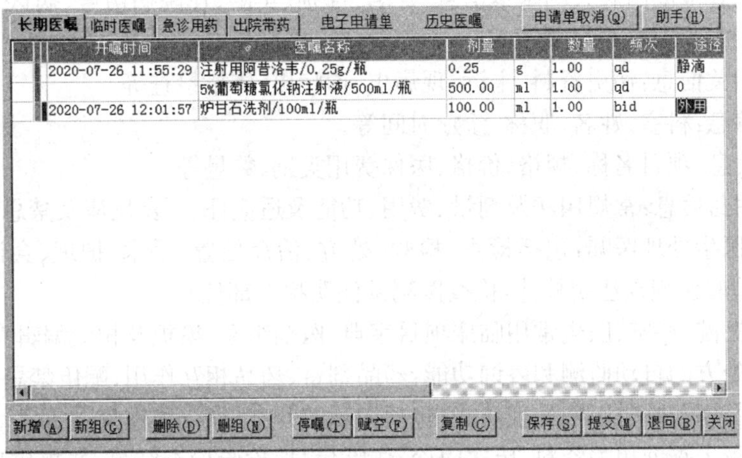

图 7－4　医嘱处理界面

① 录入的医嘱信息包括医嘱开始时间、医嘱执行要求，如药物的用量、用法等。

② 信息录入完成后，护士工作站可自动获取医嘱信息，并对其校对执行。

③ 护士在校对执行医嘱后，将医嘱执行情况，如医嘱执行的时间，反馈给医生。

④ 医嘱执行结束后，医生可根据病人情况停止医嘱，同时由护士叫停。

医嘱信息化可以帮助实现医嘱规范化录入，避免手写医嘱的随意性和字迹不清等弊端。同时通过住院医生工作站，医生可以详细看到医嘱开设及执行情况，方便医生查询。

（4）检验/检查预约处理

医生在创建检验、检查医嘱后，需向检验、检查科室提出申请。医生通过工作站录入申请单，保存后信息将进入相应科室系统。检验检查完毕，信息将反馈给医生工作站。

申请单信息化录入缩短了预约接收的时间，减轻了病人排队等待的负担。检查信息反馈及时，为疾病早诊断早治疗争取时间。

（5）会诊预约处理

若患者病情复杂，需要其他科室会诊，那么医生则通过工作站向会诊科室发出预约。会诊科室接到预约后，安排会诊时间，会诊结束后，将结果发回住院医生工作站。

（6）出院

当患者因好转、痊愈或死亡等原因需要办理出院手续时，首先须由医生设立出院医嘱，开具出院通知单。护士校对后，病人信息转至入转出系统，协助病人完成费用结算，办理出院手续。

7.2.2 住院医生工作站功能

住院医生工作站可以实现医嘱录入、病人住院期间信息管理、病房和其他部门的交互管理、病人有关的信息统计查询等，从而协助医生完成病房的日常医疗工作。具体功能如下。

(1) 住院医生工作站自动获取或提供如下信息：

① 医生主管范围内病人的基本信息：姓名、性别、年龄、住院病历号、病区、床号、入院诊断、病情状态、护理等级、费用情况等。

② 诊疗相关信息：病史资料、主诉、现病史、诊疗史、体格检查等。

③ 医生信息：科室、姓名、职称、诊疗时间等。

④ 费用信息：项目名称、规格、价格、医保费用类别、数量等。

⑤ 合理用药信息：常规用法及剂量、费用、功能及适应证、不良反应及禁忌证等。

(2) 支持医生处理医嘱：包括检查、检验、处方、治疗处置、手术、护理、会诊、转科、出院等信息处理(检验医嘱须注明检体，检查医嘱须注明检查部位)。

(3) 提供医院、科室、医生常用临床项目字典，医嘱组套、模板及相应编辑功能。

(4) 提供处方的自动监测和咨询功能：药品剂量、药品相互作用、配伍禁忌、适应证等。

(5) 提供长期和临时医嘱处理功能，包括医嘱的开立、停止和作废。

(6) 支持医生查询相关资料：历次门诊、住院信息，检验检查结果，并提供比较功能。提供医嘱执行情况、病床使用情况、处方、患者费用明细等查询。

(7) 支持医生按照国际疾病分类标准下达诊断(入院、出院、术前、术后、转入、转出等)；支持疾病编码、拼音、汉字等多重检索。

(8) 自动审核录入医嘱的完整性，提供对所有医嘱进行审核确认功能，根据确认后的医嘱自动定时产生用药信息和医嘱执行单，记录医生姓名及时间，一经确认不得更改。

(9) 所有医嘱均提供备注功能，医师可以输入相关注意事项。

(10) 支持所有医嘱和申请单打印功能，符合有关医疗文件的格式要求，必须提供医生、操作员签字栏，打印结果由处方医师签字生效。

(11) 提供医生权限管理，如部门、等级、功能等。

(12) 自动核算各项费用，支持医保费用管理。

(13) 自动向有关部门传送检查、检验、诊断、处方、治疗处置、手术、转科、出院等诊疗信息，以及相关的费用信息，保证医嘱指令顺利执行。

当然，住院医生工作站不能代替医生做出决策，也不应该限制医生的决策行为。所有医嘱须经护士核对后方可传送到药房、检查检验、手术等相关科室的系统中生效执行。如遇抢救等紧急情况，当以病人生命安全为先，应允许医嘱事后审核补录。

住院医生工作站产生的各种医嘱信息是住院药房、检验检查、门诊收费等系统的基本数据来源，不仅可以保证数据准确可靠，更能提高工作效率。工作站通常拥有权限设置，这样更有利于病人的隐私保护。

7.2.3 住院医生工作站的运行要求

(1) 住院医生工作站分系统不能代替医生做出决策，也不应该限制医生的决策行为。

(2) 所有医嘱须经护士核对后方可传送到药房、检查检验、手术等相关科室的系统中生效执行。

(3) 抢救等紧急情况，口头医嘱事后须及时审核补录入，并记录授权医生姓名或代号及操作员姓名或代号。

(4) 在住院医生工作站产生的各种医嘱信息是住院药房、检验检查、门诊收费等系统的基本数据来源，在联网运行中，要求数据准确可靠，速度快，保密性强。

7.3 住院护士工作站

住院护士工作站分系统是协助病房护士对住院患者完成日常的护理工作的计算机应用程序，其主要任务是协助护士核对并处理医生下达的长期和临时医嘱，对医嘱执行情况进行管理，同时协助护士完成护理及病区床位管理等日常工作。

7.3.1 护士工作站业务流程

护士工作站业务流程，如图 7－5 所示。

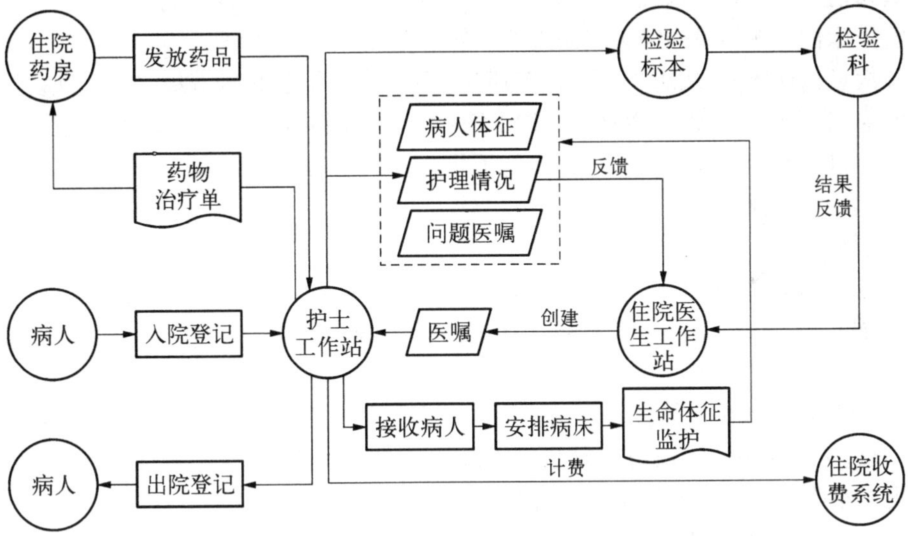

图 7－5　护士工作站业务流程

通常，护士工作站与医生工作站协同工作，负责医嘱处理与执行、病人信息及床位信息管理等业务，具体业务流程如下。

(1) 入院安排

患者在完成入院登记手续后，其基本信息即自动进入护士工作站。通过护士工作站，护士可查询当前空余床位，为病人安排床位，同时值班医生接诊。

(2) 医嘱处理

医生录入医嘱后，医嘱信息进入护士工作站，此时护士对医嘱进行校对处理。然后根据医嘱执行治疗方案。具体包括以下几方面。

① 录入病人生命体征信息、护理信息，并反馈至住院医生工作站。

② 护士查询处方医嘱情况，待药房发药后，由护士将药品发放至对应的患者。

③ 对检验医嘱做校对处理后，护士根据需要采集检验样本，并将该样本送至检验科室。完成检验后，信息同时反馈至护士工作站和住院医生工作站。

(3) 费用结算

护士通过工作站，对患者每天治疗所产生的费用信息做计价处理，协助住院收费系统计费。

(4) 出院

在接到医生出院医嘱后，护士校对该医嘱，对患者费用结算计价，并将信息发送至结算中心。

7.3.2 护士工作站功能

在住院病区内，护士的工作往往比较繁重，需要承担医嘱执行、病人管理、床位管理、病人费用管理和科室卫生耗材管理等大量工作。然而，护士工作站通过网络信息技术为护理工作提供了便捷。

护士工作站协助护理工作者收集整理病人每日产生的各种信息，使日常护理工作更加规范高效。具体功能如下。

(1) 床位管理

在病人信息由入转出系统进入到护士工作站之后，护士可查询本病区的床位使用情况，为病人安排床位。然后录入完善该病人的床位信息，以便统一管理。

床位信息包括床号、病历号、姓名、性别、年龄、诊断、病情、护理等级、陪护、饮食情况等。

一般地，病区的一次性卫生材料由护士统一管理。因此，护士工作站可以查询病区一次行性卫生材料的使用情况。若材料存储量不足，护士则通过护士工作站系统录入卫生材料申请单，申请卫生材料。

(2) 医嘱处理

① 查询医嘱，随时调取病人医嘱情况，查看医嘱执行结果。

② 审核医嘱，包括医嘱校对、叫停与作废。另外，护士还可以打印病区医嘱审核处理情况，方便提取病历信息。

③ 随时记录病人生命体征及相关项目。例如，护士在测量体温后，将病人体温信息录入，或者通过生命体征监护设备即时获取体温记录，系统自动生成体温曲线，该曲线相对手工绘制更能精确地反映病人体温变化情况。

④ 护士可根据需要打印医嘱相关文档，包括长期及临时医嘱单、病区对药单或领药单、病区长期、临时医嘱治疗单(口服、注射、输液、辅助治疗等)、输液记录卡及瓶签等。

⑤ 在给病人用药前，某些药物需要皮试，护士在皮试结束后，将药品皮试结果录入系统，以备需要时查询。

(3) 录入并管理护理记录

① 护理单首页录入：一般在患者入院之后要录入护理记录首页，包括生命体征、身高、体重、既往史、过敏史等信息。

② 一般护理记录录入：护士在工作中实时记录患者的病情、治疗、护理措施、手术前后记录、出院小结等。通过信息系统可实现手术室护理记录与病区护理记录资源共享，使两部门的工作具有良好的连续性。

③ 危重患者护理记录录入：信息系统可实现直接导入医嘱，在每条医嘱的基础上记录

患者的病情变化及治疗处置。根据病情制定护理计划，录入生命体征和出入液量，从而替代以往手工书写特护记录单。

(4) 住院费用信息管理

① 病人在每日治疗过程中产生的费用，由护士工作站做统一划价计费，信息即时进入收费系统。

② 因治疗需要停止或作废医嘱后，护士即可为病人做退费申请，缩短了病人退费的时间。

③ 护士可查询本病区退费情况，方便管理住院费用收支。

④ 护士可将每日产生的费用清单进行打印，查询病区病人欠费情况，帮助患者了解自己费用支出情况，既保证了费用收取透明化，也可以避免因欠费引起的治疗延误。

⑤ 病人可打印一日清单或在自助设备上查询一日清单，便于了解每日诊疗费用的支出情况。

护士工作站信息处理的规范、高效为护理工作提供了便利。不仅可以提高护理文档质量、缩短护理记录时间，更可以方便工作，使护理工作者有更多的时间为患者服务，保证了护理的质量与效率，真正实现了“把时间还给护士，把护士还给患者”。

7.3.3 护士工作站的运行要求

(1) 护士工作站的各种信息应来自入院登记、医生工作站和住院收费等多个分系统，同时提供直接录入。护士工作站产生的信息应反馈到医生工作站、药房、住院收费、检验检查等分系统。

(2) 医嘱经过护士审核后，方可生效，记入医嘱单，并将有关的医嘱信息传输到相应的执行部门。未经护士审核的医嘱，医生可以直接取消，不记入医嘱单。

(3) 系统应提示需要续打医嘱单的病人清单，并提醒续打长期或临时医嘱单的页数。系统应提供指定页码的补印功能，保证患者的长期、临时医嘱单的完整性。打印的长期、临时医嘱单必须由医生签署全名方可生效。

(4) 护士站各种单据打印，应提供单个病人或按病区打印等多种选择。

(5) 护士站收费时，应提示目前已收的费用，避免重复收费。

(6) 护士站打印病人检查化验申请单时，应提醒目前已打印的申请单，避免重复。

(7) 护士填写的药品皮试结果必须在长期、临时医嘱单上反映出来。护士的每一项操作，一旦确认，不允许修改，系统记录的操作时间以服务器为准。

(8) 网络运行：数据和信息准确可靠，速度快。

7.3.4 移动护理系统

1. 移动护理系统简介

移动护理系统是指以无线网络为依托，使用手持数据终端(EDA)，将医院各种信息管理系统通过无线网络与EDA连接，实现护理人员在病床边实时输入、查询、修改病人的基本信息、医嘱信息、生命体征等功能。可快速检索病人的护理、营养、检查、化验等临床检查报告信息。

移动护理系统还可以将二维条码标识技术应用于病人腕带，通过EDA附加的条码识别设备扫描腕带信息，准确地完成出入院、临床治疗、检查、手术、急救等不同情况下的病人识别。

2. 移动护理系统市场及其发展

(1) 移动护理系统市场

国内移动护理系统市场鱼龙混杂，大大小小的厂家实力参差不齐，目前比较出众有沈阳东软、湖南格尔智慧和上海金仕达，这三家企业研发实力强，产品系列全，是真正意义上专业从事医院信息化系统研发企业。

(2) 移动护理系统的发展

20 世纪 90 年代初期，PDA 被广泛应用于社会各领域。随后 Palm 平台被医疗领域接受，护理领域也开始建立 Palm 平台。2000 年 9 月 1 日，第一个护理专用 Palm 操作系统(Palm Operation System, Palm OS)问世，同时第一个专门讨论 PDA 在护理领域被应用的网站也成立。从此以后，互联网上开始出现 PDA 在护理领域应用的文章和书籍也陆续发表和出版。

2002 年，北京协和医院开始在呼吸科试行临床移动护理系统。基于 PDA 的患者床边移动信息处理，将条码技术、无线网络技术和移动计算机相结合，实现了条码的身份识别和患者床边信息移动，实现了医嘱的闭环管理。并于 2004 年开始在全院推广。

2005 年 5 月，解放军总医院开始在 6 个病区使用移动护理系统，同年，解放军第 251 医院与国内公司合作，开发了移动护士工作站，验证了其较好的效果。此后全国多家医院开始试运行移动护理系统，也成立了不少从事移动护理系统研发的企业。

3. 移动护理系统应用领域

(1) 国外：移动护理系统在国外应用领域非常广泛，目前已经运用到病房、手术室、血库中心、急症室、麻醉恢复室、门诊部、实验室、营养部、药房、社区、护理学院等各领域。

(2) 国内：移动护理系统在国内应用相对比较局限，目前仅限于普通病房、手术室、供应室、血库、门诊输液室使用。

4. 移动护理系统基本功能

移动护理系统基本功能主要有以下几点：

(1) 识别患者身份。

(2) 查询与统计患者信息。

(3) 患者护理过程记录。

(4) 生命体征实时采集。

(5) 计算功能(包括出入量、体重指数、输液滴速、预产期等)。

(6) 医嘱查询。

(7) 执行与统计功能。

(8) 条码扫描检验标本、口服药、输液标签。

(9) 耗材的录入和收费。

(10) 药物查询(包括查询药物剂量、副反应、药物相互作用和药物价格等信息)及化验结果查询。

研究显示：在所有基本功能当中，生命体征的采集和药物参考信息的查询，是护士优先选择的功能。

5. 移动护理系统管理功能

移动护理系统不仅仅能够帮助一线工作人员更好完成工作，而且对于医院的管理者而言，能够通过该系统进行科学有效的管理，下面针对移动护理系统的管理功能进行简单的介绍。

(1) 通过标签标识系统为病人进行身份标识，电子腕带中将详细对病人姓名、编号、入院时间、护理人员等等信息进行录入，这样就会在治疗过程中为相应的部门起到服务对象指引的便利，避免发生混乱。

(2) 手术病人管理系统的使用，可以使医生手持移动终端通过扫描腕带读取到相应信息，同时还能根据制定好的手术方案，及时提示医护人员做好相应准备。

(3) 定位系统则可以对室内与室外进行定位，一般误差大概在2米之内，已经相当精确。可以实时对无线网络覆盖区内的资产和人员跟踪定位，提高了安全性和工作流程。

(4) 急诊病人管理则包含了急诊病人信息记录和急诊病人识别功能。急诊病人信息记录主要包含一些患者的基本数据和是否有药物过敏史。急诊病人识别则是为了对突发事件进行管理，同时也是为了防止医疗事故的发生。这样如果在做手术或者麻醉时，即使无法直接跟患者交流，医护人员也很方便地了解所需要的信息。

(5) 医疗设备管理功能，该功能对医院所有设备进行记录，这样不仅检修管理方便，并且检修信息存储于中医处理器中且不能随意更改，如果在有医疗纠纷的时候，也很容易查询是人为因素还是设备问题。

(6) 药品模块管理，最大的功能对药品进行了分类提高工作效率，采用标签后只需终端扫描就知道药品信息，防止过期药品的使用。

(7) 医护人员管理，通过接触性IC卡系统以及门禁设置，方便对医护人员进行考勤管理。由于对重点区域设置了门禁和权限，不仅安全防盗，还能为病人创造了舒适安静的疗养环境。

6. 移动护理系统整体效益

(1) 预防医疗错误，落实病患安全

① 医嘱执行的实时性与提示功能。

② 自动化护理记录、给药记录、用药安全查核。

③ 改善护理记录字迹潦草及漏登。

(2) 符合评鉴要求及质量指针规定，提供临床决策支持

① 以病患为中心，落实病历无纸化并提供整合性病历查询。

② 品管指标可以透过移动护理系统的协助，自动统计或转出。

③ 客制化管理报表，提供管理与决策支持。

(3) 专注临床照护，提升医疗质量

① 行动技术用于护理照护实务，减少护理人员往返病房与护理站时间。

② 增加与病患接触时间，使照护功能更完整。

③ 呼叫铃次数减少，实时反应及处理病患问题。

(4) 提升工作效率，降低临床照护人员流动率

① 节省照护人员处理增进照护与记录人员工作满意度。

② 超时下班率降低。

③ 离职率降低。

7.4 住院病人入、出、转管理系统

7.4.1 住院病人入、出、转管理系统业务流程

住院病人入、出、转管理系统是用于医院住院患者登记管理的计算机应用程序，包括入院登记、床位管理、住院预交金管理、住院病历管理等功能。它相当于一个中转站，帮助医院住院患者登记入院，方便患者办理住院手续，严格住院预交金管理制度，支持医保患者就医，促进医院合理使用床位，提高床位周转率是该系统的主要任务。其业务流程图如图 7-6 所示。

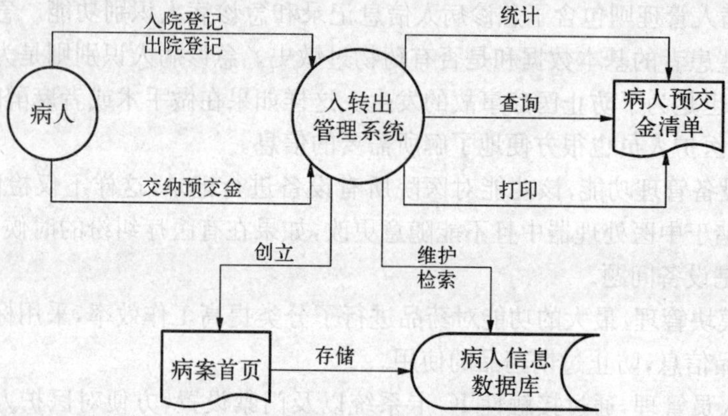

图 7-6 入转出管理系统业务流程图

具体业务流程如下。

(1) 入院处理

患者接到入院通知后至住院部办理入院手续，该系统可根据患者门诊登记号调取信息。查看床位数，若床位允许，则登记入院；若床位不足，则为病人预约入院，并协助病人交纳预交金。

(2) 病历管理

办理入院手续后，系统可以自动为病人建立住院病案首页，并将该首页发送至相应科室的医生工作站和护士工作站，并存入病人信息库，统一存储管理。

(3) 预交金管理

医院管理者可以通过该系统统计住院预交金交纳情况，患者也可查询或打印预交金清单。

(4) 出院

当病人完成治疗需要出院时，住院部将对病人的预交金进行结算，办理出院手续。

7.4.2 住院病人入、出、转管理系统功能

住院病人入、出、转管理系统是医院为住院患者服务的重要窗口，系统构建的目的也是方便患者办理住院手续，执行住院预交金制度，支持医保患者就医。住院病人入、出、转管理系统可以帮助管理住院患者登记信息，包括入院登记、床位管理、住院预交金管理、住院病历

管理等功能。

具体功能如下。

(1) 入院管理

病人在预约入院登记时,医院工作人员负责将病人信息从门诊系统调取出来,并为患者建立住院病案首页。如有需要,可打印病案首页。

另外,根据需要,系统可直接与当地医保系统对接,进行实时通信,办理入院登记。

(2) 预交金管理

提供患者预交金交纳功能,同时提供打印预交金收据凭证,并可以按照不同方式统计、查询或打印预交金清单。

(3) 住院病历管理功能

为首次住院病人建立住院病历,将病人病历号自动录入病人信息数据字典,并提供数据维护。医生可再次检索该病历号,方便病人复诊。

(4) 出院管理

对出院病人进行审核登记,并对病人的出入院进行统计管理,有利于医院管理者统一管理医院工作。

(5) 查询统计

医院住院处经常会有病人入院、转科、出院等情况,系统应该提供对医院空床信息的查询和统计。提供查询患者的住院信息、诊疗情况和费用明细等信息,并支持打印清单。

(6) 床位管理功能

系统可以与护士工作站之间建立接口,支持增加、删除、定义床位属性的功能,及时处理因病人选床、转床、转科等情况产生的床位信息改变,提高床位周转率。

7.5 住院收费系统

7.5.1 住院收费系统业务流程

住院收费系统主要用于住院病人的费用管理,及时准确地为患者和临床医护人员提供费用信息,减轻工作人员的劳动强度,其业务流程图如图 7-7 所示。

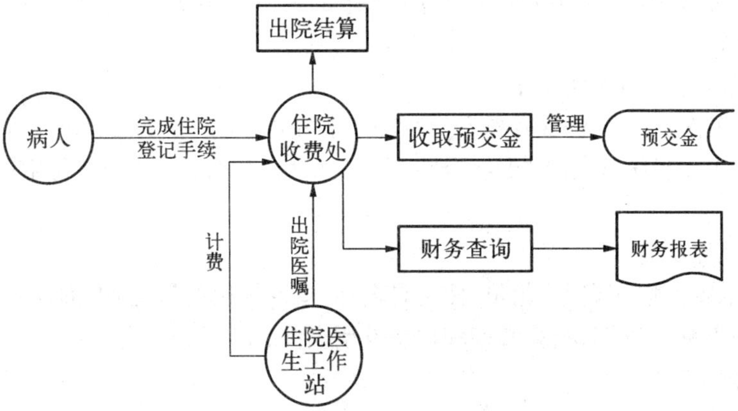

图 7-7　住院收费系统业务流程图

具体业务流程如下。

（1）病人费用管理

病人办理入院手续后，即交纳预交金；医生设立医嘱，经护士校对计价后，该系统将读取计价并计算费用；每日对病人住院治疗费用进行结算，若预交金额不足，则发送提醒至护士工作站，以通知病人续费。待病人出院时，对病人住院产生的费用做出院总结算。

（2）住院部财务管理

医院管理者可通过系统对住院部各科室的工作量、财务情况进行统计查询，打印报表，方便管理者统筹规划。

7.5.2 住院收费系统功能

住院收费系统可用于住院病人的费用管理，其主要功能包括住院病人结算、费用补录入、打印收费细目和发票、住院预交金管理、欠款管理等。系统可以及时准确地为患者和临床医护人员提供费用信息，方便患者办理出院手续，为医院经济核算提供便利，实现信息共享，从而减轻工作人员的劳动强度。具体功能如下。

（1）病人费用管理

① 自动读取医嘱并计算费用。

② 病人费用录入：根据需要可以提供直接录入，也可以从检查、诊察、治疗、药房、病房等费用发生处录入或集中费用单据由收费处录入，然后自动转入到入转出系统。

③ 病人结账：帮助结算病人住院期间费用，并实现出院总结算。

④ 住院病人预交金可设置最低限额警告功能，在预交金不足时向护士工作站发出提醒。

⑤ 病人费用查询：为病人提供查询自己各种费用的使用情况。

⑥ 病人欠费和退费管理功能。

（2）划价收费功能

包括对药品和诊疗项目自动划价收费。

（3）住院财务管理

① 日结账：包括当日病人预交金、入院病人预交费、在院病人各项费用、出院病人结账和退款等统计汇总。

② 旬、月、季、年结账：包括住院病人预交金、出院病人结账等账务处理。

③ 住院财务分析：应具有住院收费财务管理的月、季、年度和不同年、季、月度的收费经济分析评价功能。

（4）住院收费科室工作量统计

① 月科室工作量统计：完成月科室、病房、药房、检查治疗科室工作量统计和费用汇总工作。

② 年科室工作量统计：完成年度全院、科室、病房、药房、检查治疗科室工作量统计、费用汇总功能。

（5）查询统计功能

包括药品、诊疗项目（名称、用量、使用者名称、单价等相关信息）查询、科室收入统计、患者住院信息查询、病人查询、结算查询和住院发票查询。

（6）打印输出功能

① 打印各种统计查询内容。

② 打印病人报销凭证和住院费用清单：凭证格式必须符合财政和卫生行政部门的统一要求或承认的凭证格式和报销收费科目，符合会计制度的规定，住院费用清单需要满足有关部门的要求。

③ 打印日结账汇总表。

④ 打印日结账明细表。

⑤ 打印月、旬结账报表。

⑥ 打印科室核算月统计报表。

⑦ 打印病人预交金清单。

⑧ 打印病人欠款清单。

⑨ 打印月、季、年收费统计报表。

住院收费信息化有利于医院费用收支情况的统一管理，既方便医院管理者统筹规划，也为病人提供便利。

7.6 住院业务统计与报表

7.6.1 业务查询、统计

医院管理工作需要对全院的数据信息进行综合分析考量。住院部门的数据信息是其中的重要部分之一。将住院部产生的数据信息及时反馈，能够帮助医院管理者及时有效做出决策。住院业务的查询和统计主要包括以下内容。

(1) 病房(病区)工作情况(含病房床位周转情况)。

(2) 出院病人分病种查询与统计。

(3) 手术与麻醉情况查询与统计。

(4) 医技科室工作量查询与统计。

(5) 医院工作指标查询与统计。

(6) 医院的社会、经济效益查询与统计。

7.6.2 统计报表

在对住院部门信息进行统计的过程中会收集到一些数据，如住院病人统计数据等，将这些数据整理分析可以形成各类报表。这些报表可以更直观地反映当前医院的情况。住院部门所生成的报表主要包括以下几方面。

(1) 病房统计报表：病房日报表、月报表、季报表、半年报表和年报表。

(2) 病人分类统计报表。

(3) 对卫生主管部门的报表。

① 医院医疗工作月报表。

② 医院住院病人疾病分类报表。

③ 损伤和中毒外部原因分类表。

④ 卫生行政主管部门规定的其他法定报表。

7.7 本章小结

本章主要介绍应用于患者住院环节的住院管理信息系统。首先，简要说明使用住院管理信息系统的必要性；然后，介绍住院管理信息系统的业务流程（三个视角——宏观视角、医生视角和护士视角）和整体功能；最后，详细阐述几个重要的子系统的功能。

习 题

1. 简要概述住院管理信息系统的业务流程（分视角，可借助流程图）。
2. 简要概述住院管理信息系统的功能。

【微信扫码】
相关资源

第8章 电子病历

新医改明确提出“以医院管理和电子病历为重点，推进医院信息化建设”，电子病历得到卫生行政管理部门及各级医疗机构的高度重视，成为医疗卫生信息化最热门的话题之一。国家卫生部先后颁布了《电子病历基本架构与数据标准》和《电子病历基本规范（试行）》，从技术和管理角度对电子病历内容进行了规范，对推动我国电子病历发展产生积极的作用。

我国电子病历发展到今天已上升至国家战略层面。2018 年 8 月，国家卫生健康委员会发布《关于进一步推进以电子病历为核心的医疗机构信息化建设工作的通知》，通知中指出，全面实施健康中国战略，落实《国务院办公厅关于促进“互联网＋医疗健康”发展的意见》，持续推进以电子病历为核心的医疗机构信息化建设。李克强总理指出，运用“互联网＋”促进重点民生领域改善潜力巨大，要注重用互联网、大数据等提升监管效能。推进电子病历信息化建设，对建立健全现代医院管理制度，保障医疗质量和安全，提高医疗服务效率，改善群众就医体验，加强医疗服务监管，促进“智慧医院”发展等，具有重要意义。

8.1 电子病历的概念

8.1.1 病历的概念

1. 病历的概念

首先，病历和病案的概念容易混淆，因此先讨论一下病历与病案。目前两种名称和概念并存，从术语标准化出发有必要加以明确的界定，目前存在几种说法：第一种认为病案即病历，病历也是病案，应该合并统一为病历；第二种认为应该区分，从登记建立门诊号或住院号起到整理归档前称为病历，病人出院、转院、死亡或结束治疗之后对病历集中归档管理，即形成病历档案，简称为病案；第三种认为病历是单次就诊的医疗资料，病案是患者在门诊、急诊、留观及住院期间的全部医疗资料的总称；第四种认为，病历是患者全部医疗历史资料的总称，而病案是原来中医的概念，仅是某位患者某个疾病的医疗资料。1998 年版《辞海》的定义为：病历即病史，病史也称病案，是医务人员对患者患病经过和治疗情况所作的文字记录，是医疗科学研究的重要资料，也是患者健康状况的档案，古称诊籍，后称医案、脉案，英、美等国称为 case history 或 medical record。借鉴《辞海》的定义，病历已经包括了病案的内容。

按照卫计委 2010 年颁布的《病历书写基本规范》中的定义"病历是指医务人员在医疗活动过程中形成的文字、符号、图表、影像、切片等资料的总和，包括门（急）诊病历和住院病历"，即病历是所有医疗活动记录。

病案是指由医疗机构的病案管理部门按相关规定保存的，按规范记录的病人疾病表现和诊疗情况的档案。病案是一种档案，病历是所有医疗活动记录，按照《病历书写基本规范》中的定义，病历涵盖了病案。例如，在病历中有一项记录叫住院病历首页。有时病历和病案两者指的是同一样东西，使用病历一词强调过程性，而使用病案一词则强调历史性。

此外，病历、医嘱与处方也是易混的概念，有必要说明一下。医嘱，是医生根据病情和治疗的需要对病人在饮食、用药、化验等方面的指示。医嘱是指医师在医疗活动中下达的医学指令。医嘱内容及起始、停止时间应当由医师书写。医嘱内容应当准确、清楚，每项医嘱应当只包含一个内容，并注明下达时间，应当具体到分钟。分为长期医嘱、临时医嘱和备用医嘱三个种类。

(1) 长期医嘱——指两次以上的定期医嘱，有效时间在 24 小时以上，医师注明停止时间后即失效。

(2) 临时医嘱——指一次完成的医嘱，诊断性的一次检查、处置、临时用药，有效时间在 24 小时内。

(3) 备用医嘱——又称预测医嘱，依病情需要，分长期备用医嘱和临时备用医嘱。长期备用医嘱，有效时间在 24 小时以上，需由医师注明停止时间后方为失效。临时备用医嘱，仅在规定的时间内有效，过期尚未执行则失效。

医嘱的内容包括医生对于就诊患者所开出的所有需要执行记录，如检验、检查、病理、当然包括药物医嘱，也就是处方医嘱。

病历是所有医疗活动记录，不仅包括医嘱，还包括护理文书等。病历不仅仅由医生书写，只要是与医疗活动相关的记录，无论是谁书写，都是属于病历范畴。

2. *病历的作用*

病历既是临床实践工作的总结，又是探索疾病规律及处理医疗纠纷的法律依据，是国家的宝贵财富。对医疗、预防、教学、科研、医院管理等都有重要的作用。

(1) 医疗：病历既是确定诊断、进行治疗、落实预防措施的资料，又是医务人员诊治疾病水平评估的依据，也是患者再次患病时诊断与治疗的重要参考资料。通过临床病历回顾，可以从中汲取经验、教训，改进工作，提高医疗质量。

(2) 教学：病历是教学的宝贵资料，是最生动的教材。通过病历的书写与阅读，可以使所学的医学理论和医疗实践密切结合起来，巩固所学知识，开阔视野，培养医务人员和医学生的逻辑思维能力及严谨的医疗作风。

(3) 科研：病历是临床研究的主要素材。通过临床病历总结分析，寻求疾病发生、发展、治疗转归的客观规律及内在联系，研究临床治疗、预防措施与疾病、康复的关系，发现筛选新的医疗技术和药物，推动医学不断发展。

(4) 医院管理：大量的病历资料分析可以客观地反映出医院工作状况、技术素质、医疗质量、管理措施、医德医风等医院管理水平。病历中的许多素材是国家卫生统计的重要指标。因此，检查病历、分析病历，从中发现并解决问题，是了解医院工作状态、提高医疗质量的重要手段之一，也是加强医院管理、提高医院管理水平的重要措施。

(5) 防病：通过对病历的分类统计和分析，可以了解临床医务人员贯彻“三级预防”原则，防病防残措施的落实情况及各种常见病、多发病的发生与发展情况，为控制和落实预防措施、贯彻预防为主方针提供依据。

(6) 法律：病历是处理医疗事故、医疗纠纷的法律依据。因此，病历是有效保护患者和医务人员合法权益的重要文件。

8.1.2 电子病历的概念

医疗是医院工作的核心，医疗过程本身对信息高度依赖。传统的依靠纸张和手工获取、处理医疗信息的方式，与以各类数字化诊疗技术为代表的现代诊疗手段、以循证医学为代表的现代医疗模式、以信息网络化共享为代表的信息技术快速发展形势不相适应。医院信息化由管理业务发展到临床业务，由单一的医疗记录电子化发展到综合的电子病历(Electronic Medical Record，EMR)是必然的过程。电子病历既是医疗活动的原始记录和信息基础，也是医院管理信息化管理的基础数据源，因而可称为是医院信息化的核心。

相对于传统的纸质病历而言，电子病历是一种以电子信息形式存储的病历。与传统纸质病历相比，电子病历具有规范、快捷、易保存、易检索等优势，能够明显提高工作质量与工作效率等优点。

(1) 信息容易规范

电子病历是建立在严格的数据模型基础上的，电子病历的书写被严格限制在这种模型之上，模型中的各个模板(如医嘱、病历、医疗文书等)的建立及其使用提高了病历书写规范度，降低了医疗行为的一些随意性和错误率，规范了病历书写与医疗行为。

(2) 信息容易保存与共享

电子病历实现了病历数据的数字化存储。这种存储形式将为海量病案信息提供保存途径，避免了纸质病历保管大量病历内容所带来的不便(如温度、湿度的要求)；同时，能够实现诊疗信息的无纸化管理。通过网络，电子病历的相关信息交换能够实现同一医院不同部门之间、不同医院之间的交流，达到信息的全面共享。

(3) 信息容易检索、分析与利用

在电子病历实现过程中，将临床资料进行数据化、标准化处理，建立相关数据库系统(如住院、门诊、急诊等)，不仅能够实现病人的相关病史、病程、手术记录、护理记录等医疗资料的电子化存储，并且能够为信息的检索及其统计分析提供方便。利用电子病历能够实现临床医疗全程的监控以及医疗质量的统计分析，建立科学合理的质量控制方法和目标。电子病历也是疾病的发生、诊疗、预后等数据源，因此，医疗行业利用电子病历数据的深入分析挖掘，发现隐藏的知识，为疾病诊疗、预防或是收费政策等提供必要的支持，以及为相关行政部门提供科学、准确、有效的决策支持。

2010 年，我国卫计委发布《电子病历基本规范（试行）》，对电子病历给出了定义："电子病历是指医务人员在医疗活动过程中，使用医疗机构信息系统生成的文字、符号、图表、图形、数据、影像等数字化信息，并能实现存储、管理、传输和重现的医疗记录，是病历的一种记录形式。"并特别指出："使用文字处理软件编辑、打印的病历文档，不属于本规范所称的电子病历。"

2017 年，国家卫计委和国家中医药管理局共同发布的《电子病历应用管理规范（试行）》对电子病历给出了定义如下："电子病历是指医务人员在医疗活动过程中，使用信息系统生成的文字、符号、图表、图形、数字、影像等数字化信息，并能实现存储、管理、传输和重现的医疗记录，是病历的一种记录形式，包括门（急）诊病历和住院病历。"

对于电子病历定义正确理解需要注意以下方面：

（1）电子病历不是单纯的电子文档

电子病历不是简单地在计算机上完成病历的书写，如使用 Word、WPS 等文字处理软件自由地录入病历内容；而强调是在医疗活动过程中由信息系统生成的一系列数字化信息。

（2）电子病历不是电子化病历

电子病历不是纸质病历简单的电子化。电子病历是真正意义上的完全无纸化的、完全电子化的一种病历形式，自身具有完备的结构和规范的技术要求；而电子化病历主要是指用电子化方法对病历进行处理。

（3）电子病历不是电子病历系统

不要把电子病历和电子病历系统的概念混同。电子病历概念的角度在"信息"，而电子病历系统概念的角度在"信息系统"。厘清电子病历与电子病历系统的概念很有必要，有关电子病历系统的概念及辨析在后面章节介绍。

8.1.3 电子病历与电子健康档案

电子病历与电子健康档案（Electronic Health Record，EHR）既有联系又有区别。电子健康档案，也称为电子健康记录，即电子化的健康档案，是关于医疗保健对象健康状况的信息资源库。该信息资源库以计算机可处理的形式存在，并且能够安全的存储和传输，各级授权用户均可行访问。电子病历是电子健康档案信息的主要来源和重要基础。但电子病历局限于医疗机构内部，一般指患者所就诊的某一家医疗机构的临床信息资源。而个人电子健康档案中收集的信息也并非需要患者电子病历的全部（只针对评估个人终身健康状态和保健为目的所需要抽取的信息），且还应包含在其他公共卫生事件（如健康调查）或个人保健活动过程中记录的有关健康状况和保健等非医疗的数字化信息。

健康档案的内容可以用一张时序三维架构模型来表达，如图 8－1 所示。这个三维模型的三个维度在健康档案中分别为：生命阶段、健康和疾病问题、卫生服务活动（或干预措施）。

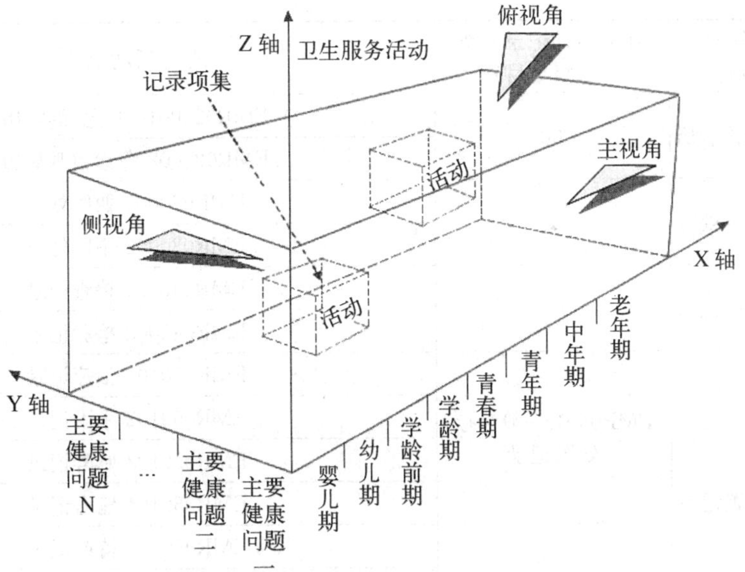

图 8-1 健康档案的时序三维架构模型

电子病历的体系结构也应该符合健康档案的时序三维架构模型,只是各维度的表达上有所区别。在电子病历中 X、Y、Z 三个维度则相应体现为:就诊时间、就诊原因、医疗业务活动。两者的对比,如表 8-1 所示。

表 8-1 电子病历与健康档案在时序三维架构模型图中各维度对比

维度	电子健康档案	电子病历
X 轴	生命阶段	就诊时间
Y 轴	健康和疾病问题	就诊原因
Z 轴	卫生服务活动	医疗业务活动

8.1.4 电子病历的内容

根据卫计委有关规范,电子病历的基本内容由病历概要、门(急)诊诊疗记录、住院诊疗记录、健康体检记录、转诊(院)记录、法定医学证明及报告、医疗机构信息等七个业务域的临床信息记录构成,如表 8-2 所示。

表 8-2 电子病历相关业务活动记录分类

业务活动记录分类(一级类目)	业务活动记录分类(二级类目)	业务活动记录
EMR01 病历概要	00	EMR010001 患者基本信息
		EMR010002 基本健康信息
		EMR010003 卫生事件摘要
		EMR010004 医疗费用记录

续 表

业务活动记录分类（一级类目）	业务活动记录分类（二级类目）	业务活动记录
EMR02 门(急)诊病历	00	EMR020001 门(急)诊病历
		EMR020002 急诊留观病历
EMR03 门(急)诊处方	00	EMR030001 西医处方
		EMR030002 中医处方
EMR04 检查检验记录	00	EMR040001 检查记录
		EMR040002 检验记录
EMR05 治疗处置记录	EMR0501 一般治疗处置记录	EMR050101 治疗记录
		EMR050102 手术记录
		EMR050103 麻醉记录
		EMR050104 输血记录
	EMR0502 助产记录	EMR050201 待产记录
		EMR050202 剖宫产记录
		EMR050203 自然分娩记录
EMR06 护理记录	EMR0601 护理操作记录	EMR060101 一般护理记录
		EMR060102 特殊护理记录
		EMR060103 手术护理记录
		EMR060104 生命体征测量记录
		EMR060105 注射输液巡视记录
	EMR0602 护理评估与计划	EMR060201 入院评估记录
		EMR060202 护理计划
		EMR060203 出院评估及指导记录
		EMR060204 一次性卫生耗材使用记录
EMR07 知情告知信息	00	EMR070001 手术同意书
		EMR070002 特殊检查及治疗同意书
		EMR070003 特殊药品及材料使用同意书
		EMR070004 输血同意书
		EMR070005 病重(危)通知书
		EMR070006 麻醉同意书
EMR08 住院病案首页	00	EMR080001 住院病案首页
		EMR080002 中医住院病案首页
EMR09 住院志	00	EMR090001 入院记录
		EMR090002 24 小时内入出院记录
		EMR090003 24 小时内入院死亡记录

续 表

业务活动记录分类（一级类目）	业务活动记录分类（二级类目）	业务活动记录
EMR10 住院病程记录	00	EMR100001 首次病程记录
		EMR100002 日常病程记录
		EMR100003 上级查房记录
		EMR100004 疑难病例讨论
		EMR100005 交接班记录
		EMR100006 转科记录
		EMR100007 阶段小结
		EMR100008 抢救记录
		EMR100009 会诊记录
		EMR100010 术前小结
		EMR100011 术前讨论
		EMR100012 术后首次病程记录
		EMR100013 出院小结
		EMR100014 死亡记录
		EMR100015 死亡病例讨论记录
EMR11 住院医嘱	00	EMR110001 长期医嘱
		EMR110002 临时医嘱
EMR12 出院记录	00	EMR120001 出院记录
EMR13 转诊(院)记录	00	EMR130001 转诊(院)记录
EMR14 医疗机构信息	00	EMR140001 医疗机构信息
EMR15 健康体检记录	00	EMR150001 健康体检记录
EMR16 法定医学证明及报告	00	EMR160001 出生医学证明
		EMR160002 死亡医学证明
		EMR160003 传染病报告
		EMR160004 出生缺陷儿登记

其中，病历概要包括患者基本信息、基本健康信息、卫生事件摘要、医疗费用记录；门(急)诊诊疗记录主要包括门(急)诊病历、门(急)诊处方、门(急)诊治疗处置记录、门(急)诊护理记录、检查检验记录、知情告知信息等六项；住院诊疗记录主要包括住院病案首页、住院志、住院病程记录、住院医嘱、住院治疗处置记录、住院护理记录、检查检验记录、出院记录、知情告知信息等九项基本内容；健康体检记录指医疗机构开展的，以健康监测、预防保健为主要目的(非因病就诊)的一般常规健康体检记录；转诊(院)记录指医疗机构之间进行患者转诊(转入或转出)的主要工作记录；法定医学证明及报告指医疗机构负责签发的各类法定医学证明信息，或必须依法向有关业务部门上报的各类法定医学报告信息，主要包括：出生医学证明、死亡医学证明、传染病报告、出生儿缺陷登记等；医疗机构信息指负责创建、保存和使用电子病历的医疗机构法人信息。

电子病历所记录的患者某次就诊信息在就诊的当初就开始创建。随着医疗服务活动的展开，电子病历将不断地增添、更新所记录的信息内容，并将该次就诊的全部信息归档保存在电子病历信息系统中。这些信息表示患者所有在特定就诊时间，因某种疾病或健康问题而接受相应的医疗服务所记录的临床信息数据的集合。理论上，一份完整的电子病历是由人的整个生命过程中，在医疗机构历次就诊所产生和被记录的所有临床信息数据集构成的。

8.1.5 电子病历的特点

电子病历是医院信息系统的重要部分。它按信息学的基本原理，具有信息的采集(收集)——处理(包括存储管理、传输、查询、统计分析、数据挖掘、智能决策支持等)——再利用(共享与再造信息的增值服务)，以及再一次的信息处理过程等功能。因此电子病历对提高医疗机构的医疗质量和工作效率、降低医疗差错、保障医疗安全、提供智能化服务以及科研与教学，乃至对区域医疗信息化建设都具有更重要意义。电子病历绝不是纸质病历的简单电子化，因此它是适应信息技术处理的科学合理的、结构化标准化的体系结构。它具有以下特点。

① 信息更加完整

电子病历不仅可记录纸质病历的全部内容，还可记录CT、MRI、X线、超声、心电图和手术麻醉等影像图片、声像动态以及神经电生理信号等，使医护人员在阅读病历时更加直观和全面，保证了医疗信息的完整性。电子病历实质上是整个医院以病人为中心的计算机信息化，其意义绝不仅限于病历本身的管理。

② 质量更加提高

电子病历可以有效避免临床医师在病历书写时的缺项、漏项及书写病历的随意性，使书写出来的病历达到格式上的规范化、记录上的完整性，有效保证了病历的质量。

③ 共享更加快捷

利用电子病历，医生可随时检索住院病人信息、接收病人主索引、住院病人管理、医疗统计系统的动态数据。病人持电子病历就医，可帮助医务人员迅速、直观、准确地了解病人的资料，缩短确诊时间，避免不必要的重复检查，控制医疗费用，减轻病人的经济负担。同时电子病历还可作为媒介，进行异地专家的远程会诊和研究。

④ 研究更有价值

据统计，80%的临床科研基础数据来自住院病历，而电子病历为临床教学、科研提供了多种快捷信息检索方式，如随机查询、疾病记录检索、疾病分类统计等，实现了医院病案管理现代化。特别是可以把数据仓库技术与结构化的电子病历结合，在医疗研究中可以充分利用数据仓库来挖掘信息资料，加强这些信息资料后续的综合分析和利用。为管理层提供更多的管理信息，可以为医学科研、技术层面总结更多疾病救治经验，以及寻找、总结医疗救治过程中一些规律性的东西。

⑤ 存储更加方便

电子病历可存储于医院信息系统的服务器中，也可存储于多种存储介质中，使用方便得多。

目前，电子病历的建设还存在许多重大的难题。例如，电子病历的立法问题、电子病历信息的标准问题、医疗人员的素质问题以及资金等问题。即使如此，由于电子病历具有诸如以上优点，发展电子病历仍具有非常现实的重要意义，在未来很长一段时间内，电子病历和纸质病历将长期共存，平常书写、诊断和会诊等都可以使用电子病历，但还必须打印纸质病历进行保存以符合法律规范。

8.2 电子病历系统

8.2.1 电子病历系统的定义

电子病历系统，英文为 Electronic Medical Record System，可缩写为 EMRS。有广义上的规范定义和狭义上的称谓。

2010 年 12 月，卫计委发布《电子病历系统功能规范(试行)》，该规范中明确指出："电子病历系统是指医疗机构内部支持电子病历信息的采集、存储、访问和在线帮助，并围绕提高医疗质量、保障医疗安全、提高医疗效率而提供信息处理和智能化服务功能的计算机信息系统，既包括应用于门(急)诊、病房的临床信息系统，也包括检查检验、病理、影像、心电、超声等医技科室的信息系统。"

对电子病历与电子病历系统的概念有很多不同的理解。无论是国内还是国外，概念上也很不一致。狭义上讲，电子病历系统仅指医师工作站甚至病历书写系统。《电子病历系统功能规范(试行)》中的定义则是一个广义定义。按照规范中的定义，电子病历系统就几乎覆盖了医疗相关的各个环节和各类医疗信息系统。在医疗机构内部，因为电子病历系统要支持医疗信息的采集，因而包括与医疗信息生成相关的各种临床信息系统，其中不仅包括临床一线使用的信息系统，也包括辅助科室使用的信息系统。为了更清楚地阐述电子病历系统的概念，下面就规范中的定义予以辨析。

(1) 规范中的电子病历系统界定为医疗机构内部的信息系统。当前，国内外有关电子病历的概念范围主要有两大类：一类是指医疗机构内部以患者为中心的医疗信息集成及管理，另一类是指在医疗机构内部电子病历基础上医疗机构之间围绕患者为中心的医疗信息集成及管理。后者要在前者的基础上增加区域信息共享平台及相关功能。规范中的电子病历系统主要界定在医疗机构内部；但为了与区域电子病历的衔接，规范中以扩展功能的形式规定了医疗机构内部电子病历系统与区域医疗信息系统和居民健康档案信息系统的对接功能。(参见电子病历系统功能)

(2) 在电子病历系统功能方面，规范中的定义既包含了电子病历的采集、存储、访问和在线帮助等基本功能，也特别突出了为提高医疗质量，保障医疗安全，提高医疗效率面提供的信息处理和智能化服务功能。这些功能正是电子病历有别于纸质病历的优势所在，是需要大力倡导和和发展的。

(3) 电子病历系统的系统构成相当宽泛，既覆盖临床科室环节，也覆盖各辅助科室环节，每个环节的业务和其对应的系统功能专业性都很强，要制定这样范围的系统功能规范将是一项艰巨的工作，规范也过于庞杂。所以，根据电子病历的最主要应用在临床、最需要规范的功能首先也在临床的实际，规范将范围主要集中在面向医师、护士使用的临床信息系统功能以及相关的基础系统功能方面；而检验信息系统(LIS)、病理信息系统、医学影像信息系统(PACS)等辅助科室信息系统的功能则基本未涉及。对这些未涉及的部分，可以在今后进一步制订该领域系统的专门规范。

（4）由于电子病历系统覆盖的广泛性和各环节功能的专业性以及整体的复杂性，无论是国内外，很少有厂商能够提供完整的产品线支撑整个电子病历系统的建设，即使厂商有这样的产品线，医疗机构在较长的周期内建立医疗相关信息系统时，未必选择同一厂商的产品。绝大多数情况下，医疗机构的医疗相关信息系统（电子病历系统）是由多个厂商的产品组成的。规范着眼的是医疗机构建立和使用的完整的电子病历系统功能，并非强调厂商的产品线或一个具体产品要满足本规范的所有要求。

8.2.2 电子病历系统功能

在《电子病历系统功能规范（试行）》中，给出了电子病历系统应当具有的功能，共分三个部分：电子病历的基础功能、电子病历的主要功能、电子病历的扩展功能。各项功能中的具体细化功能被分为必需、推荐和可选三个等级。必需，是指电子病历系统必须具备的功能；推荐，是指电子病历系统目前可以暂不具备，但在下一步发展中应重点扩展的功能；可选，是指为进一步完善电子病历系统，医疗机构根据实际情况，选择实现的功能。各功能概述如下。

1. 电子病历的基础功能

电子病历系统应具有用户授权与认证、使用审计、数据存储与管理、患者隐私保护和字典数据管理等基础功能，保障电子病历数据的安全性、可靠性和可用性。

2. 电子病历的主要功能

（1）电子病历创建功能。为患者创建电子病历，必须赋予患者唯一的标识号码，建立包含患者基本属性信息的主索引记录，确保患者的各种电子病历相关记录正确地与患者唯一标识号码相对应。

（2）患者既往诊疗信息管理功能。患者既往诊疗信息包括患者基本情况、既往患病诊断和治疗史、药物过敏史和不良反应史等内容。电子病历系统应当提供患者既往诊疗信息的收集、管理、存储和展现的功能，使医护人员能够全面掌握患者既往诊疗情况。

（3）住院病历管理功能。主要为医疗、护理、医嘱和检查检验结果等医疗电子文书提供创建、管理、存储和展现等功能支持。

（4）医嘱管理功能。医嘱管理主要对医嘱下达、传递和执行等进行管理，重点是支持住院及门（急）诊的各类医嘱，保障医嘱实施的正确性，并记录医嘱实施过程的关键时间点。

（5）检查检验报告管理功能。主要为各类检查、检验报告的采集、修改、告知与查阅、报告内容展现等提供支持。

（6）电子病历展现功能。病历展现功能是以直观、有效、便捷的方式展现患者的病历资料，为医护人员全面、有效掌握患者的病历资料提供支持。

（7）临床知识库功能。为医师的开具医嘱、诊疗方案的选择等提供辅助支持。临床知识库应用的重点是辅助医师实施正确的诊疗措施，提供主动式提示与警告，规范诊疗行为，防止医疗差错。

（8）医疗质量管理与控制功能。电子病历系统通过对病历数据的汇总、统计与分析，在病历质量管理与控制、合理用药监管、医院感染监测、医疗费用监控等方面为医疗质量管理与控制提供信息支持。

3. 电子病历的扩展功能

(1) 电子病历系统接口功能。电子病历系统应当支持临床科室与药事管理、检查检验、医疗设备管理、收费管理等部门之间建立数据接口，逐步实现院内数据共享，优化工作流程，提高工作效率。

(2) 电子病历系统对接功能。该功能均为推荐功能，包括两个方面：一是与区域医疗信息系统对接功能；二是与居民电子健康档案信息系统对接功能。

8.2.3 电子病历(系统)与医院信息系统的关系

1. 电子病历系统与医院管理信息系统的关系

(1) 电子病历系统与医院管理信息系统相互依存

电子病历系统不是一个独立于医院管理信息系统的新系统，因为病人信息来源于医院管理信息系统中的各个业务子系统中。例如：患者基本信息来源于住院登记、入出转、病案编目等系统中。各个业务系统在完成自身的功能、管理自身业务数据的同时，也在收集着病人信息。而医院管理信息系统的医嘱信息等则来源于电子病历系统。因此，电子病历系统与医院管理信息系统相互依存，相互渗透，不可分割。

(2) 电子病历系统与医院管理信息系统的不同

电子病历系统是以“患者”为中心，而医院管理信息系统是以“管理”为中心，两者的侧重点和要求不同。从电子病历系统的角度看病人信息，是完整的、集成的；而从医院管理信息系统的每个子系统来看病人信息，是局部的、离散的，相互之间信息有冗余、有遗漏，它们往往没有按照一个统一的原则进行设计和管理。电子病历系统更注重与医学知识库、临床决策支持等系统的结合，是以知识为核心的系统，与以“信息”为核心的管理信息有显著区别。

2. 电子病历与临床信息系统的关系

管理信息系统与临床信息系统的分水岭是医嘱处理系统，如果一个医院信息系统包括了面向医疗的医嘱处理系统，就认为它已经进入了临床信息系统的门槛。因此，医院里除了医疗收费和药品物资管理外，所有与病人相关的信息系统都属于临床信息系统范畴。临床信息系统又可分为直接医护临床信息系统和辅助医护临床信息系统。辅助医护临床信息系统主要指相关检查科室的临床信息系统，如实验室信息系统(LIS)、图像归档和通信系统/放射信息系统(PACS/RIS)和心电图信息系统等。直接医护临床信息系统主要指信息的产生及应用直接跟患者医疗相关的系统，包括各种临床科室的临床信息系统，如麻醉临床信息系统和重症监护临床信息系统等。

临床信息系统的基础是临床数据即电子病历，而真正的临床信息系统必然是以电子病历为核心，电子病历需要一个信息高度集成的系统，即电子病历系统，电子病历系统的实现实质上是医院医疗工作的全面信息化，是整个医疗卫生行业的全面信息化。因此，它的实现是一个长期的发展过程，尤其是它的发展很大程度上也依赖临床信息系统的发展。临床信息系统是电子病历的直接信息源。临床信息系统涉及医生、护士检查科室等与病人医疗相关的各个环节，包括医嘱处理、病程记录、检验、医学影像、监护和醉等多个不同的系统。因此，电子病历系统的建设需要完善的临床信息系统作为基础。

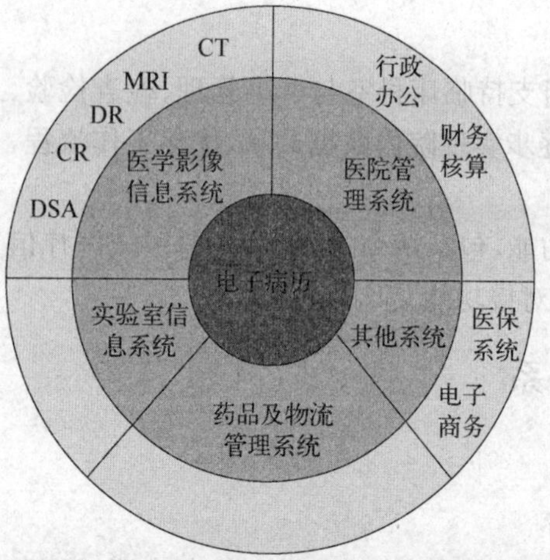

图 8-2 电子病历与 HIS 的关系示意图

3. 电子病历(系统)是各信息系统的核心

医院信息系统逐步实现从以"经济财务"为主线的管理信息系统向以"病人"为中心的临床信息系统的方向发展。从本质上讲,临床信息系统正是广义上的电子病历系统。电子病历信息作为电子病历系统的产出物,自然成为整个医院信息系统的核心。如图 8-2 所示,展示了电子病历与各医院信息的关系。

8.2.4 电子病历系统的基本框架

电子病历系统是以集成平台为基础构建的一体化集成的医院信息系统,可满足各分类信息系统或科室信息系统之间工作流集成和数据集成;以临床数据信息库(Clinical Data Repository, CDR)和受控医学术语表(Controlled Medical Vocabulary, CMV)为核心建立一个可长久存储和管理的具有标准信息表示和术语标准支撑的医疗数据中心。

从大的框架结构看,EMRS 可由集成平台、临床数据信息库、一体化医护工作站三大部分组成,如图 8-3 所示。该示意图中以临床数据信息库为核心的数据存储仓库,其数据来源于手术麻醉、放射检查、重症监护、生理检查、急救监护等各个临床科室的患者信息。在此基础上,通过一体化医护工作站,将患者的临床数据有机地组织起来,让医生完整而方便地了解所管理病人的信息,并作出快速准确的医疗决策。电子病历信息数据也通过集成平台和医疗数据中心的处理与重组,作为重要的临床信息资源为院内外共享与利用。

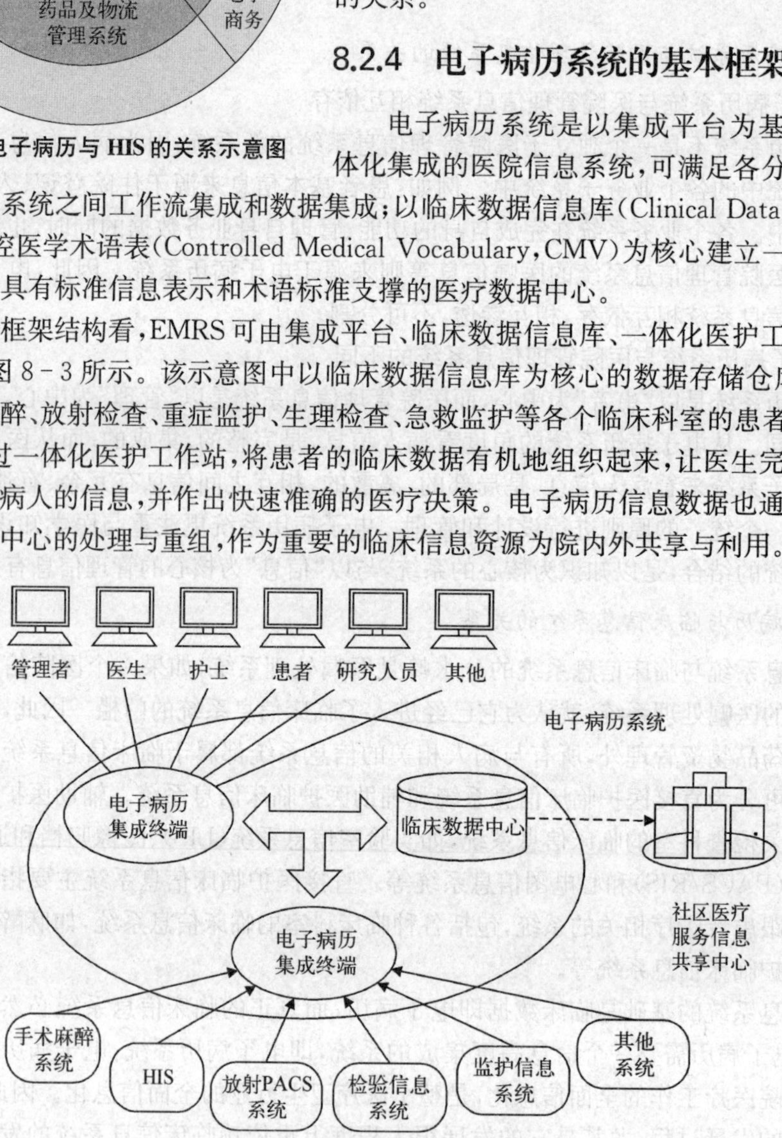

图 8-3 EMRS 基本框架示意图

1. 集成平台

集成平台以计算机与网络设备等硬件和集成软件(包括各种接口、中间件)等组成,采用信息集成技术将 EMRS 各部分一体化集成在一起,为电子病历信息资源处理、共享与利用提供一个信息基础平台。该集成平台可以 IHE 技术框架为基础构建系统集成模型,完成基于 HL7 和 DICOM 等标准的系统集成接口,进行各独立系统间的工作流集成;提供一整套基于 Web Service 的数据服务接口,以适应一体化医护工作站以及医疗教学、研究的数据访问需要;以标准化临床数据信息库为基础,最大限度地提供具有计算机可处理能力的临床信息,也为构建临床数据信息库提供数据来源。

2. 临床数据信息库

临床数据信息库(CDR)是所有的病人医疗结果和其他临床文档数据集中存储的中心仓库,也是医疗数据中心和电子病历解决方案的核心,它是一个面向主题的、集成的、可变的、当前的细节数据集合,用于支持对于即时性的、操作性的、集成的全体信息的需求。CDR 不仅是电子病历存储架构的核心,也是医院进行电子病历数据应用,如临床决策支持系统、知识库、临床路径及管理辅助决策等的基础。

单个病人的信息随着时间的增加信息量也随之增长,为了可长期获得该病人的信息,需要对其信息进行长期存储,这时,就出现异构下的数据长期管理的问题。而 CDR 中的医疗文档库,就是把医院信息系统中各个业务系统的数据库的信息抽取出来,通过归档的形式形成一个静态的中间文档库。不管有多少个异构系统,全部收集起来,都归到这个文档库里。各应用系统访问这个文档库可以实现异构下的数据共享。

CDR 存储库的组织形式往往以患者电子病历为核心展开,其存储结构方式更多地以患者个人索引为标题,以结果数据为主体。这样的数据存储组织形式在以患者个人视角所见的电子病历中能够完整迅速地定位,但对纵向业务的支持却明显缺乏有力的索引机制,不能完全满足部门业务的需求。很多业务数据并不都在 CDR 存储库中存储,为了完成某些特定业务上的流程要求,可能产生很多中间数据,而这些中间数据都依赖 CDR 中的操作数据存储(Oprating Data Store,ODS)数据库实现数据的访问。ODS 数据库主要涵盖临床和管理数据,对数据即时查询、数据仓库、面向患者的公众信息服务以及区域卫生提供数据层支持。同时,ODS 数据库支持整个医院范围内各业务系统的协同。

CDR 中为了支持 EMR 数据应用的需要,还包含存储大量信息资源数据、不同组织形式的各类数据库。例如,根据临床决策应用的需要,有疾病数据库、药品数据库、辅助检查数据库、临床指南数据库、医学文献资料数据库等数据库;根据科研教学针对某一领域或项目需要,将从 EMR 中抽取的数据建成的面向主题的适应科研教学应用的中间数据库等。

3. 功能强大的医护工作站

医护工作站是电子病历的主要集成终端,也是集成的工作流和集成数据的客户应用体现。它能起到原有 HIS 中医生工作站、门诊医生工作站、护士工作站、移动护士工作站、移动医生查房工作站和病历讨论系统等处理电子病历的作用;并能实现电子病历的结构化存储、数字签名、痕迹保留和模板录入等功能;同时它提供统一的电子病历集成视图,达到团队医疗、提高系统易用性、优化工作流程和提高医疗质量的目的。电子病历医护工作站的主要集成软件有 EMR 浏览器与 EMR 编辑器。

EMR 浏览器是为终端用户提供基于 Web 的访问并展现电子病历的应用软件,其目标是建立一个用户友好的环境;在该环境下,医护专业人员或患者可以方便地访问 EMR 中的相关数据，以不同方式的视图调阅展示电子病历的服务。EMR浏览器主要包括电子病历集成视图，它是医护人员的统一工作平台。医护人员可以直接基于病历视图中所集成的各类医疗数据以可视化的形式开展大部分日常工作，包括书写病程、处理医嘱、检查、检验、处方、治疗处置、手术、护理等，加速了工作流程处理，提高了工作效率。

EMR编辑器是采集、录入并生成EMR文档的基本工具；是处理EMR文档的核心组件；也是形成结构化EMR的关键工具。该编辑器包括计算机化医嘱录入系统(Computerized Physician Order Entry，CPOE)、电子文档编辑与管理、闭环医嘱执行系统等软件，承担着将所有业务系统完成集成以后的信息进行整合，并按照EMR文档构造与存储要求进行存储与管理的职能。它支持结构化模板和自然语言的录入书写模式，支持所见即所得的编辑方式，支持多媒体形式的内容嵌入，满足临床教学、科研数据抽取等要求。

8.3 电子病历数据的应用

电子病历并不是单纯地将纸张病历电子化，然后展示到计算机屏幕上；EMRS也不是仅仅为了方便医护人员的输入而开发的系统，它集成了病人的全部信息，包括HIS提供的以及CIS各系统提供的数字、文字、图形、影像、声音等多媒体信息和统计分析结果，并通过CDR进行集中管理，具有高度的共享性。这些信息资源的存储应该是结构化和规范化的，这就为电子病历数据的应用提供了基础，也是电子病历核心价值的体现。

医院的电子病历是医院极其宝贵的临床信息资源。EMRS蕴含庞大的临床信息数据库、临床知识库以及先进的处理信息的技术方法和手段(包括决策支持、人工智能等)，能为临床医务人员提高工作医疗质量和效率、保障医疗安全而提供辅助的信息手段和智能化服务。如在CPOE中利用临床知识库中的疾病知识、药物知识、临床指南、医学文献的数据对病人做出快速、准确的诊断；利用合理用药系统、数字临床指南、数字临床路径等数据为病人提供治疗服务；还可以进行数据的可视化集成、数据段分析与挖掘、决策支持等进一步开发利用。

电子病历数据在医院内除应用于临床外，也能为医院管理者进行决策管理以及科研教学服务。电子病历数据在区域医疗信息化中，可应用于跨医院的医疗协同、公共卫生、区域卫生管理与决策、综合信息服务等方面的区域协同服务，如图8-4所示。

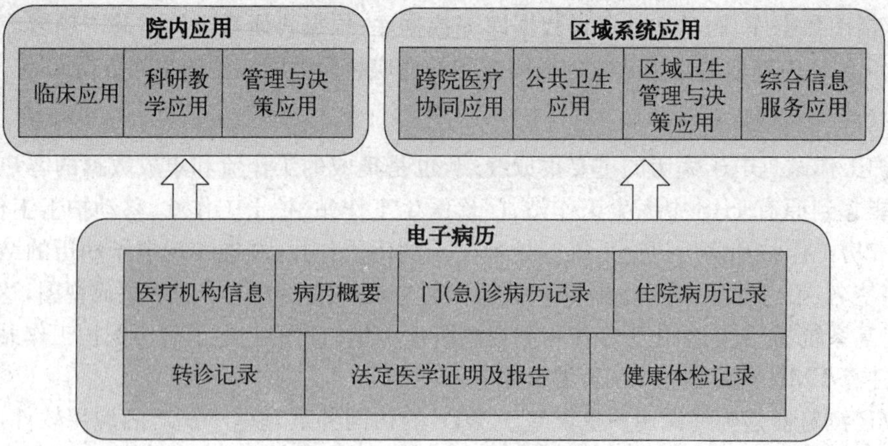

图8-4 电子病历数据应用

本节只对电子病历数据临床应用的临床路径管理、临床决策支持、临床知识库管理与应用以及电子病历数据在医院管理与决策和科研教学方面的应用作概要的叙述。

8.3.1 临床路径管理

临床路径(Clinical Pathway,CP)是指针对某一疾病建立一套标准化治疗模式与治疗程序,是一个有关临床治疗的综合模式,该模式罗列了计划提供的治疗项目、相应的治疗结果,以及完成这些工作的进度表。它以缩短平均住院日、合理支付医疗费用为特征,按病种设计最佳的医疗和护理方案,根据病情合理安排住院时间和费用。

临床路径的应用可以分为三个阶段。在第一阶段中,临床路径更多地体现为对某一特定疾病的临床指南,其详细说明了诊疗过程中医院内多学科多部门的具体操作。在第二阶段,临床路径依据询证医学的发展,形成一种标准化的治疗模式,医护人员按照该模式完成对患者由住院到出院的治疗过程,类似于标准化操作规范(SOP)。这种治疗的模式化,可大大减少治疗的随意性,提高诊疗的质量和效率,同时也可减少因医生水平的差异而带来的医疗水平的差异。在这个阶段中,临床路径逐渐实现了和电子病历的结合。在第三阶段,临床路径将从医院的整体规划出发,主要是用于全面的质量管理,降低临床治疗的风险,充分整合医院的资源,节约医疗成本。

20 世纪 90 年代起,临床路径在美国得到迅速发展,而国内医院引入临床路径则是在 21 世纪初,临床路径的重要性已经得到业界的一致认同。临床路径的电子化(Electronic Clinical Pathway)作为电子病历的一部分,势在必行。

临床路径的电子化可以利用 EMRS 对临床路径自动化、智能化管理来实现。利用 EMRS 可以方便地根据各种疾病进行临床路径的选择与配置;可以自动、半自动执行并监控临床路径;例如,将临床路径配置嵌入 EMRS 医护工作站可以自动或人工对患者是否进入路径进行判断,对每种进入路径的病种定义医嘱步骤与套餐模板(包括药物、检查、化验、治疗以及护理等医嘱)、开立医嘱为患者治疗和调节路径的某些环节确定治疗方案,对出院患者进行差异化分析、诊疗程序的规范化和变异分析,帮助患者及家属了解医护详细过程与时间安排等。电子化临床路径生成的电子病历数据还可以用来统计完成评估和未完成评估的临床路径评估、统计完成临床路径评估的情况,统计临床路径完成率即进行评估但中途退出数与完成评估的比值、统计临床路径必选医嘱在实际病人进行临床路径评估中的执行情况、统计国家规定的单病种要执行指标与实际进行中未执行指标的比值,并将统计的结果数据进一步应用于医院管理决策。

8.3.2 临床决策支持

1. 临床决策支持系统概述

临床决策支持系统(Clinical Decision Support System,CDSS)是指辅助决策者通过数据、模型和知识,以人机交互方式进行半结构化或非结构化决策的计算机应用系统。它通过合适的时机智能地过滤或表示信息和知识,为临床工作者、患者或个体提供更好的个体护理和健康管理的技术或手段。它为决策者提供分析问题、建立模型、模拟决策过程和方案的环境,调用各种信息资源和分析工具,帮助决策者提高决策水平和质量。

临床决策支持研究最早起源于 20 世纪 50 年代末，经过多年的发展，临床决策支持研究的目标也随着时间的推移而逐渐改变。最初，临床决策支持研究主要应用统计学、决策分析以及规则(MYCIN)等方法，通过内嵌的知识或者算法模拟专家的思维，试图达到或者超过临床医生的水平，即专家系统。当时由于临床诊疗数据有限，而且往往是从某几位专家的有限知识出发而建立的，这些系统往往要求在合适的时机输入规定格式的数据，这对在充满各种随机性和偶然性事件的临床实践中应用价值不大。而基于临床指南的临床决策系统，是建立在对海量的临床数据进行整理、回溯、分析、建模的基础上，在实际的医疗过程中可以辅助医生进行更快的决策，能够有效地提高医疗质量和效率、减少医疗差错、降低医疗费用。临床决策支持系统建立在数据仓库及知识管理平台的基础上，通过与临床路径、合理用药、专家知识库等系统结合，为临床诊疗提供标准化的诊疗过程且能对其实行持续检测和定期评价。

2. 临床决策支持系统在电子病历中的应用

电子病历应用临床决策支持系统，主要包括两个方面。一方面是规范电子病历本身的内容并保证其质量。例如，应用临床决策支持系统实现标准的诊疗及医嘱书写的辅助支持。另一方面，电子病历的含义不是静态的病历内容本身，不是简单的病历电子化和结构化，而是动态的、智能的，它能够辅助医护人员更好完成诊疗活动。临床诊疗活动是整个医疗过程的核心，临床医生是电子病历的直接使用者，电子病历系统中的临床决策支持功能可以实时地为临床医生的诊疗活动提供各种信息支持，通过智能、主动的提示，实现降低医疗差错、提高医疗质量的目标。然而，临床决策支持系统功能的发展与完善依赖于电子病历不断动态累积的海量的临床实践数据。随着电子病历智能化的发展，诸如合理安全用药、辅助诊疗信息决策支持、临床信息决策支持分析等一系列临床决策支持系统也将得到发展与完善。

(1) 确保合理安全用药

合理用药是一个涉及面广、难度高的复杂性工作。药物品种正随着医药科学的发展而迅速增加，现在国内常用的处方药物已达 7 000 种之多。有人预言 21 世纪药物仍然是医疗中的重要手段，但临床药物治疗水平并未伴随着药品的增加而提高，如浪费药品、延误治疗、药疗事故、药源性疾病等不合理用药现象在国内极为严重，药害危及人类健康与生命安全，滥用药物增加了有限的社会资金和人类生存空间日益匮乏的资源负担。有报道称，上市药物中的 70%因为诸多原因而浪费，我国每年死于药物不良反应者近 20 万人。若能大力推动合理用药，使用药做到安全、有效、经济、适当，则可减少 60%的浪费和大量药害。通过临床决策支持系统辅助医生合理用药可体现在如下几个方面。

① 在医生下达用药医嘱时，可以为其提供药品使用说明的查询。

② 集成国家药典或药物说明书规定的药物配伍禁忌、药物相互不良作用等数据，使医生在下达医嘱时避免用药错误；防止同一患者使用药名不同但成分相同的同类药物，确保用药安全合理。

③ 针对门诊病人，电子病历系统具有自动审查处方功能，可有效防止同一患者在不同专科就诊时，各科医生对同种(同类)药物重复开方或开出作用完全相反的药物等行为；可有效防止同类药物过量使用，避免药品浪费和发生药物不良反应。

(2) 辅助诊疗信息决策支持

专家系统是一个具有大量的专门知识与经验的程序系统，它应用人工智能技术和计算机技术，根据某领域一个或多个专家提供的知识和经验，进行推理和判断，模拟人类专家的决策过程，以便解决那些需要人类专家处理的复杂问题。简而言之，专家系统是一种模拟人类专家解决领域问题的计算机程序系统。临床决策支持系统通过其强大的医学专家系统，在辅助诊疗信息决策支持方面的应用主要有如下几点。

① 在病史记录中自动收集构成某种疾病诊断所必须具备的主要症状，与系统内的诊断标准库的典型症状信息比对后，系统自动提示可能的诊断方向以及需要进一步询问的病史（症状）。

② 系统自动收集检查记录中构成某种疾病诊断所必需的体征以及已经完成的辅助检查结果，并在此前症状识别划定的范围内，与诊断标准库的疾病诊断要点识别匹配，做出可供医生参考的初步诊断意见。

③ 系统根据医生做出的初步诊断，自动做出进一步的诊疗项目提示，推荐最佳治疗方案。

④ 自动监测病历质量。

(3) 临床决策支持分析

临床决策支持系统通过其背后的数据仓库，主要为医生和管理者提供以下几个方面的辅助分析。

① 临床用药分析。通过及时跟踪并获取临床用药情况，对药品医嘱、用药适宜性进行审核，判断用药与临床诊断的相符性；针对剂量、用法的审核和剂型与给药途径的审核，判断是否有重复给药现象，是否有潜在临床意义的药物相互作用和配伍禁忌。

② 治疗效果分析。通过分析知识库数据，比较不同治疗方案对相同疾病的治疗效果和经济效果，对期望成本、成本—效果和治愈成本进行决策树分析，从而为临床制定合理用药方案和新药的研究、上市、使用提供科学依据。

③ 临床知识挖掘。能够从文本源中提取知识进行文本发掘，并能够依据人与信息之间的关系描述知识形成的知识地图。

④ 临床预警提示。针对临床上容易出现不合理处置、用药的情况提供预警功能，当医生进行药物治疗开具处方时，若出现上述情况，系统则会给出警告并要求医生改正，或确因治疗必需则需要进一步确认。

⑤ 临床路径管理过程与效果监测。根据临床路径系统实时获取路径中治疗效果情况、路径变异情况，对治疗过程和路径变异进行分析，最后根据分析结果调整变异症状知识库、路径改造，同时提供变异预警、单病种疗效与超限价影响因素分析等。

8.3.3 知识库管理和应用

通过电子病历系统，医院的 CDR 中存储了海量的病人临床诊疗数据，这个临床数据的大仓库的组织是规范化、格式化与结构化的，这样就为计算机“看懂”电子病历提供了基础，形成能被计算机处理的知识仓库。EMR 数据是这个知识仓库的基石。

知识库的典型应用是循证医学（Evidence Based Medicine，EBM）。循证医学是 20 世纪 90 年代以来在临床医学领域内迅速发展起来的一门新兴学科，是一门遵循科学证据的医学，其核心思想是“任何医疗卫生方案、决策的确定，都应遵循客观的临床科学研究产生的最佳证据”，通过制订科学的预防对策和措施，达到预防疾病、促进健康和提高生命质量的目的。医学证据的数据来源就是建立电子病历基础的CDR。

循证医学教学的主要内容是教授医生检索、评估和利用证据的能力，使医生能掌握日新月异的新知识，缩短基层医生与专家的距离，提高医疗卫生服务的水平。但是，传统获取证据的过程（如专业光盘软件查询或网络资源浏览）往往和医疗实践是脱节的。在新一代的电子病历系统中，这种基于循证医学整合知识库到实际流程中的实践将是电子病历系统一大特色，它将被动的医生查询模式转变为主动的证据提醒模式。在这种模式下，系统内部通过电子病历信息尤其是病历文档中的信息自动提取相关的检索关键词，从相关的本地或网络知识库中查询同当前病人相关的证据，并以主动提醒的方式发送给临床医护人员。要集成这样的整体系统，需要对知识源进行标准化接口封装、对检索关键词进行语言自动翻译等工作。

知识库除了服务于循证医学实践之外，也可服务于新临床指南的制订。目前基于临床指南的临床决策支持系统（CDSS）已成为知识库应用的主要形式，同时高水平电子病历系统也要求越来越多的CDSS对其提供辅助支持。不断更新的知识库是临床指南的源泉，也是CDSS不断扩展应用的基础。

面对医学信息资源来源的多样性、组织的动态性与无序性，需要对医学信息资源进行系统组织与分析，以便临床实践人员、医学领域的研究人员合理高效利用信息，为临床服务提供信息支撑。构建临床医学知识库的目的在于为医务工作者提供更加个性化的知识服务，扩大医学图书馆知识服务的范围。通过临床知识库，帮助临床医生快速获取疾病治疗、疾病诊断、疾病检查中的各种知识。

利用建立在电子病历数据基础上的医学知识库系统可以组织知识，对知识客体进行收集、整理、分类、过滤、加工，对知识单元本身进行描述和标引以及揭示知识节点之间的逻辑联系，建立疾病库、药品库、检查库和疾病诊治相关的知识库；可以标准化某些内容，因医学知识库需要对疾病名称、药物名称、检查名称、疾病体系、药物体系、检查体系建立规范与标准；可进行临床预警及提示，通过事件监视机制，主动给医生提出决策建议，强制性阻止一些严重的后果发生，如用药配伍禁忌和药物——疾病禁忌等；可进行辅助诊疗，将患者基本信息、症状输入到知识库系统，知识库系统能够经过算法计算，推算出可能的结果；给出病患可以进行的检查、相关药物治疗的初步方案。

可以预想，经过数十年的临床数据的积累，医学临床知识库也将为国家各项卫生政策的制定、医疗事故的鉴定、社区医疗服务、慢性病的防治、医疗资源的合理规划及医疗保险等提供更加完善的决策模型。

8.3.4 医院管理辅助决策

医院管理关注医疗运营过程中的主要指标运行，医疗质量的持续改进，医疗安全事件的规避，这些需要职能部门提供持续的监测信息、警讯事件的识别与预警、医疗运营指标的导航等服务。

辅助决策支持系统是一种以计算机为工具，应用决策科学及有关科学的理论与方法，以人机交互方式辅助决策者解决半结构化和非结构化决策问题的信息系统。电子病历反映动态增长的临床诊疗数据，有利于建立管理辅助决策支持系统，为医院的管理提供支持。

1. 电子病历数据可以形成满足决策支持所需的数据环境

决策支持的数据环境是要将传统的、面向应用的数据环境提升为面向主题的数据环境。电子病历的数据结构和临床数据中心(CDR)都有利于创造这样的数据环境。

2. 质量控制与趋势分析

由于CDR中的信息接近实时信息,对于统计指标的监控,其时间精度能够满足管理需要。如对超长住院日、待床天数、门急诊量、收容人次、手术例次等指标,均可制订相应控制标准。另一方面,CDR又能长期积累,在保留历史原貌的同时,也为数据的再利用奠定了基础,可以充分运用统计学方法进行数据挖掘,从而揭示医院运营规律,探索影响因素,改进诊疗流程。

3. 病种管理

建立以病种为基础的医院病种管理体系具有现实意义。病例组合管理以电子病历中记录的病案首页信息为基础,包括ICD疾病编码、手术编码,以及对费用消耗有影响的基础信息,建立可灵活调整的病例组合库。及时分析本院病例组合消耗与付费标准的差别,分析优势,找出差距。对经常超出标准的病例组合,分析其治疗路径,查找原因,有针对性地采取措施,降低治疗成本。

还有更多的主题管理,如主诊组管理、医疗费用管理等都可以通过建立相应的主题决策组件进行应用扩展。

8.3.5 科研与教学

医学是一门实践性很强的自然科学,在诊疗过程中所形成的医疗文书,诸如医嘱、检查检验结果、病历及其分析等都是进行临床医疗、教学和科研的宝贵资料,对于分析和发现医学发展规律有重要的作用。电子病历所具有的系统性、准确性、完整性及数据之间关联性是教学和科研的重要资料来源,它为临床教学、科研提供多种快捷信息检索方式,能丰富教学内容、促进教学和科研的不断发展、提高科研水平。当积累了大量电子病历后,可以把数据仓库技术与结构化的电子病历相结合,将大量的病历数据转化为知识。CDR中各类临床信息数据可按照科研教学的主题、内容的特定需要进行分析、挖掘和抽取,形成针对某些所需主题、内容的中间型数据库,更方便、有效地适应科研教学的应用。

电子病历的应用使医生告别了手工书写病历的时代,通过大量的模板和套餐医嘱可以大大节省书写病历的时间,将更多的时间用于分析病例、教学与科研。同时这些模板和套餐是经验的积累,可以为实习生提供丰富的教学案例。电子病历通过可视化的数据综合浏览视图,可以动态跟踪及回顾经典的病例,快速浏览诊疗过程中的各项数据与医嘱,提高学习效率。

8.4 电子病历的安全与发展

8.4.1 安全

随着计算机通信技术的飞速发展、人们法律意识的不断进步,以及电子病历应用的日益广泛，电子病历的安全性保障变得越发重要。在电子病历系统中，电子病历安全性技术的实现是必不可少的。

对病人而言，电子病历是诊疗过程的全部记录和总结；对医务人员而言，电子病历是进行正确诊断、选择治疗方案的科学依据。目前，电子病历不仅是医疗、教学、科研的信息源，而且在处理医疗纠纷、人身伤害以及刑事诉讼过程中也是有重要法律效力的证据之一。因此，电子病历的安全性成为人们日益关注的问题，人们会顾虑到病历经修改后没有任何遗留痕迹，甚至是无法得知操作者的确切身份。人们对电子病历安全性的不信任必将会影响电子病历的自身效力与使用。电子病历安全性的保障是必要的。

1. 电子病历安全性的意义

(1) 电子病历的内容包含了病人的个人隐私信息

客观上，这些信息对疾病诊疗而言，是必要的。由于电子病历中的这些内容牵涉到了法律、伦理道德、社会和心理等因素，使病历本身有着极度的敏感性，甚至已成为许多病人和医疗机构使用电子病历主要顾虑之一。据美国 Harris Interactive 公司 2004 年的调查结果显示，68%的人认为 EMR 对个人隐私有威胁。所以，在电子病历的记录、处理、存储和交流等过程中必须保持高度的谨慎，必须采用极高信任度的形式进行，使得病人的隐私权得到保护。另外，医生有义务来保护病人的这种隐私权利，这也是一种医生职业道德的体现。

(2) 电子病历具有法律证据作用

由于电子病历可以作为因医疗纠纷引起的民事、刑事诉讼的有力证据，其安全性的保障能够实现病人利益或是医生自身利益的有效维护。

(3) 电子病历系统的网络安全实现

目前，电子病历的形成、传输、存储均面向网络这一“开放”环境。一方面，网络环境为电子病历的推广、功能壮大提供了有效的平台。另一方面，这也为电子病历带来了诸多安全隐患，例如：病毒感染、高科技犯罪、网络瘫痪等。因此，应该采用有效的安全技术，防止不安全因素的发生，提高电子病历的“免疫力”。

2. 电子病历安全性的实现

在电子病历的实际使用过程中，准确输入的病历内容、规范的处理过程、安全的存储与共享等均是以保障电子病历安全性为最终目标的方法。根据电子病历的内容包含了病人的个人隐私信息、电子病历有着法律证据作用以及电子病历系统的网络化等客观情况，这里主要从以下两方面来介绍电子病历安全性的实现。

首先，针对个人因素与病历的法律证据作用，电子病历的安全性保障应该包括身份的确定、使用授权的设定和应负责任的明确等三方面主要内容，并且应依据这些内容来建立一套输入、输出和更改的安全制度。

(1) 用户身份的确定

用户身份的确定是指使用者预注册身份的设定。通过用户身份等级的设计与注册，能够实现电子病历使用过程的第一道“关卡”。对于不具备注册身份的人员，系统将会禁止其对相应病历内容的查阅、传输、打印、更改等操作。

(2) 病历使用授权的设定

病历使用授权的设定是指使用者对电子病历使用范围的界定。在电子病历的使用过程中，应该对电子病历的输入、输出、修改及使用进行严格的授权，建立授权认证机制，防止病历内容的非专业输入、患者个人隐私信息的任意读取与随意扩散、原有内容的恶意破坏等。另外，电子病历的分级保密管理机制的建立也属病历使用授权范畴。根据电子病历内容的重要程度，进行保密等级的界定，并建立相应的使用授权制度，明确完善的认证机制，实现病历的合理、安全使用。通过对医生权限等级的设置，建立完善的级别检诊制度。例如：上一级别的医生能够审查下一级别医生的记录，并有一定的修改权限；对于未签名的记录，医生本人可以随时进行修改与删除；对于已签名的记录，医生本人将没有修改与删除权限，同一临床单元的上级医生能够修改，但没有删除权限。

(3) 应负责任

应负责任是指电子病历使用者对接触病历之后应负职责的规范及其相关机制。主要包括两方面内容：电子病历的签署问题、病历使用的安全日志。

● 电子病历的签署问题。这一直是阻碍人们承认与普遍使用电子病历法律效力的主要因素之一。纸式病历在一经签署之后，将会永久存在而无法修改，除非重新签署。但是，在没有任何相关技术的要求与保护情况下，电子病历的电子签名不但可以随意修改，而且修改前后不会有任何差别。因此，电子签名需要采用加密技术来实现数据的完整性和真实性。另外，电子签名一旦丢失或遭到偷窃，将会失去终身效力。随着科学技术的进步，这些问题正逐步得到解决，例如，采用生物统计学身份识别方法进行电子签名，有效解决了上述问题。现在，出现了相关的电子签名法案和法规，例如，美国的 HIP-PA 法案、我国的《中华人民共和国电子签名法》等。电子签名能够解决如下问题：确认信息的责任者。保证签名后的信息发出到接受过程中未曾做过任何改动。2002 年，W3C 组织推出了基于 XML 的数字签名标准 XML-signature syntax and processing(XML signature)，定义了一种与 XML 语法兼容的数字签名语法描述规范，描述了数字签名本身和签名生成、验证过程。

● 病历使用的安全日志。通过对电子病历使用者操作的及时、准确的日志记录，能够明确病历内容的存储与传输过程的损坏、丢失、盗窃等责任的担负问题。使用安全日志，实现对病历数据使用情况的记录，例如，医生登陆与退出时间。文件通过打开、书写、保存、修改、删除、签字等操作的相关信息，保证了系统能够“记忆”接触病历数据的任何一个人的操作“痕迹”。这种安全日志将作为一种无法修改的高级别安全文件，例如，采用数字时间戳(Digital Time Stamp，DTS)技术，建立加密的凭证文档，来存储病历数据的记录或修改时间，以及电子签名时间。用户通过取得时间戳服务器的证书并验证时间戳就可以得到签名时间。

3. 电子病历安全性实现的主要措施

针对电子病历的网络化，电子病历安全性实现所采取的措施主要有：

增加网络安全设备，包括防火墙、入侵检测系统、安全隔离设备等。

增加系统的安全，如使用更安全的硬件设备及系统软件，安装防病毒软件等。

采用高强度的用户管理机制，包括强制密码长度、采用智能卡登录等。

● 数据备份、恢复。数据备份、恢复问题也是电子病历网络化所面临的关键问题。在电子病历系统设计过程中，应该高度重视电子病历内容的科学、完整的备份，以防遭到病毒、人为因素的侵害和破坏，或是系统自身的意外失常。如果出现意外，系统应具备能够及时对数据进行全部恢复的功能。病历数据备份应该具备一定的原则，例如，全面性、实时性、自动化、稳定性、高性能、安全性、容错性等。值得注意的是，在备份文件中，需要准确记录医生修改及签名的时间。

● 数据加密。数据加密也是系统设计所需考虑的一个关键问题，包括采用加密硬盘、加密数据库、数据传输过程的数据加密等措施。加密技术是一种主动的信息安全防范措施，即利用一定的加密算法，将明文转换成为密文，防止非法用户理解原始数据，确保数据的机密性，防止病历数据的丢失、盗窃，保证电子病历数据的网络传输可靠性。常用的加密技术有私用密钥和公共密钥。根据电子病历的安全系数要求，采用恰当长度的密钥位数，安全系数越高，密钥位数就该越多(最长为 255 位)。医生的任何已签名文件或是修改过的病历内容都将以密钥加密的纯文本格式的备份文件形式保存起来。

8.4.2 我国电子病历的推进与发展

国内外的相关研究表明：电子病历系统通过提供快速、全面、准确的患者信息和相关知识获取能力，能有效帮助医师提高医疗质量通过智能化的提示、提醒、警告功能，可以有效防止医疗差错；通过医疗机构之间电子病历的共享，可以减少不必要的检查，降低医疗费用。正因如此，大力推动电子病历的发展与应用成为许多国家的政府政策，电子病历已经成为一项改进医疗服务水平、推动医疗卫生体制改革的支撑技术。

2009 年 4 月，中共中央、国务院发布了《关于深化医药卫生体制改革的意见》，其中明确提出要“建立实用共享的医药卫生信息系统”“以医院管理和电子病历为重点，推进医院信息化建设；利用网络信息技术，促进城市医院与社区卫生服务机构的合作”。以此为标志，我国新医改正式拉开序幕，电子病历也首次被明确成为新医改的一项重要支撑手段来推动和发展。

2009 年 12 月，为贯彻落实党中央、国务院《关于深化医药卫生体制改革的意见》精神，推进以医院管理和电子病历为重点的医院信息化建设，卫计委、国家中医药管理局印发《电子病历基本架构与数据标准(试行)》。

2010 年 2 月，卫计委在《关于公立医院改革试点的指导意见》中再次提出“以医院管理和电子病历为重点，推进公立医院信息化建设，提高管理和服务水平。研究制订医疗机构内部信息管理的规定和标准，充分利用现有资源逐步建立医院之间、上级医院和基层医疗卫生服务机构之间、医院和公共卫生机构、医保经办机构之间的互联互通机制，构建便捷、高效的医院信息平台”，医院电子病历的发展由过去的自由式发展进入了政府推动的快车道。卫计委在“十二五”卫生信息化建设工程规划中，确定了我国卫生信息化建设路线图，简称“3521 工程”。提出在“十二五”期间，我国将建设国家级、省级和地市级三级卫生信息平台，加强公共卫生、医疗服务、新农合、基本药物制度和综合管理等五项业务应用，建设健康档案和电子病历两个基础数据库和一个专用网络。其中建设健康档案和电子病历是最重要的基础性工作。

2010 年 3 月，卫计委关于印发《电子病历基本规范(试行)》。该规范对“电子病历”给出了明确的定义；该规范的实施加强了我国医疗机构电子病历管理、规范了电子病历临床使用、促进了医疗机构信息化建设。

2010 年 10 月，卫计委在全国范围内启动了以电子病历为核心的医院信息化建设试点工作。2011 年间，上海、厦门、无锡、哈尔滨、石家庄先后成为电子病历试点城市，各省、直辖市先后共计 189 家医院成为电子病历试点医院。各地积极探索，建立区域医疗卫生信息平台，努力实现区域内医疗卫生机构互联互通、信息共享,大型医院在建立以电子病历为基础的医院管理信息系统以及发展远程医疗方面取得成效。

2011年1月,卫计委关于印发《电子病历系统功能规范(试行)》。该规范对“电子病历系统”给出了定义,并明确了医疗机构电子病历系统应当具有的功能,对规范医疗机构电子病历管理有重要意义。让以电子病历为核心的医院信息化建设工作有据可依、有章可循。

2011年4月,卫计委印发《电子病历系统功能应用水平分级评价方法及标准(试行)》。该标准以保障试点工作顺利开展为目标,用于客观、科学评价各医疗机构以电子病历为核心的医院信息系统功能状态、应用水平,对有效引导医疗机构合理发展医院信息系统起到积极的作用。

2017年2月,国家卫生计生委和国家中医药管理局共同印发《电子病历应用管理规范(试行)》并于当年4月1日起开始施行。随着电子病历应用的不断推进,《电子病历基本规范(试行)》的部分规定已不适应新形势下电子病历的管理要求。为此,国家卫生计生委会同国家中医药管理局组织专家对《基本规范》进行了修订,并征求全国各省(区、市)意见,进一步修改完善,形成了《电子病历应用管理规范(试行)》。主要修订内容包括:一是明确了电子病历系统和电子病历的概念,对电子病历信息系统技术管理和电子病历质量管理提出具体要求;二是明确电子病历使用的术语、编码、模板和数据应符合相关行业标准和规范的要求,以利用促进电子病历信息有效共享;三是关于电子病历的有关要求与电子签名法相衔接;四是明确封存电子病历复制件的具体技术条件及要求。

近二十年来,我国医院信息化建设快速发展,在应用上取得了巨大进步。三级医院已基本完成了管理信息系统建设,实现了挂号、收费、药品、患者流动、病案统计、医保接口等医院管理所必需的功能,医嘱、检验、医学影像、心电图、手术麻醉等各类临床信息系统的应用正在扩展和细化。早期的医院信息化建设以收费管理和医嘱管理为中心;未来的医院信息化建设则以电子病历为核心,更加强调对医院临床主体业务运行和管理的全线覆盖,信息化的重心要转移到以患者为中心的临床数据收集、传输、交换、共享、存储和科学应用上来,信息化的目标、应用深度、应用广度都发生了颠覆性的改变。

8.4.3 发展趋势

1. 电子病历成为核心,院内系统更加全面

在住院病历、医嘱等系统基础上,电子病历信息化向门诊、药学、护理、麻醉手术、影像、检验、病理等各诊疗环节拓展,临床诊疗工作的信息化程度全面提升,电子病历信息化诊疗服务环节全覆盖。在医院内部,电子病历信息化建设更加注重顶层设计、统筹推进,分布在不同部门的不同信息系统由分散到整合再到嵌合融合,逐步解决信息孤岛、信息烟囱问题,最终形成基于平台的整体统一的电子病历信息系统,实现院内各诊疗环节信息互联互通。建立紧密型医联体的,则能够实现医联体内各医疗机构电子病历信息系统互联互通。

2. 电子病历系统变得智能,临床诊疗更加规范

互联网、大数据、云存储、云计算、区块链、机器人等有关技术在医疗管理工作中的优势得到发挥,患者在就诊过程中逐步享受到更智能、更高效、更便捷、更安全、更具有人性化的个体化诊疗服务。成熟的人工智能将被嵌入到电子病历信息系统中,在智能分诊导诊,辅助信息采集,辅助检验、病理、影像诊断,辅助诊疗决策支持,智能跟踪随访等方面发挥作用,医

务人员工作效率得到提高,医疗质量与安全得到进一步保障。临床路径、临床诊疗指南、技术规范和用药指南等被嵌入信息系统,临床诊疗规范化水平得到提高。

3. 电子病历区域化得到推进,线上服务越来越多

各医院的电子病历数据是居民电子健康档案的重要来源;以电子病历为核心的信息系统的完善将会促进区域卫生信息平台的构建。单一医院内部的信息化建设向区域医疗卫生一体化方向发展,实现医疗机构与患者之间的信息共享,从而构建区域化的电子病历信息系统。运用互联网技术,医疗服务流程不断优化,患者可线上预约、移动支付、床旁结算、就诊提醒、结果查询、信息推送等便捷服务,甚至可以线上就诊、线上开处方、审核处方及配送药品等,医疗服务效率得到提高。

8.5 本章小结

在医院的信息化建设中,电子病历已成为重点;此外,医院的电子病历数据也是居民电子健康档案的重要来源。这些足以显现电子病历的重要地位。

第一小节,介绍了病历以及电子病历的概念以及电子病历的内容及特点。

第二小节,介绍了电子病历系统的定义与功能,接着阐述了电子病历与医院信息系统的关系,以及电子病历系统的基本框架。

第三小节,从五个方面介绍了电子病历数据的应用:临床路径管理、临床决策支持、知识库管理和应用、医院管理辅助决策、科研与教学。

最后,在第四小节,分别介绍了电子病历的安全、我国电子病历的推进与发展、电子病历的发展趋势。

习 题

思考并简答以下各题

1. 辨析病历与病案的概念与关系。
2. 辨析病历、医嘱与处方的概念与关系。
3. 什么是电子病历 EMR?
4. 辨析电子病历 EMR 与电子健康档案 EHR 的区别与联系。
5. 电子病历由哪 7 个业务域的临床信息记录构成?
6. 电子病历中住院诊疗记录有哪 9 项?
7. 电子病历特点主要有哪些?
8. 什么是电子病历系统 EMRS,电子病历 EMR 与 EMRS 区别与联系?
9. 辨析电子病历(系统)与医院信息系统的关系。
10. 描述电子病历系统的基本框架。
11. 电子病历数据的应用主要有哪些方面?
12. 电子病历安全性的意义主要体现在哪些方面,如何实现电子病历的安全?

【微信扫码】
相关资源

第 9 章

实验室信息系统 LIS

9.1 实验室信息管理系统概述

9.1.1 LIS 定义

LIS(Laboratory Information System)即实验室信息系统，是指利用计算机通信与网络技术，实现临床信息检验的采集、存储、处理、传输、查询，并为分析和诊断提供支持的计算机软件系统。

它是 HIS 的一个重要组成部分，是结合临床实验室日常工作的需求，依据检验的工作流程设计，整合检验相关部门的各项业务，是集分析与检测、质量控制和检验科综合管理于一体的模块化、开放化的信息平台，是实现仪器检测与医疗信息自动化、智能化的检验科管理软件系统。

9.1.2 LIS 的发展历程

检验是医院重要诊断方法，而检验过程本身对信息高度依赖。利用信息技术，通过增强获取信息的便利性，提高信息获取的及时性、提供更有效的信息处理工具，达到提高医疗质量和效率的目的，这是 LIS 系统最基本的目标。

LIS 最早产生于 20 世纪 70 年代，一些自动化的分析检验仪器开始利用计算机进行控制和记录，LIS 设计初衷就是为了满足实验室内部数据处理的需要。随着信息技术的迅速发展，LIS 逐渐演变为一种商业化的定制系统，以满足不同实验室的个性需求，同时具有了更多适用性和功能性。

LIS 的发展主要经历四个阶段：

(1) 单机运行阶段(20 世纪 70 年代到 80 年代末)，LIS 一般是以 Foxbase2.X 开发的数据处理系统放在单机上运行，负责对一些基于微处理器的分析仪器进行控制和记录，以及对检验数据进行存储和简单分析。

(2) 实验室内部简单数据库操作阶段(20 世纪 80 年代末至 90 年代末)，此时关系型数据库被引入 LIS 中存储和管理数据，形成部门级规模的 LIS。

(3) 大型数据库网络阶段(20 世纪 90 年代末年至今)。随着计算计算机技术和网络技术的发展，LIS 系统进入大型数据库网络阶段，采用开放的客户/服务器(C/S)结构或浏览器/服务器(B/S)结构，这时 HIS 系统具有独立的数据库服务器、应用服务器及检验工作站，是目前国内 LIS 系统的主流。

(4) 自动化智能化阶段(21 世纪)。检验实验室真正实现了从检验申请、收费、采样、出具实验报告的全过程自动化。同时，LIS 系统向智能化发展，如对超出参考范围的结果给出标识或从颜色上区分，甚至可以发出声音警示；能够自动判定某些错误检验结果并给出警告，如同一病毒的抗原和抗体同时出现阳性等。LIS 中引入专家系统，为临床决策提供支持。此外，LIS 与 Internet 连接，能够实现检验信息的资源更大范围共享。

9.1.3 检验主要业务

临床检验是以提供、诊断、治疗人体疾病或评价人体健康为目的，对取自人体的物质进行生物、微生物、免疫、化学、血液、细胞或其他类型的检验。检验科是每天承担包括病房、门急诊病人、各类体检以及科研的各种人体和动物标本的检测工作。一般检验科按检查分组：

- 生化检查：指用生物或化学的方法来对人进行身体检查。包括：肝功能、血脂、空腹血糖；肾功能、尿酸、乳酸脱氢酶、肌酸肌酶等。常用仪器有日立(7600)、东芝系列(TBA120fr)、奥林巴斯系列(AU2700)、贝克曼系列(LX20)等。
- 免疫检查：免疫学检查是机体识别“自身”与“非己”抗原，对自身抗体形成天然免疫耐受，对“非己”抗原产生排斥作用的一种生理功能的检测，主要是对血清进行检查。常用仪器的有罗氏系列、雅培系列(AXSYM)等。
- 常规检查：主要指血常规、尿常规、大便常规等的相关检查。
- 微生物检查：对标本中的某些微生物的数量进行检测，主要是涂片、培养、药敏。
- 细胞检查：细胞学(Cytology)检查是指通过对患者病变部位脱落、刮取和穿刺抽取的细胞，进行病理形态学的观察并做出定性诊断。主要是显微镜检查。

9.1.4 系统目标

辅助临床诊断。检验报告是临床医师诊断不可或缺的重要依据，医生开具各种检验申请的频率相当高，LIS 系统能够提高检验科的工作效率、提高检验工作质量，辅助临床诊断。

规范工作流程。LIS 系统能够规范护士和检验技师的医疗行为，使临床医生在申请检验、检验技师检验标本的过程中，严格按照系统规范流程来工作。

标本全过程管理。从样本申请进入系统开始，即开始对标本进行严格监管，判断标本质量、记录标本各个阶段状况，标本处理过程中，系统实时监控仪器状态和仪器维护与保养等情况，同时记录样本检验结果和质控状态。针对异常结果，系统会对操作员预警，以便核查。

9.2 系统业务流程

9.2.1　标本检验自动化流程

标本检验流程中覆盖了检验项目申请、收费、患者识别、标本采集、运送、保存到标本核收、处理、检测、检验结果的确认、解释、报告和建议等众多环节。标本检验自动化流程如图 9－1 所示。

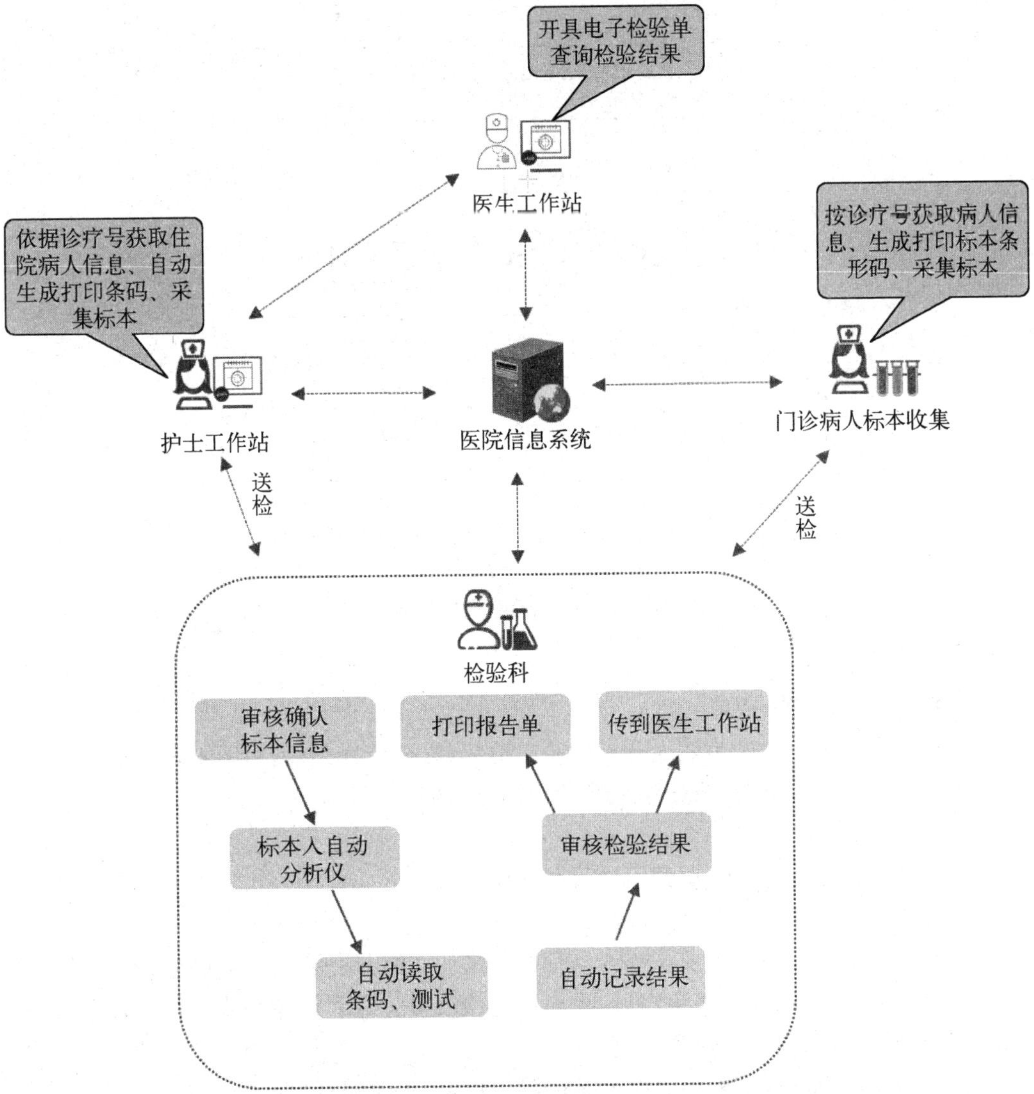

图 9－1　标本检验自动化流程

9.2.2 LIS 流程

一、主要流程图

1. 门急诊流程

门诊检验申请单处理流程，简单概括为：申请→缴费→采样→核收→检验→审核→发布。整个流程实现自动化和信息化，如图 9-2 所示。

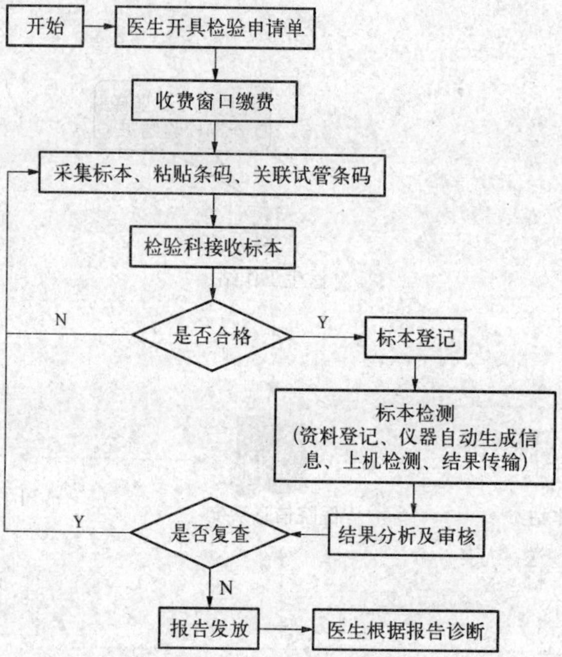

图 9-2 门急诊病人检验流程

详细描述如下：

(1) 医生开具检验申请单

医生在门诊医生工作站为病人开具检验申请单，可以选择是否打印检验申请单，申请单中注明标本采集的相关信息，方便病人缴费和标本采集。

(2) 病人缴费

病人凭诊疗卡或检验申请单到门诊收费处缴费。

(3) 标本采集、核收

在 LIS 中将检验申请单生成条码或与预制条形码关联，检验项目按规则进行合并，一般是根据检验项目的标本类别、采集容器、采集量、急查、检验时间等条件决定是否可以合并条形码，一个条形码可以包含多个项目。

门急诊病人在门诊标本采集处打印条形码，也可以在收费处打印条形码。

门急诊病人直接在医技科室进行标本采集和核收。

(4) 标本检验

检验科接收标本后，首先对标本进行分组和编号，登记标本的基本信息，可以扫描条形码或输入病人标识提取基本信息进行登记，然后将标本上机检测，如果是双向通信的仪器，可以直接将条形码标本放在仪器上，LIS 向仪器发送检验指令，仪器检测完成后，将检测结果传输到 LIS 中，部分手工检测项目需检验人员手工输入到 LIS 中，完成标本的检测。

(5) 结果审核

检测完成后，检验人员对结果进行审核，系统首先对结果进行初筛，智能分析结果是否符合审核条件，如标本是否漏项、结果是否超出参考范围或危急值、是否需要复查等。检验人员根据初筛情况再人工判断结果是否准确，检验人员完成报告的第一次审核，另外的检验人员再次对报告进行第二次审核，结果审核完成，报告生效。

(6) 报告发放

检验报告审核后，发放报告。根据医院的实际情况，发放方式一般有以下四种：

- 打印检验报告，给病人提供纸质的检验报告。
- 发送电子报告到医生工作站，医生可以在系统中查询打印检验报告。
- 危急值的报告还需发送手机短信提醒医生及时查看。
- 将检验报告通过 Internet 上传，病人可以通过用户认证查看检验报告。

2. 住院流程

住院具体流程如图 9-3 所示。住院业务流程与门诊业务流程最大的区别在于，医生在住院医生工作站为病人开具检验申请单，护士工作站执行检验医嘱，生成条形码(可选择打印条码或预制条码关联)。有电子病历系统的也可在电子病历里开具。费用可在开具申请时计费或是标本送至检验科计费。

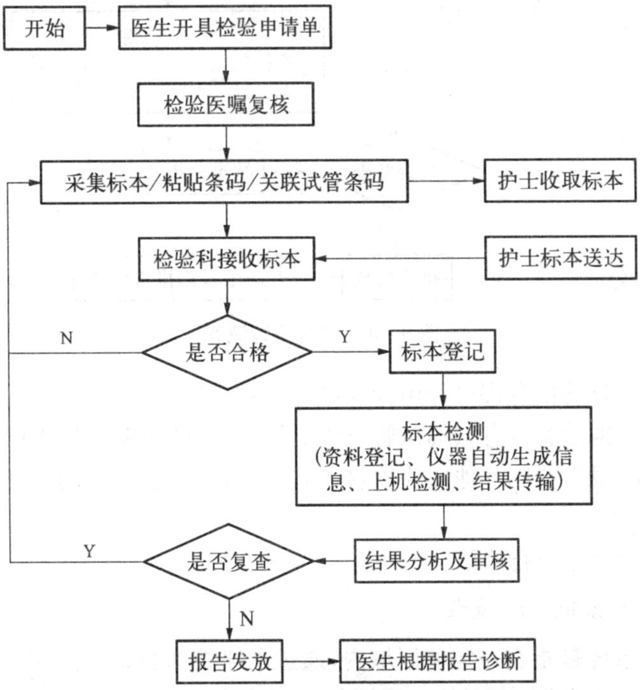

图 9-3　住院病人检验流程

住院病人的标本采集在病房完成，护士凭条形码进行采样(如抽血、扎手指等)，有些标本由病人自己完成采样(如尿液、粪便等),护士在标本采集完成后,要确认标本的采集时间和采集人。标本采集完成送至检验科,一般要经过护工收取标本、标本送达、标本接收等步骤。

收取确认。护工到抽血点或护士工作站收取标本,需要对标本进行收取确认。

送达确认。护工将标本送达检验科标本签收处,需对标本进行送达确认(根据医院具体情况,可以和标本接收合为一个步骤)。

接收确认。检验人员对送达的标本进行签收确认,不合格标本需退回临床科室。

3. 体检流程

体检是一类特殊的门诊检验类型,如图 9-4 所示,体检流程与门诊差异不大,主要体现在以下不同:

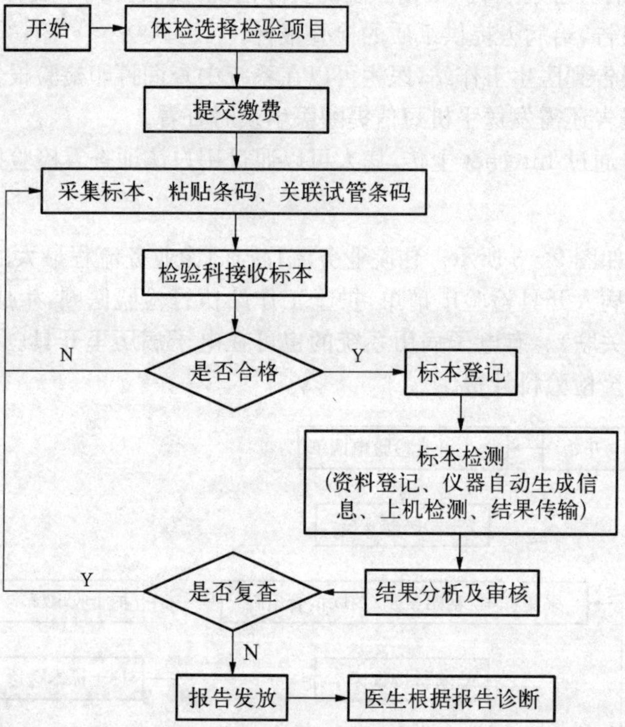

图 9-4 体检检验流程

(1) 病人体检项目的信息都已经由体检中心预约完成。

(2) 体检中心根据检验信息扫描试管条码进行对应,同时贴上病人信息后采集标本。

(3) 体检病人的报告会同其他体检项目一起打印,所以检验科可以不处理打印的问题,由体检中心统一打印。

(4) 费用由体检中心自行收取。

4. 区域卫生信息系统 LIS 流程

区域卫生信息系统是指在一定的区域内,通过网络技术自动地采集、传递、存储、处理所辖各个医疗机构的卫生数据,实现信息资源的共享和利用,以支持医疗服务、公共卫生以及卫生行政管理的计算机软件系统。它包括居民健康档案、双向转诊、社区服务、远程医疗、电子政务、医保互通、网络健康教育与咨询等应用子系统。

9.2.3 LIS 主要功能

LIS 系统的主要业务功能分为:标本登记、标本检测、结果处理、报告审核、报告发放、危急值提醒和质量控制。如图 9-5 所示为检验锦囊 LIS 系统。

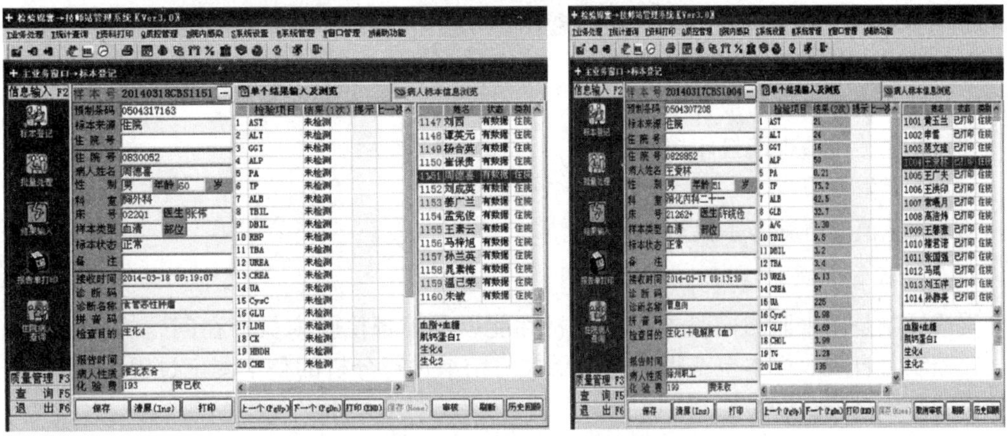

图 9-5 检验锦囊 LIS 系统

1. 标本登记

可以通过两种方式实现标本信息的获取。根据门诊号提取病人信息和检验信息,同时扫描试管条码对应标本。

(1) 扫描样本上的条形码,自动获取病人信息和检验信息。

(2) 手动输入信息。例如,如果是住院病人,输入住院号后,LIS 系统可以从 HIS 中直接获取相关的病人信息,如姓名、科室、床号等病人信息。

2. 标本检测

标本检测分为仪器检测和手工检测。

(1) 仪器检测

随着信息技术的快速发展,检验仪器的自动化程度越来越高。许多检验仪器具备数据采集,存储和传输的能力。目前,LIS 系统与检验仪器的信息交换可以分为两种方式:

双向通讯模式:计算机自动接收仪器检验结果,同时向仪器下达检验任务。

单向通讯模式:计算机自动接收仪器检验结果。

(2) 手工检测

部分项目无仪器设备,如粪便、分泌物等,通过人工进行检测,手动录入检测结果。

3. 结果审核

审核通常由检验技师来完成核对检验结果,并参考病人的历史数据,能以不同的颜色提示结果的警告水平。提示样本在分析过程的警告信息或标识。提供当日批病人数据的平均值标准差等,用来监测检验结果质量。一般情况下,检测结果一经审定就不允许再行修改。如有特殊情况也可以撤销,但是必须进入系统日志。以防止检验技师随意修改检验结果。

(1) 支持批量审核。

(2) 支持报告初筛功能。

（3）支持报告的历史对比。

（4）支持电子签名。

4. 报告发放

检验结果通过审核以后，即可发放。各工作站可以查询结果并打印。检验报告可提供完整的病人资料、标本状态、结果、单位、参考值以及超出参考范围的标记等内容。通常支持以下方式：

（1）门诊服务台集中打印报告单。

（2）自助服务机打印报告单。

（3）医生工作站查询打印报告单。

（4）网上发布报告。

（5）危急值的电脑和手机短信提醒。

5. 质量控制管理

质量控制是用来监测检验方法的分析性能以及警告检验人员存在问题的质量管理方法。它控制着自收取样本至获得测定结果并对结果进行分析的整个测定过程，是保证高质量操作的必要过程。

检验仪器使用过程中处于常年运转状态，仪器老化、试剂过期、检验室操作不规范等各种因素均有可能是检验结果出现偏差。因此在实际工作中，需要对整个化验过程进行监控和校正，以保证检验结果的准确性和可靠性。

质量控制的通常做法是通过检测质控品来实行，也就是在检验标本中插入质控物进行检测，根据质控物的测定结果画出质控图，通过观察质控图的变化判断检验结果的质量是否需要做系统的纠正，患者检验结果是否可接受。如图 9-6 所示。

6. 数据统计与分析

数据统计分析也是 LIS 的重要组成部分。由于 LIS 中存储了所有的标本信息，为大样本统计分析创造了条件。如图 9-7 所示，它能按照特定的条件对指定检验项目进行均值、标准差等一般统计，也可以对不同时段检验数值进行统计标注，并支持报表、图形输出，方便医生对病人不同时间内同一项目化验结果的分析比较，直观了解病人检验结果的变化趋势。

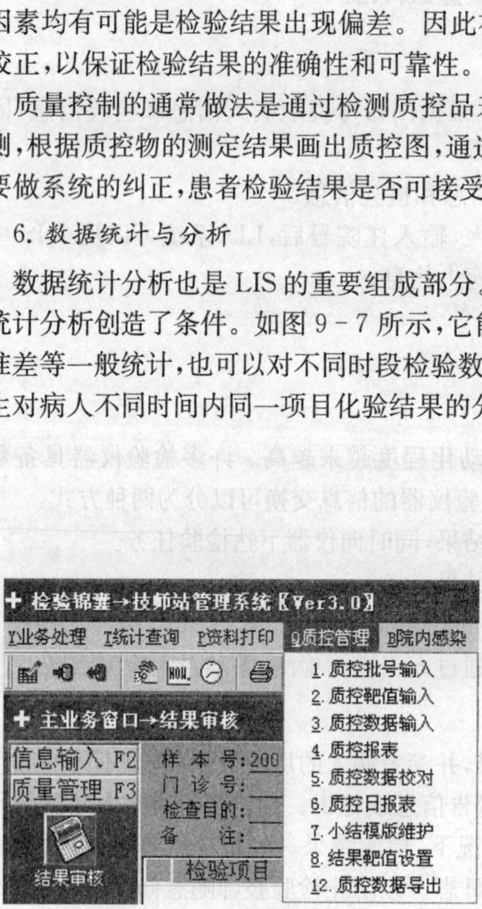

图 9-6 质控管理菜单选项

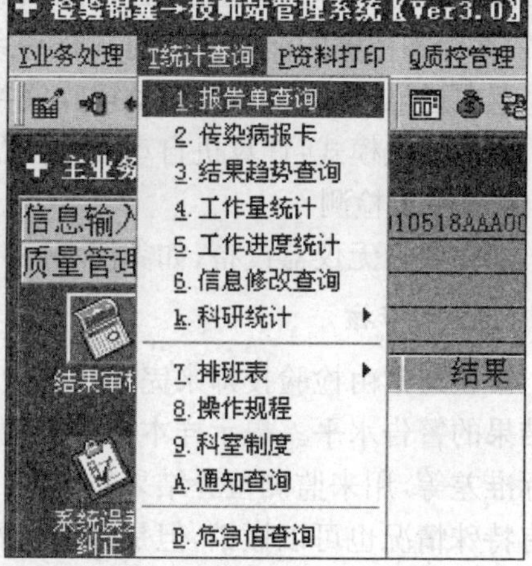

图 9-7 统计与分析程序实现

9.3 实验室条形码技术和自助取单系统

条形码技术自美国 N.J.Woodland 于 1949 年申请专利至今，以其准确、唯一和高效性在商业、工业及医院等行业的信息管理中得到广泛应用及全面发展。美国在 20 世纪 90 年代首先将条形码信息管理技术应用于实验室，由于此项技术的应用使标本在分析前出现错误的概率减少至零，这对医院的信息化管理无疑是一项新的创新。90 年代初，国内一些医院开始采用条形码技术。

9.3.1 条形码基础技术

1. 条形码的定义

条形码是由宽度不同、反射率相差很大的黑条（简称"条"，Bar）和白条（简称"空"，Space）及对应的字符，按照一定的编码规则（码制）和有关技术标准编制而成，用以表达一组数字或字母符号信息的图形标识符。简而言之，如图 9－8 所示，条形码就是一组粗细不同，按照一定规则安排间距的平行线条图形。

1234567891230153

图 9－8　条形码

为了便于人们识别条码符号所代表的字符，通常在条码符号下部印有所代表的数字、字母或专用符号。

各种类型的条形码编码虽然人类视觉难以识别，却是一种最适合机读的信息语言。条形码技术作为一种"可印制的计算机语言"，把计算机所需数据用一种条形码来表示，然后将条形码数据转换成计算机可以自动阅读的数据。

2. 条形码的种类

根据条形码标签产生方式及所含信息内容的不同，可以将条形码标签分为两大类："预条形码标签"和"即时打印条码"。

（1）预条形码标签的特点是预先设计，批量生产。由于产生于电子检验申请之前，所以不可能事先将病人姓名、病区、床号等采样信息印刷或打印在条形码标签上的。目前，国内采用预条码的医院多是由标本采集容器生产商按照 LIS 系统编码规则，将条码印制完成后贴在标本采集容器上提供给医院用。

这种条形码标签质量较好，粘贴规范，方便仪器阅读条码，识别率高。但由于在批量印制粘贴条形码时，采集管上未留下患者任何信息，易造成标本采集错误，特别是当网络或 LIS 系统出现故障时，无法获得患者及检测项目的任何信息标本检测工作，会陷入瘫痪，难以实现真正意义上的检验无纸化流程。

（2）即时打印条码。是由 LIS 或 HIS 系统生成编码，在电子检验单开具之后由标本采集人员采集标本时使用专用条码打印机即时打印后贴在标本容器上。上面会标有病人姓名、门诊（住院）号码、标本类型、测试项目、采集时间、检验科室等的信息，也称为"全信息条形码标签"。它可以通过自定义的标记颜色区分标本的类型或者检验项目，优点是利于护士查对、采样，方便标本查找等。

9.3.2 条码技术在 LIS 中的应用流程

（1）门诊条码管理和流程如图 9－9 和图 9－10 所示。

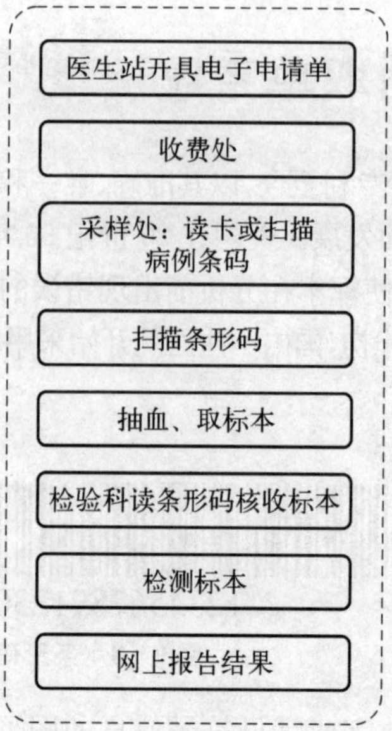

图 9－9　门诊预制条码流程

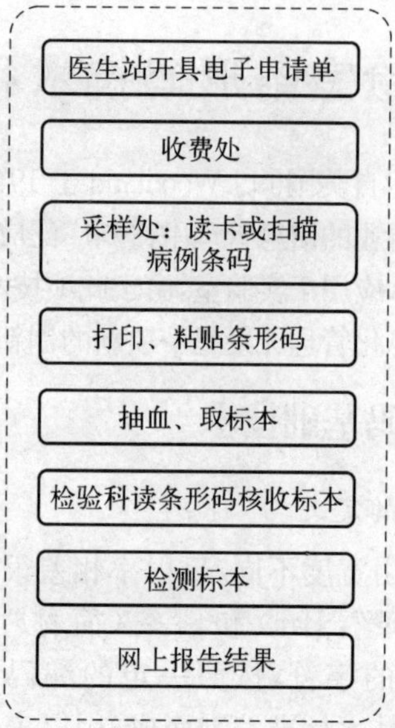

图 9－10　门诊全息条码流程

① 门诊医生通过门诊医生工作站开具检验申请。

② 门急诊收费系统通过多种方式(刷就诊卡、扫描条形码、手工输入门诊号码等)调入申请单信息进行费用收取。

③ 病人持发票或申请单到采血中心或检验科留取标本,通过 LIS 系统完成条形码试管与申请单匹配;如果采用条码即时打印,检验科会根据患者检查项目进行组合,打印出条形码贴于试管上,送至检验科标本接收处。

④ 检验科扫描条形码核收样本;上机化验;审核;报告。

⑤ 患者自取报告;门诊医生通过 HIS 系统查看报告,分析检验结果。

(2) 住院条码管理和流程如图 9－11 和 9－12 所示。

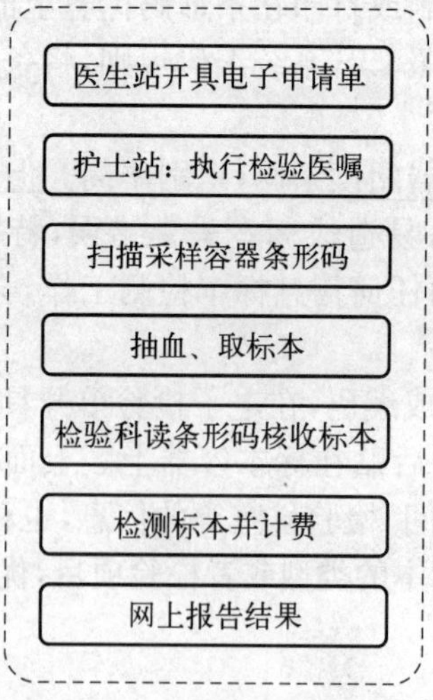

图 9－11　住院预制条码流程

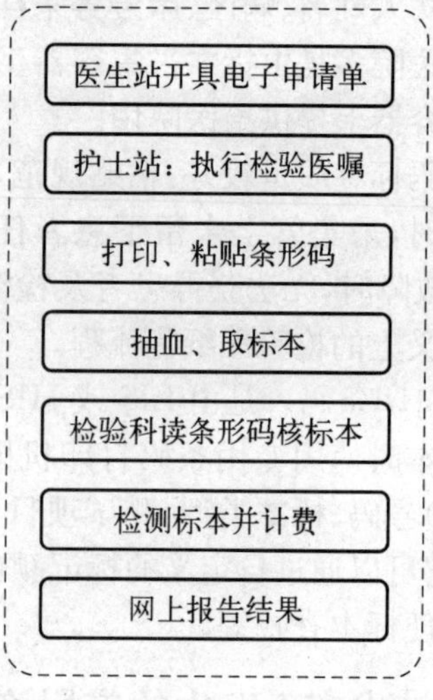

图 9－12　住院全息条码流程

① 住院医生通过住院医生工作站开具检验申请。

② 护士工作站执行检验医嘱，扫描预制条形码；采集患者样本；电脑确认采集时间等信息；如果采用即时打印，系统自动根据已经设定好的组合方式进行申请项目的重组，生成条形码记录，打印出条形码，贴于试管上。

③ 标本送至检验科标本接收处，核对试管信息并计费、分组。

④ 检验科上机化验；审核。

⑤ 住院医生从 HIS 系统中查看检验报告，分析检验结果。

9.3.3 自助取单系统

自助取单系统的应用是取代传统化验单获取方式的一次革新，是临床实验临床检验系统的功能延续。

自助取化验单机作为医疗自助服务设备，采用射频卡识别技术通过激光扫描装置识别就诊卡号或条形码，系统将扫描到的号码传到 HIS 系统和 LIS 系统数据库中进行判断，当查询到患者检验报告时，即可自动打印该次就诊的所有确认的检验报告单；如果查询不到，自助系统会给出检测中的提示。自助报告打印系统除了更换耗件和添加纸张外，不需要安排专门人员，由病人自行操作。不仅可大大节约报告发放室的空间，而且也解决了大量患者在取报告室排队时的拥堵现象，使病人充分分流，合理配置医院空间资源。主要特点归纳如下：

(1) 方便医院各种化验单、报告单、费用清单等自助取单；

(2) 提供 24 小时自助服务，方便患者在任意时段快捷领取各种报告单；

(3) 减少报告单累积与丢失现象，减少人工取单的交叉感染；

(4) 采用身份识别技术，增加对病人隐私的保护。

自助报告系统的工作流程如图 9－13 所示，实现“患者就诊卡(回执单)——报告单列表——查询报告信息——未打印报告单打印”的整个流程的自动化和人员分流。

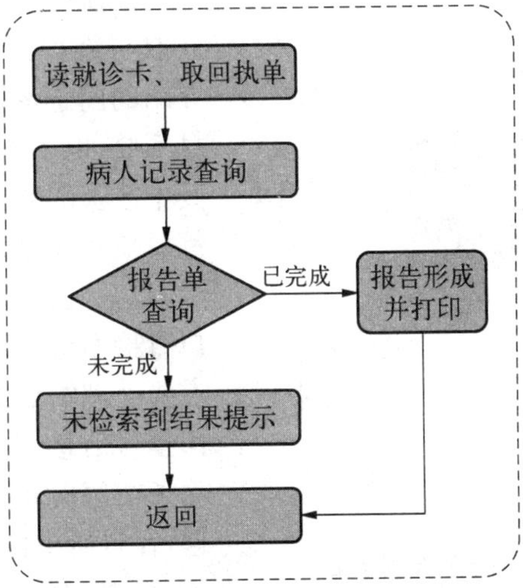

图 9－13 自助取单系统流程

【微信扫码】
相关资源

第10章

数据库技术与医学

医院是信息高度密集的行业，诊疗护理工作过程就是医疗信息的处理过程。医院管理过程是收集、处理、分析和利用信息的过程。医院信息是医院这个复杂系统在运行过程中的状态、特征及其变化的客观反映，具有范围大、数量广、涉及面广、变化快，以及连续动态发展的特点。医院信息对医院技术建设与学术发展、培养人才、提高医疗质量、科研水平和医院的知名度，均有重要意义，因此医院信息系统（Hospital Information System，HIS）成为医院信息化建设发展当中应用较早、发展最快、普及面较广的一个领域，也是近年来我国医院计算机应用领域中最广泛和最活跃的一个分支。医院信息系统是指利用计算机软硬件技术、网络通信技术等现代化手段，对医院及其所属各部门的人流、物流、财流进行综合管理，对在医疗活动各阶段中产生的数据进行采集、存储、处理、提取、传输、汇总、加工生成各种信息，从而为医院的整体运行提供全面的、自动化的管理及各种服务的信息系统。医院信息系统是现代化医院建设中不可缺少的基础设施与支撑环境。

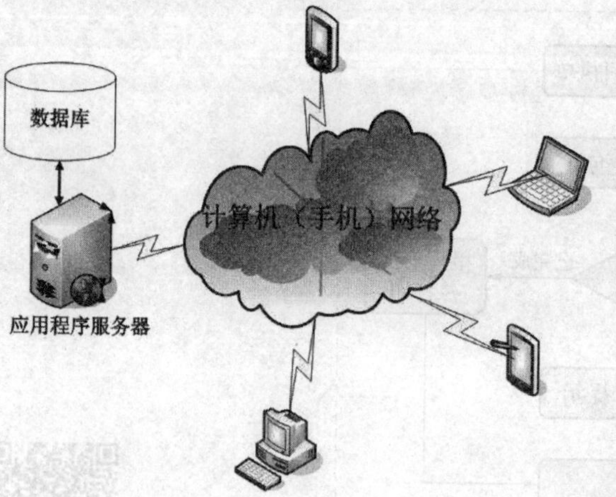

图10-1　医院信息系统的一般逻辑模型

医院信息系统中数据的组织与存储、获取与维护都离不开数据库技术。前面介绍的门急诊管理信息系统、住院管理信息系统、电子病历、医学影像信息系统等，其中涉及的数据组织与存储、获取与维护都要依赖于数据库技术。如图10-1所示，是医院信息系统的一般逻辑模型，用户直接面对的是应用程序，但是应用程序需要处理的数据都存在数据库中，如门急诊挂号信息、电子病历、医学影像数据等。除了在医院中用来进行数据的存储与管理，在科研中也要用到数据库技术，例如，医学相关专业所熟悉的PubMed，它是一个免费的搜寻引擎，提供生物医学方面的论文搜寻以及摘要的数据库。其中涉及的论文都要存储到数据库中，在用户查询时候，将符合条件论文返回给用户。

在医院中，用户在使用医院信息系统（应用程序）时候，如自助挂号系统中输入个人信息并选择科室、医生后，提交之后，数据就由应用程序提交到数据库中保存，然后在医生工作站就可以看到相应的挂号信息并叫号。

10.1 数据库技术概述

10.1.1 数据技术的产生及发展

当今社会是一个信息化的社会，信息已经成为社会上各行各业的重要资源。数据是信息的载体，数据库是互相关联的有组织、可共享的大量数据集合。数据库能利用计算机保存和管理大量且复杂的数据，快速而有效地为多个不同的用户和应用程序提供数据服务，帮助用户有效的管理和使用数据资源。目前以数据处理为研究对象的数据库技术正迅速发展，并得到广泛应用。

数据库的应用来自发展了数十年的数据处理技术，这些数据处理技术蕴藏在被称为数据库管理系统的专业软件中。引入数据库后的计算机系统称为数据库系统，它由计算机硬件、数据库、操作系统、数据库管理系统（及其开发工具）、应用系统、数据库管理员和用户等组成，其中数据库是系统的核心和基础。本章介绍数据、数据库和数据模型的基本概念以及数据库系统的基本原理和操作。

数据管理技术经历了人工管理、文件系统和数据系统阶段。数据库系统阶段的数据管理具有以下特点：

（1）数据结构化。采用数据模型表示复杂的数据结构，数据模型不仅描述数据本身的特征，还可以描述数据之间的联系。数据结构化是数据库系统的主要特征之一，也是数据库系统与文件系统的本质区别。

（2）数据冗余度低、共享程度高。由于数据不再面向某个应用而是面向整个系统，数据可以被多个用户、多个应用共享使用，大大减少了数据冗余，提高了共享性。同时由于数据面向整个系统，并为多个用户所共享，大大提高了系统的灵活性，使得数据库系统弹性大，易于扩充，可以适应各种用户的要求。

（3）数据独立性高。数据的独立性包括数据的物理独立性和逻辑独立性。数据的逻辑结构与物理结构之间的差别可以很大。用户以简单的逻辑结构操作数据而无需考虑数据的物理结构。当物理结构改变时，可以不影响数据的逻辑结构和应用程序，这就保证了数据的物理独立性。而数据的逻辑独立性是指用户的应用程序与数据库的逻辑结构是相互独立的，即当数据的逻辑结构发生了改变，用户程序也可以保持不变。

（4）数据由数据库管理系统统一管理和控制。

数据库系统克服了文件系统的缺陷，提供了对数据更高级、更有效的管理。这个阶段的程序和数据的联系通过数据库管理系统（Database Management System，DBMS）来实现。

自从 20 世纪 60 年代中期数据库技术产生以来，无论是理论还是应用方面，都已变得相当重要和成熟，成为计算机科学的重要分支。数据库技术是计算机领域发展最快的学科之一，也是应用很广、实用性很强的一门技术。目前，数据库技术已从第一代的网状、层次数据库系统，以及第二代的关系数据库系统，发展到以面向对象模型为主要特征的第三代数据库系统，其中主流的数据系统还是关系数据库系统。此外，随着数据生成的自动化以及数据生成速度的加快，需要处理的数据量急剧膨胀，关系数据管理系统（并行数据库）的扩展性等方面遇到了前所未有的障碍，不能胜任大数据分析的要求。在这种情况下，Google 公司最先提出 MapReduce 这种面向大数据分析和处理的并行计算模型。同时，NoSQL 技术顺应大数据发展的需要，蓬勃发展。NoSQL 的全称为 Not Only SQL，泛指非关系型、分布式、不满足 ACID 特性的一类数据库管理系统，它是对关系型数据库的一种补充，这意味着 NoSQL 与关系型数据库并不是对立关系，二者各有优劣，取长补短，在合适的场景下选择合适的存储引擎才是正确的做法。

随着计算机技术飞速发展及其应用领域的扩大，特别是计算机网络的飞速发展，基于计算机网络和数据库技术的管理信息系统、各类应用系统得到了突飞猛进的发展。如地理信息系统、决策支持系统、企业资源计划、数据仓库、数据挖掘、医院信息系统、电子病历系统、医院影像归档和通信系统，以及医院实验室（检验科）信息系统等系统都是以数据库技术作为其重要的支撑。因此，数据库技术的基本知识和基本技能正在成为信息社会人们的必备知识。

10.1.2 数据库技术的基本概念

随着数据管理技术的不断发展和计算机应用普及，数据库已经成为很多人熟悉的概念和术语，但是不同的人对数据库的理解并不相同。在系统介绍数据库技术之前，先介绍数据、数据库、数据库管理系统、数据库系统的基本概念。

1. 数据

数据（Data）是用来记录信息的可识别的符号，是信息的具体表现形式。

数据是数据库中存储的基本对象，数据在大多数人的第一印象中就是数字。其中数字只是其一种最简单的表现形式，是数据的一种传统和狭义的理解。按广义的理解来说，数据的种类有很多，如文字、图形、图像、声音、视频、语言以及医院的患者资料等都是数据，都可以转化为计算机可以识别的标识，并以数字化后的二进制形式存入计算机。

2. 数据库（Data Base，DB）

数据库是指长期存储在计算机内的，有组织的、可共享的大量数据集合。数据库中的数据按一定的数据模型组织、描述和存储，具有较小的冗余度、较高的数据独立性和易扩展性，并可以为各种用户共享。

3. 数据库管理系统（Data Base Management System，DBMS）

数据库管理系统是数据库系统的一个重要组成部分。它是位于用户与操作系统之间的数据管理软件，如常见的 SQLite、MS Access、MS SQL Server、MySQL、OceanBase、Oracle、DB2、Sybase、PostgreSQL 等，都是常用的数据库管理系统。它主要包括以下几个方面的功能。

(1) 数据定义功能

DBMS 提供了数据定义语言，通过它可以方便地对数据库中的数据对象进行定义。

(2) 数据操纵功能

DBMS 还提供数据操纵语言，用户使用它可实现对数据库中数据的基本操作，如查询、插入、删除、修改等。

(3) 数据库的运行管理

在建立、运行和维护数据库时，由数据库管理系统统一管理、统一控制，同时处理数据库中安全性、完整性、多用户对数据的并发使用及发生故障后的系统恢复等问题。

(4) 数据库的建立和维护功能

包括数据库初始数据的输入、转换功能；数据库的转储、恢复功能；数据库的管理重组织功能和性能监视、分析功能等。这些功能通常是由一些实用程序完成的。

4. 数据库系统(DataBase System，DBS)

数据库系统是指在计算机系统中引入数据库后的系统，一般由计算机硬件、数据库、操作系统、数据库管理系统(及其应用开发工具)、数据库应用系统、数据库管理员、应用程序员和用户等组成。

10.2 关系数据库系统

关系数据库目前是各类数据库中最重要、最流行的数据库。20 世纪 80 年代以来，计算机厂商新推出的数据库管理系统产品几乎都是关系型数据库，非关系系统的产品也大都加上了关系接口。当前的数据库领域研究工作都是以关系方法为基础的。

关系数据库系统是支持关系模型的数据库系统。关系模型由关系数据结构、关系操作集合和完整性约束三部分组成。

10.2.1 关系数据结构

关系模型中的数据结构单一，即关系，从人的角度来看即二维表。概念模型中的实体及实体间的联系在关系数据库中都可用关系表示。例如，在医院电子病历就经常用到以下三个表：

医生(工号，姓名，科室)

患者(患者号，姓名，性别，年龄)

病历(患者号，医生工号，医嘱)

表“病历”中的“患者号”和“医生工号”分别是两个实体集“患者”和“医生”的关键字，显然，表“病历”代表了表“医生”和表“患者”之间的联系，即它表达了表“患者”中的患者去表“医生”中进行就诊的情况，然后产生了医嘱，这个表可以回答“某个患者在某个医生就诊情况”，虽然这里的“某个患者”和“某个医生”仅仅是代号，但是可以通过表“患者”和表“医生”来找到患者和医生的详细信息。由此例可看出，关系模型是用表来表示一个实体集的，并且实体与实体间的联系也是通过表来实现的。

10.2.2 关系操作集合

关系模型是基于坚实的数学基础，关系操作与数学就有着紧密的联系。关系操作均采用了数学集合论方式，即操作的对象和结果都是集合。关系模型中常用的关系操作包括以下两类。

查询操作：选择、投影、连接、除、并、交、差等。

更新操作:增加、删除、修改。

而表达或者称为描述关系操作的关系数据语言可以分为三类,如表 10－1 所示。

表 10－1　关系数据语言

<table>
<tr><td rowspan="4">关系数据语言</td><td colspan="2">关系代数语言</td><td>例如:ISBL</td></tr>
<tr><td rowspan="2">关系演算语言</td><td>元组关系演算语言</td><td>例如:ALPHA,QUEL</td></tr>
<tr><td>域关系演算语言</td><td>例如:QBE</td></tr>
<tr><td colspan="2">具体关系代数和关系演算双重特点的语言</td><td>例如:SQL</td></tr>
</table>

(1) 关系代数

关系代数用对关系进行运算来表达查询要求,它是以集合操作为基础的运算,查询表达式中需要指明操作的先后顺序。

(2) 关系演算

关系演算用谓词来表达查询要求。关系演算又可按谓词变元的基本对象是元组变量还是域变量,分为元组关系演算和域关系演算两种。关系代数、元组关系演算和域关系演算这三种语言在表达能力上是完全等价的。

关系代数、元组关系演算和域关系演算均是抽象的查询语言,这些抽象的语言与具体的 DBMS 中实现的实际语言并不完全一样,但它们能用做评估实际系统中查询语言能力的标准或基础。

(3) SQL

介于关系代数和关系演算之间的语言 SQL(Structured Query Language,结构化查询语言),是由 IBM 公司在研制 System R 时提出的,SQL 不仅具有丰富的查询功能,而且具有数据定义和数据控制功能,是集数据查询、数据定义、数据操纵和数据控制于一体的关系数据语言。它充分体现了关系数据语言的特点和优点,是关系数据库的标准语言。

10.2.3　完整性约束

关系模型的完整性规则是对关系的某种约束条件,其目的是为了保证数据库中的数据正确、有效和相容。

关系模型提供了丰富的完整性控制机制,允许定义三类完整性:实体完整性、参照完整性和用户定义的完整性。其中实体完整性和参照完整性是关系模型必须满足的完整性约束条件,应该由关系系统自动支持。

10.3　关系数据库标准语言 SQL

SQL(Structured Query Language,结构化查询语言),是一种介于关系代数与关系演算之间的语言。尽管 SQL 被称为“查询语言”,但是除了数据查询外,它还有许多其他功能,如数据定义、数据操纵和数据控制等。SQL 是一个综合的、通用的、功能极强,同时又简洁易学的关系数据库语言,目前已成为关系数据库的标准语言。不同的 DBMS 实现 SQL 的方法在一些细节上可能有所不同,或者只支持整个语言的一个子集。本节介绍 SQL 的基本结构、功能。

10.3.1　SQL 概述

1. SQL 的产生和发展

SQL 语言是由 Boyce 和 Chamberlin 提出的。1974 年他们为 IBM 公司 San Jose Research Laboratory 研制的关系数据库管理系统原型系统 System R 设计了一种查询语言，当时称为 SEQUEL(Structure English Query Language)语言，后简称 SQL。由于它功能丰富，语句采用英语表示，简洁易学，使用方法灵活，受到了用户及计算机工业界欢迎。经各公司不断修改、扩充和完善，SQL 语言最终发展成为关系数据库的标准语言。

1981 年 IBM 推出关系数据库系统 SQL/DS 后，SQL 得到了广泛应用。1986 年 10 月，美国国家标准局(American National Standard Institution，简称 ANSI)的数据库委员会 X3H2 批准 SQL 作为关系数据库语言的美国国家标准，并公布了标准 SQL 文本，使 SQL 有了第一个标准，也称该标准为SQL-86。1987 年国际标准化组织(International Organization for Standardization，简称 ISO)批准 SQL 作为关系数据库语言的国际标准，并公布了标准文本。此后 ANSI 不断修改和完善 SQL 标准，并于 1989 年第二次公布 SQL 标准(SQL-89)，1992 年公布了 SQL-92 标准，1999 年公布了 SQL-99，又称为 SQL3，如图 10-2 所示。

表 10-2　SQL 标准

年　份	名　字	别　名	注　释
1986	SQL-86	SQL-87	ANSI 首次标准化
1989	SQL-89	FIPS 127-1	小修改，增加了 integrity constraint
1992	SQL-92	SQL2，FIPS 127-2	大修改，成为现代 SQL 的基础
1999	SQL:1999	SQL3	增加了正则表达式匹配、递归查询(传递闭包)、数据库触发器、过程式与控制流语句、非标量类型(arrays)、面向对象特性。在 Java 中嵌入 SQL(SQL/OLB)及其逆(SQL/JRT)
2003	SQL:2003		增加 XML 相关特性(SQL/XML)、Window functions、标准化 sequences、自动产生值的列。对 SQL:1999 的新特性重新描述其内涵
2006	SQL:2006		导入/导出 XML 数据与 SQL 数据库。XQuery
2008	SQL:2008		在 cursor 之外的 ORDER BY 语句。INSTEAD OF 触发器。TRUNCATE 语句。FETCH 子句
2011	SQL:2011		增加时态数据(PERIOD FOR)。增强了 Window functions 与 FETCH 子句
2016	SQL:2016		增加行模式匹配、多态表函数、JSON

自 SQL 成为国际标准语言以后，各个数据库厂家纷纷推出各自支持 SQL 的接口软件。目前，大多数数据库均用 SQL 作为共同的数据存取语言和标准接口，从而使不同数据库系统之间的互操作有了共同的基础。在许多软件产品中，软件厂商还对 SQL 的基本命令集进行了扩充，将其扩展成嵌入式 SQL 语言。SQL Server 2000/2005/2008/2012 中使用 Transact-SQL 语言与数据库服务器交流。

SQL 成为国际标准，对数据库以外的领域也产生了很大影响，有不少软件产品将 SQL 的数据查询功能与图形功能、软件工程工具、软件开发工具、人工智能程序结合起来，不仅把 SQL 作为检索数据的语言规范，也把 SQL 作为检索图形、图像、声音、文字、知识等信息类型的语言规范。在相当长的时间里，SQL 将是数据库领域以至信息检索领域中数据处理的主流语言。

2. SQL 语言的基本功能

尽管说 SQL 是一种“查询语言”，但是它除了数据查询功能以后，还具有很多其他的功能，它可以定义数据结构、修改数据库中的数据，以及说明安全性约束条件等。

本节内容涉及 SQL 语言数据操纵和数据定义的基本特性和用法，重点介绍数据查询功能。

10.3.2 数据定义

关系数据库由模式、外模式和内模式组成，即关系数据库的基本对象是表、视图和索引。因此 SQL 的数据定义功能包括定义表、定义视图和定义索引，如表 10－3 所示。由于视图是基于基本表的虚表，索引是依附于基本表的，因此 SQL 通常不提供修改视图定义和修改索引定义的操作。用户如果想修改视图定义或索引定义，只能先将它们删除掉，然后再重建。不过有些关系数据库产品如 ORACLE、SQL Server 允许直接修改视图定义。

表 10－3 SQL 的数据定义语句

操作对象	操作方式		
	创 建	删 除	修 改
表	CREATE TEBLE	DROP TABLE	ALTER TABLE
视图	CREATE VIEW	DRP VIEW	
索引	CREATE INDEX	DROP INDEX	

本节只介绍如何定义基本表，索引和视图的概念及定义请参阅其他资料。

下面以一个医院信息管理系统中的电子病历系统为例，说明 SQL 语句的各种用法。

医院信息管理系统中的电子病历系统的数据库包括三个表：

“患者”Patient：由病历号(Pno)、姓名(Pname)、性别(Psex)、年龄(Page)四个属性组成，可记为：Patient(Pno，Pname，Psex，Pbirth，)，其中 Pno 为主码。

“医生”Doctor：由工号(Dno)、姓名(Dname)、科室(Dpart)三个属性组成，可记为：Doctor(Dno，Dname，Dpart)，其中 Dno 为主码。

“病历”PH：由病历号(Pno)、医生工号(Dno)、医嘱(Dad)三个属性组成，可记为：PH(Pno，Dno，Dad)，其中(Pno，Dno)为主码。

1. 定义基本表

建立数据库最重要的一步就是定义一些基本表。SQL 语言使用 CREATE TABLE 语句定义基本表，其一般格式如下：

```
CREATE TABLE <表名>(<列名><数据类型>[列级完整性约束条件]
```

[<列名><数据类型>[列级完整性约束条件]…]
[表级完整性约束条件>];

其中＜表名＞是所要定义的基本表的名字,它可以由一个或多个属性(列)组成。建表的同时通常还可以定义与该表有关的完整性约束条件,这些完整性约束条件被存入系统的数据字典中,当用户操作表中数据时,由 DBMS 自动检查该操作是否违背这些完整性约束条件。如果完整性约束条件涉及该表的多个属性列,则必须定义在表级上;否则既可以定义在列级,也可以定义在表级。

【例 10-1】 建立一个“患者”表 Patient,它由病历号(Pno)、姓名(Pname)、性别(Psex)、年龄(Page)四个属性组成,其中病历号属性为主码。

```
CREATE TABLE Patient
(Pno        CHAR(15)  Primary  key,
Pname     CHAR(20),
Psex       CHAR(1),
Page       INT);
```

在 MySQL 命令提示行中执行效果,如图 10-2 所示。

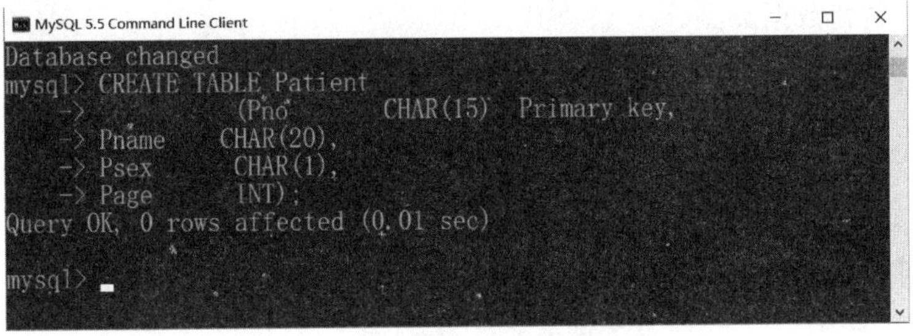

图 10-2　执行新建 Patient 表

系统执行上面的 CREATE TABLE 语句后,就在数据库中建立一个新的空“患者”表 Patient,用 describe 命令查看表 Patient 效果图 10-3 所示。

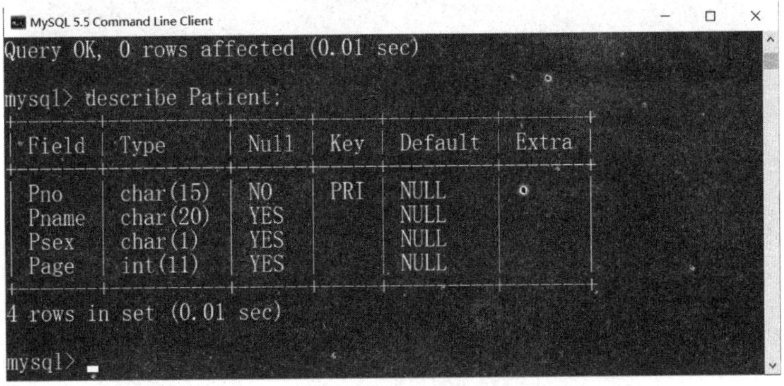

图 10-3　用 describe 命令查看新建的表 Patient

2. 删除基本表

当某个基本表不再需要时，可以删除它。删除表的格式为：

```
DROP  TABLE  <表名>;
```

基本表定义一旦删除，表中数据和在此表上建立的索引都将自动被删除掉，而建立在此表上的视图虽然仍保留，但已无法引用。因此执行删除操作一定要慎重。

3. 修改基本表

随着应用环境和应用需求的变化，有时需要修改已建立好的基本表，包括增加新列、增加新的完整性约束条件、修改原有的列定义或删除已有的完整性约束条件等。SQL 语言用 ALTER TABLE 语句修改基本表，其一般格式为：

```
ALTER TABLE <表名>
              [ADD     <新列名><数据类型><列级完整性约束条件>]
              [DROP   <完整性约束名>]
              [MODIFY   <列名><数据类型>];
```

其中，“表名”是要修改的基本表的名字，ADD 子句用于增加新列和新的列级完整性约束条件，DROP 子句用于删除指定的完整性约束条件，MODIFY 子句用于修改原有的列定义，包括修改列名和数据类型。

【例 10-2】 向 Patient 表增加“就诊时间”列，其数据类型为日期型。

```
ALTER TABLE Patient ADD Ptime DATE;
```

不论基本表中原来是否已有数据，新增加的列一律为空值。执行 ALTER TABLE 命令及其效果，如图 10-4 所示。

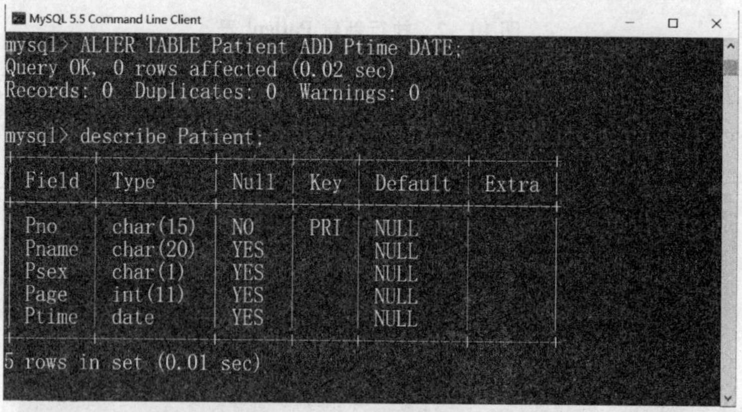

图 10-4 执行 ALTER TABLE 命令及其效果

【例 10-3】 将年龄的数据类型改为半字长整型

```
ALTER TABLE Patient MODIFY Page SMALLINT;
```

修改原来的列有可能会破坏已有数据。

SQL 没有提供删除属性列的语句，用户只能间接实现这一功能，即先将原表中要保留的列及其内容复制到一个新表中，然后删除原表，并将新表重命名为原表名。

表是数据库中唯一存放数据的地方，除了用 SQL 进行表的创建、修改和删除以外，很多数据库管理系统产品都提供了可视化操作工具，如 SQL Server、Access 等，也可以借助第三方的图形化管理工具，这样就不需要用户熟悉 SQL 语句，只要理解数据库基本知识就可以进行相关操作，便于用户使用，如图 10－5 所示，就是利用 Navicat for MySQL 进行 MySQL 数据库中表的新建操作。

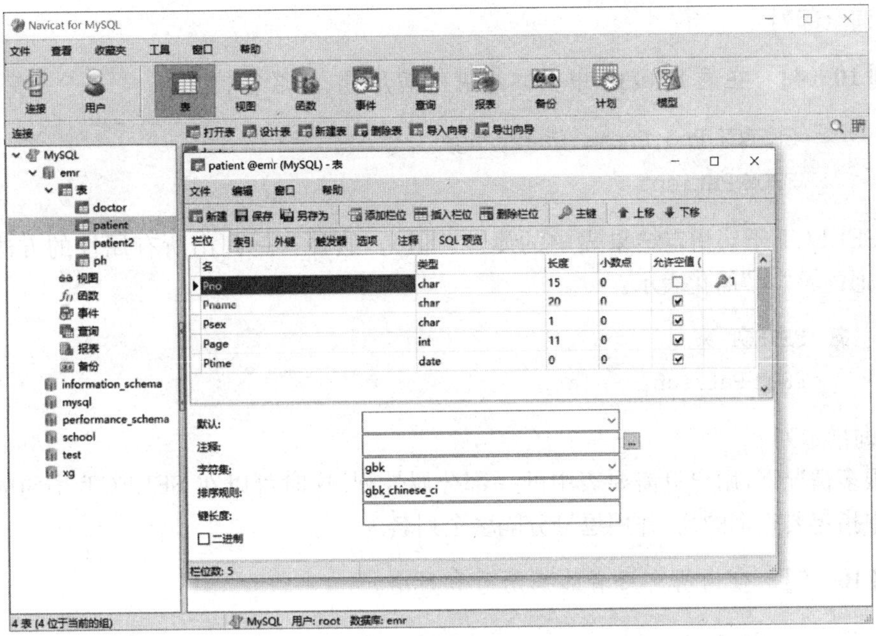

图 10－5 用 Navicat for MySQL 进行 MySQL 数据库中表的新建

10.3.3 数据查询

建立数据库的主要目的是为了查询数据，因此，可以说数据库查询是数据库的核心操作。SQL 语言提供了 SELECT 语句进行数据库的查询，该语句具有灵活的使用方式和丰富的功能。查询语句的基本部分是一个 SELECT-FROM-WHERE 查询块。

```
SELECT    [ALL|DISTINCT] <目标列表达式> [<别名>]
                   [,<目标列表达式>[<别名>]] …
FROM   <表名或视图名>[<别名>][,<表名或视图名>[<别名>]]…
[WHERE  <条件表达式>]
[GROUP BY  <列名>[,<列名>]…
[HAVING  <条件表达式>]]
[ORDER BY   <列名>[,<列名>]…[ASC|DESC]];
```

SELECT 子句用于指定要显示的属性列。

FROM 子句用于指定查询对象(基本表或视图)。

WHERE 子句用于指定查询条件。

GROUP BY 子句用于对查询结果按指定列的值分组，该属性列值相等的元组为一个组。通常会在每组中作用集函数。

HAVING 短语用于筛选出满足指定条件的组。

ORDER BY 子句用于对查询结果表按指定列的值的升序或降序排序。

1. 简单查询

(1) 查询若干列

选择表中的全部列或部分列，相当于关系代数的投影运算。

① 询全部列

【例 10-4】 在表 Patient 中全体患者的病历号、姓名等信息。

```
SELECT Pno,Pname,Psex,Page
FROM Patient;
```

用 SELECT 子句指定结果表中的属性。但是，这种一一列出所有属性的方法太烦琐了，可用通配符“*”简化表示。

```
SELECT *
FROM Patient;
```

② 询指定列

在很多情况下，用户只需要表中的一部分属性列，这时可以在 SELECT 子句的目标列表达式中指定要查询的列，并用逗号分隔多个列名。

【例 10-5】 查询所有患者的病历号和姓名。

```
SELECT Pno,Pname
FROM Patient;
```

目标列表达式中各个列的先后顺序可以与表中的顺序一致，也可以根据应用的需要改变列的显示顺序。

③ 给查询结果中的列取别名

SQL 查询语句可以通过在目标列名后面加“AS”关键字和一个别名，使结果表的列标题和 FROM 子句中给出的关系的属性有不同的名字。该别名成为结果关系的列名。关键字 AS 是可选的，即别名可以直接跟在它所代表的列名后面，中间用空格分隔即可。

【例 10-6】 对上例的查询结果用中文表示列名，即用“病历号”表示 Pno，用“姓名”表示 Pname。

```
SELECT Pno AS 病历号,Pname 姓名
FROM Patient;
```

④ 查询经过计算列

SELECT 查询语句中的(属性列表)不仅可以是表中的属性列，也可以是有关表达式，即可以将查询出来的属性经过一定的计算后列出结果。

【例 10－7】 查询所有患者的姓名及出生年份。

```
SELECT Pname,2018 - Page
FROM Patient;
```

本例中，<目标表达式>中的第二项不是通常的列名，而是一个计算表达式，是用当前年份(假设为 2018 年)减去患者的年龄，这样所得的即是患者的出生年份。

<属性列表>不仅可以是算数表达式，还可以是字符串常量、函数等。

【例 10－8】 查询患者的姓名、出生年份和性别，要求用小写字母表示所有性别。

```
SELECT Pname, 'Year of Birth:', 2018 - Page, LOWER(Psex)
FROM Patient;
```

⑤ 除重复行

【例 10－9】 查询患者的性别。

```
SELECT Psex
FROM Patient;
```

上面的查询结果中含有重复组，可以用 DISTINCT 关键字消除重复组。

```
SELECT DISTINCT Psex
FROM Patient;
```

(2) 查询满足条件的元组

SQL 语言中的选择是针对表的元组的运算，即从全部元组中选择符合条件的元组。前面的例子都是无条件选择，即选取全部元组。但是在实际应用中，更多是指定满足条件的查询。查询满足条件的元组可以通过 WHERE 子句实现。常用的查询条件如表 10－4 所示。

表 10－4 常用的查询条件

运算符类别	运算符	含义
比较运算符	= <> > < >= <=	等于 不等于 大于 小于 大于等于 小于等于
确定范围	BETWEEN...AND... NOT BETWEEN...AND...	在指定范围中 不在指定范围中
集合运算符	IN/NOT IN	在集合中/不在集合中
字符串匹配运算符	LIKE/NOT LIKE	与_和%进行单个或多个字符匹配
空值比较运算符	IS NULL/IS NOT NULL	为空/不为空
逻辑运算符	AND/OR/NOT	与/或/非

① 使用比较运算符进行查询

用于比较大小的运算符一般包括：=（等于）、>（大于）、<（小于）、>=（大于等于）、<=（小于等于）以及<>（不等于）。有些产品还包括：! >（不大于）、! <（不小于）。逻辑运算符“NOT”可与算数运算符一起用，对条件求非。

【例 10-10】 查询儿科(Child)全体医生的所有信息。

```
SELECT *
FROM Doctor
WHERE Dpart = 'Child';
```

【例 10-11】 查询所有年龄在 20 岁以上的患者的姓名及年龄。

```
SELECT Pname,Page
FROM Patient
WHERE Page>20;
```

② BETWEEN 谓词(确定范围)

谓词 BETWEEN...AND...和 NOT BETWEEN...AND...可以用来查找属性值在(或者不在)指定范围内的元组，其中 BETWEEN 后面是范围的下限(即低值)，AND 后是范围的上限(即高值)。

【例 10-12】 查询年龄在 55～60 岁之间(包含 55 和 60)的患者的姓名、性别和年龄。

```
SELECT Pname,Psex,Page
FROM Patient
WHERE Page BETWEEN 55 AND 60;
```

③ IN 谓词(确定集合)

谓词 IN 可以用来查找属性值属于指定集合的元组。

【例 10-13】 查找儿科(Child)、妇科(Gyn)的医生的工号和姓名。

```
SELECT Dno,Dname
FROM Doctor
WHERE Dpart IN('Child','Gyn');
```

与 IN 相对的谓词是 NOT IN，用于查找属性值不属于指定集合的元组。

④ LIKE 谓词(字符匹配)

谓词 LIKE 可以用来进行字符串的匹配。其一般语法格式：

```
[NOT] LIKE '<匹配串>'
```

其含义是查找指定的属性列值与<匹配串>相匹配的元组，<匹配串>可以是一个完整的字符串，也可以含有通配符“%”和“_”。其中：“%”匹配任意长度字符串、“_”匹配单个字符。注意：在 Access 中“?”匹配任何单一字符、“ * ”匹配零个或多个字符、“#”匹配任何一个数字。

【例 10-14】 查姓“王”的所有医生的姓名。

```
SELECT Dname
FROM Doctor
WHERE Dname LIKE '王%';
```

【例 10-15】 查名字中第二个字为“子”字的医生的姓名和工号。

```
SELECT Dname,Dno
FROM Doctor
WHERE Dname LIKE '_子%';
```

⑤ NULL 谓词(空值)

谓词 IS NULL 和 IS NOT NULL 可用来查询空值和非空值。

【例 10-16】 查询未填写医嘱的患者的病历号和医生的工号。

```
SELECT Pno,Dno
FROM PH
WHERE Dad IS NULL;
```

注意:这里的“IS”不能用等号(“=”)代替。

⑥ 多重条件查询

逻辑运算符 AND 和 OR 可用来连接多个查询条件。如果这两个运算符同时出现在同一个 WHERE 条件子句中,则 AND 的优先级高于 OR,但用户可以用括号改变优先级。

【例 10-17】 查询儿科、姓名为李伟的医生工号。

```
SELECT Dno
FROM Doctor
WHERE Dpart = 'Child' AND Dname = '李伟';
```

(3) 集函数

为了进一步增强检索功能,SQL 提供了许多集函数,主要包括:

```
COUNT([DISTINCT|ALL] *)                  统计元组个数
COUNT([DISTINCT|ALL]<列名>)              统计一列中值的个数
SUM([DISTINCT|ALL]<列名>)计算一列值的总和(此列必须是数值型)
AVG([DISTINCT|ALL]<列名>)计算一列值的平均值(此列必须是数值型)
MAX([DISTINCT|ALL]<列名>)求一列值中的最大值
MIN([DISTINCT|ALL]<列名>)求一列值中的最小值
```

如果指定 DISTINCT 短语,则表示在计算时要取消指定列中的重复值。如果不指定 DISTINCT 短语或指定 ALL 短语(ALL 为缺省值),则表示不取消重复值。

【例 10-18】 查询患者总人数。

```
SELECT COUNT(*)
```

```
FROM Patient;
```

(4) 对查询的结果进行排序

用 ORDER BY 子句用户可以对查询结果按照一个或多个属性列的升序(ASC)或降序(DESC)排列,缺省值为升序。

【例 10-19】 以 Pno 降序显示 PH 表的所有记录。

```
SELECT *
FROM PH
ORDER BY Pno DESC;
```

【例 10-20】 以 Dno 升序、Pno 降序显示病历表的所有记录。

```
SELECT *
FROM PH
ORDER BY Dno,Pno DESC;
```

对于空值,若按升序排,含空值的元组将最后显示;若按降序排列,含空值的元组将最先显示。

(5) 对查询的结果进行分组

GROUP BY 子句的作用是借助集函数,根据查询定义的分组把数据分别按组进行汇总。

【例 10-21】 求医生工号及由该医生诊治的患者的人数。

```
SELECT Dno,COUNT(Pno)
FROM PH
GROUP BY Dno;
```

该查询首先按照 Dno 将患者分组,然后对每一组用 COUNT 计数,求得每一组的患者人数。

对查询结果进行分组的目的是为了细化集函数的作用对象,可以针对某一组使用集函数,将集函数作用予每一个组,即每一组都有一个函数值。

(6) 对分组结果进行筛选

如果分组后还要求按一定的条件对这些组进行筛选,最终只给出满足条件的组,则可使用 HAVING 子句指定筛选条件。

【例 10-22】 求诊治患者超过 3 000 人的医生的工号和该医生诊治的患者的人数。

```
SELECT Dno, COUNT( * )
FROM PH
GROUP BY Dno
HAVING COUNT( * )>3000;
```

当 WHERE 子句、GROUP BY 子句和 HAVING 子句同时出现在一个查询中时,SQL 的执行顺序如下:执行 WHERE 子句,从表中选取行,接着由 GROUP BY 对选取的行进行分组,然后执行聚合函数,最后执行 HAVING 子句满足条件的分组。

至此,我们已经介绍了 SQL"SELECT-FROM-WHERE"查询块中可能出现的全部六个子句:SELECT、FROM、WHERE、GROUP BY、HAVING、ORDER BY。其中,只有前两个子句是必须的,而其他子句一定要按上述列出的次序出现。

2. 连接查询

前面的查询都是针对一个表进行的。若一个查询同时涉及两个或两个以上的表,即从两个或两个以上的表中检索数据,则称为连接查询。连接查询是关系数据库的重要特色之一,也是关系模型区别于其他模型的重要标志。

连接查询包括广义笛卡尔积、等值连接、自然连接、非等值连接查询、自身连接查询、外连接查询和复合条件连接查询等,本文介绍前四种连接。

(1) 广义笛卡尔积

广义笛卡尔积是指不带连接谓词的连接,参与连接运算的表做简单的笛卡尔积,如果是两个表做笛卡尔积运算,其执行过程是:首先在表 1 中找到第一个元组,然后从头开始扫描表 2,逐一将表 2 的元组与表 1 中的第一个元组拼接起来。表 2 全部查找完后,再找表 1 中第二个元组,然后再从头开始扫描表 2,逐一将表 2 的元组与表 1 中的第二个元组拼接起来。重复上述操作,直到表 1 中的全部元组都处理完毕。得到的新表的元组的个数是原两个表的元组的个数的乘积。事实上这个新表大部分结果没有任何实际意义。

若元组 R 中有 K1 个元组,S 有 K2 个元组,则关系 R 和关系 S 的广义笛卡尔积有 K1×K2 个元组,记为 R×S,表示为:

$$R\times S=\{\widehat{t_r t_s}\mid t_r\in R\wedge t_s\in S\}$$

即结果是 R 中每一个元组分别与 S 中的所有元组连接构成新的关系 R×S 的元组。

【例 10-23】 广义笛卡尔积。

对 Patient 表(表 10-5 所示)和 PH 表(表 10-6 所示)做广义笛卡尔运算的 SQL 语句。

表 10-5 Patient 表中数据

Pno	Pname	Psex	Page
2006021	张静	女	25
2006022	王喜乐	男	6
2006023	江瑞雪	男	46
2006024	王玲	女	36

表 10-6 PH 表中数据

Pno	Dno	Dad
2006021	201002	B ultrasonic
2006022	201001	X ray
2006021	201003	tabloid

```
SELECT Patient. * ,PH. *
FROM Patient,PH;
```

运行结果如表 10－7 所示。

表 10－7　运行结果

Patient_Pno	Pname	Psex	Page	PH_Pno	Dno	Dad	Patient_Pno
2006021	张静	女	25	2006021	201002	B ultrasonic	2006021
2006021	张静	女	25	2006022	201001	X ray	2006021
2006021	张静	女	25	2006021	201003	tabloid	2006021
2006022	王喜乐	男	6	2006021	201002	B ultrasonic	2006022
2006022	王喜乐	男	6	2006022	201001	X ray	2006022
2006022	王喜乐	男	6	2006021	201003	tabloid	2006022
2006023	江瑞雪	男	46	2006021	201002	B ultrasonic	2006023
2006023	江瑞雪	男	46	2006022	201001	X ray	2006023
2006023	江瑞雪	男	46	2006021	201003	tabloid	2006023
2006024	王玲	女	36	2006021	201002	B ultrasonic	2006024
2006024	王玲	女	36	2006022	201001	X ray	2006024
2006024	王玲	女	36	2006021	201003	tabloid	2006024

以上查询结果共有 12 个元组，而根据实际情况有意义的只有 3 个。

(2) 等值连接与非等值连接

可以对广义笛卡尔积增加连接条件，消除无意义的元组。

连接查询中用来连接两个表的条件称为连接条件或连接谓词。它的一般格式为：

[表名 1.]列名 1　比较运算符　[表名 2.]列名 2

其中，比较运算符有：=、>、<、>=、<=、! =。当连接运算符为"="时，称为等值连接。使用其他运算符称为非等值连接。

非等值连接的另外一种格式为：

[表名 1.]列名 1　BETWEEN　[表名 2.]　列名 2　AND　[表名 2.]列名 3

等值连接比非等值连接应用要多些。

等值连接的连接谓词中的列名称为连接字段，连接字段的数据类型必须都是数值型或字符型。从理论上讲，等值连接并不要求两个表的数据类型一致，但实际应用中，只有相同的数据类型才有意义。等值连接不要求连接字段名相同，也不要求连接字段出现在结果集中。

【例 10－24】 查询就诊患者的详细情况。

```
SELECT Patient. * ,PH. *
```

```
FROM Patient,PH
WHERE Patient.Pno = PH.Pno;
```

运行结果如表 10－8 所示。

表 10－8 运行结果

Patient_Pno	Pname	Psex	Page	PH_Pno	Dno	Dad	Patient_Pno
2006021	张静	女	25	2006021	201002	B ultrasonic	2006021
2006022	王喜乐	男	6	2006022	201001	X ray	2006022
2006021	张静	女	25	2006021	201003	tabloid	2006021

例 10－24 的查询涉及 Patient 和 PH 两个表，它们通过公共属性"Pno"实现连接，查询结果表中有两个"Sno"属性。与例 10－23 相比，元组个数减少为 3 个。

(3) 自然连接

把等值连接中的目标列中重复的属性列去掉就是自然连接。自然连接是等值连接的一种特殊情况，与等值连接相比，增加了以下限制：

① 连接字段具有相同的字段名；

② 连接字段有相同的数据类型；

③ 结果表中不含重复属性。

【例 10－25】 查询就诊患者的详细情况。

```
SELECT Patient.*,Dno,Dad
FROM Patient,PH
WHERE Patient.Pno = PH.Pno;
```

运行结果如表 10－9 所示。

表 10－9 运行结果

Pno	Pname	Psex	Page	Dno	Dad
2006021	张静	女	25	201002	B ultrasonic
2006022	王喜乐	男	6	201001	X ray
2006021	张静	女	25	201003	tabloid

事实上，SQL 语言并不区分自然连接与等值连接，甚至不区分其他连接，只认连接条件，即可以通过修改连接条件或修改 SELECT 子句中的字段，实现不同的连接查询。如果参与连接的两个表的同名字段同时出现在 WHERE 或 SELECT 子句中，则必须在字段名前面加表明前缀进行区分，格式为"表名.字段名"。

查询语句是 SQL 语句中最常用的，除了用 SQL 进行表的查询以外，很多数据库管理系统产品都提供了可视化操作工具，如 SQL Server、Access 等，也可以借助第三方的图形化管理工具，这样用户不需要熟悉 SQL 语句，只要理解数据库基本知识就可以进行相关操作，便于用户使用,如图 10-6 所示。

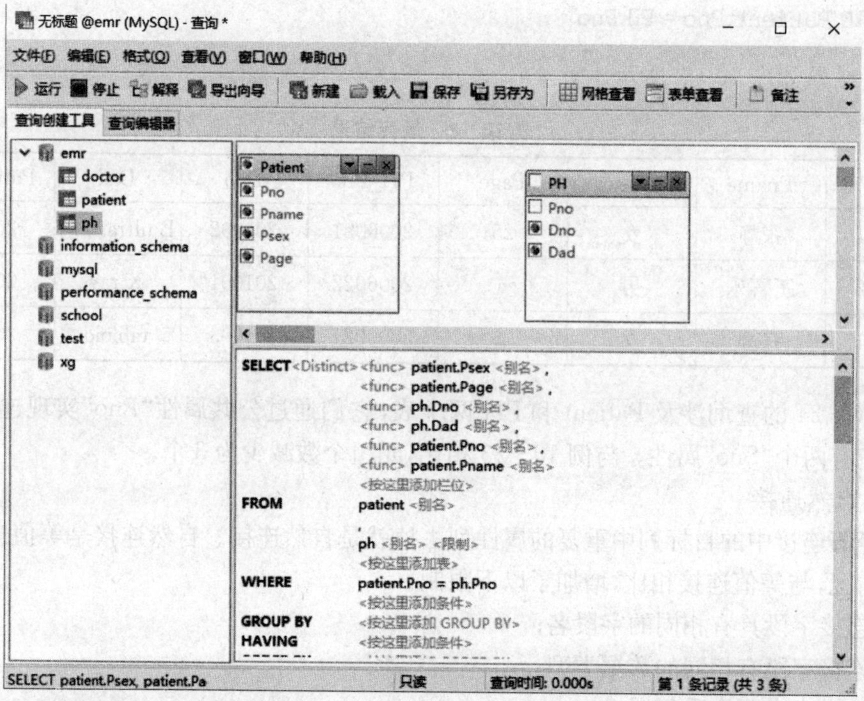

图 10-6 利用 Navicat for MySQL 可视化操作界面进行 MySQL 的操作

10.3.4 数据更新

SQL 中数据更新有以下三种类型的操作:

(1) 插入数据,即插入元组到表中;

(2) 删除数据,即从表中删除元组;

(3) 修改数据,即修改某个元组的某些字段的值;

执行数据更新操作的语句只改变数据库的状态,不返回执行结果。

1. 插入数据

SQL 数据插入语句 INSERT 通常有两种形式。一种是插入一个元组,另一种是插入子查询结果。后者可以一次插入多个元组。

(1) 插入单个元组

格式如下:

```
INSERT
INTO <表名>[(<属性列 1>[,<属性列 2>]...)]
VALUES (<常量 1>[,<常量 2>]...)
```

它的功能是将新元组插入指定表中。其中新纪录属性列 1 的值为常量 1,属性列 2 的值为常量 2,…INTO 子句的作用是指定要插入数据的表名及属性列,属性列的顺序可以与表定义中的顺序不一致。如果没有指定属性列,表示要插入的是一条完整的元组,新插入的记录必须在每个属性列上均有值,且属性列属性与表定义中的顺序一致。如果只指定部分属性列，插入的元组在其余属性列上取空值，但必须注意的是，在表定义时说明了 NOT NULL 的属性列不能取空值，否则会出错。Values 子句的作用是提供值的个数和值的类型，值的个数与值的类型上必须与 INTO 子句匹配。

【例 10-26】 将一个新患者记录(病历号:2006025;姓名:刘文;性别:女;年龄:24)插入到 Patient 表中。

```
INSERT
INTO Patient
VALUES('2006025','刘文','女',24);
```

本例中，INTO 子句没有指定属性列，表明要插入一条完整记录。这种方法固然省事、方便，但存在一种潜在危险，即当表结构有修改时，比如增加或删除一个属性就可能出问题。

【例 10-27】 插入一条患者就诊记录(病历号:'2006025',医生工号:'201002',医嘱:'Tabloid')。

```
INSERT
INTO PH(Pno,Dno,Dad)
VALUES('2006025','201002','Tabloid');
```

(2) 插入子查询的结果

子查询嵌套在 INSERT 语句中，可以生成批量数据，实现对表的插入。

2. 删除数据

删除数据的一般格式为：

```
DELETE
FROM 表名
[WHERE 条件];
```

它的功能是删除指定表中满足 WHERE 子句条件的元组，如果没有 WHERE 子句，表示要删除表中所有元组。删除数据有三种方式:单个元组删除、多个元组删除和带子查询的删除。

(1) 单个元组的删除

【例 10-28】 删除患者“刘文”。

```
DELETE
FROM Patient
WHERE Pname = '刘文';
```

如果 PH 表中有刘文的就诊记录，则删除将破坏数据库的一致性。这属于表级完整性问题。如果 Patient 和 PH 之间定义了参照完整性，则这一操作将受到限制。

(2) 多个元组的删除

【例 10-29】 删除 2006021 号的所有就诊记录。

```
DELETE
```

```
FROM PH
WHERE Pno = '2006021';
```

(3) 带子查询的删除

【例 10-30】 删除张文的患者的就诊记录。

```
DELETE
FROM PH
WHERE Pno in
(SELECT Pno
        FROM Patient
        WHERE Pname = '张文');
```

3. 修改数据

修改数据的语句格式为：

```
UPDATE 表名
SET 列名 1 = 表达式 1 [,列名 2 = 表达式 2]…
[WHERE 条件];
```

它的功能是把表中满足 WHERE 子句条件的元组按 SET 子句中的赋值语句进行修改。需改数据的方式也有三种：单个元组修改、多个元组修改和带子查询的修改。

(1) 单个元组的修改

【例 10-31】 将王飞从 Neuro 科室调整到 Der 科室。

```
UPDATE Doctor
SET Dpart = 'Der'
WHERE Dname = '王飞';
```

(2) 多个元组的修改

【例 10-32】 将所有患者的年龄增加一岁。

```
UPDATE Patient
SET Page = Page + 1;
```

在利用 UPDATE 对数据库中数据进行修改的过程中，要尽量避免出现数据的不一致性。为了解决这个问题，数据库系统通常都引入了事务(transaction)的概念。相关内容请参阅其他书籍。

10.4 数据库管理系统

数据库管理系统是数据库系统的一个重要组成部分。它是位于用户与操作系统之间的数据管理软件，如常见的 SQLite、MSAccess、MSSQL Server、MySQL、OceanBase、Oracle、

DB2、Sybase、PostgreSQL 等，都是常用的数据库管理系统。

MySQL 本是一个开放源码的关系数据库管理系统，原开发者为瑞典的 MySQL AB 公司，该公司于 2008 年被 Sun Microsystems 公司收购。2009 年，甲骨文公司（Oracle）收购了 Sun Microsystems 公司，MySQL 成为 Oracle 旗下产品。

MySQL 所使用的 SQL 语言是用于访问数据库的最常用标准化语言。MySQL 软件采用了双授权政策，分为社区版和商业版。MySQL 在过去由于性能高、成本低、可靠性好，已经成为最流行的开源数据库，因此被广泛地应用在 Internet 上的中小型网站中。MySQL 是最流行的关系型数据库管理系统之一，在 Web 应用方面，它也是最好的 RDBMS（Relational Database Management System，关系数据库管理系统）应用软件之一。随着 MySQL 的不断成熟，它也逐渐用于更多大规模网站和应用，如维基百科、Google 和 Facebook 等网站。在软件开发领域，非常流行的开源软件组合 LAMP（Linux＋Apache＋MySQL/MariaDB＋PHP，即是用 Linux 作为操作系统，Apache 作为 Web 服务器，MySQL 作为数据库）中的“M”指的就是 MySQL。

在被甲骨文公司收购后，甲骨文公司大幅调涨 MySQL 商业版的售价，且甲骨文公司不再支持另一个自由软件项目 OpenSolaris 的发展，因此导致自由软件社区们对于 Oracle 是否还会持续支持 MySQL 社区版（MySQL 之中唯一的免费版本）有所隐忧，MySQL 的创始人麦克尔·维德纽斯以 MySQL 为基础，成立分支计划 MariaDB。而原先一些使用 MySQL 的开源软件逐渐转向 MariaDB 或其他的数据库。例如，维基百科已于 2013 年正式宣布将从 MySQL 迁移到 MariaDB 数据库。

1. MySQL 的主要特点

（1）使用 C 和 C＋＋编写，并使用了多种编译器进行测试，保证源代码的可移植性。

（2）支持 AIX、BSDi、FreeBSD、HP-UX、Linux、Mac OS、Novell NetWare、NetBSD、OpenBSD、OS/2 Wrap、Solaris、Windows 等多种操作系统。

（3）为多种编程语言提供了 API。这些编程语言包括 C、C＋＋、C＃、VB.NET、Delphi、Eiffel、Java、Perl、PHP、Python、Ruby 和 Tcl 等。

（4）支持多线程，充分利用 CPU 资源，支持多用户。

（5）优化的 SQL 查询算法，有效地提高查询速度。

（6）既能够作为一个单独的应用程序在客户端服务器网络环境中运行，也能够作为一个程序库而嵌入到其他的软件中。

（7）提供多语言支持，常见的编码如中文的 GB 2312、BIG5，日文的 Shift JIS 等都可以用作数据表名和数据列名。

（8）提供 TCP/IP、ODBC 和 JDBC 等多种数据库连接途径。

（9）提供用于管理、检查、优化数据库操作的管理工具。

（10）可以处理拥有上千万条记录的大型数据库

2. MySQL 管理与操作

（1）可以使用命令行工具管理 MySQL 数据库（命令 mysql 和 mysqladmin），如图 10－7 所示，也可以从 MySQL 的网站下载图形管理工具 MySQL Workbench，如图 10－8 所示。

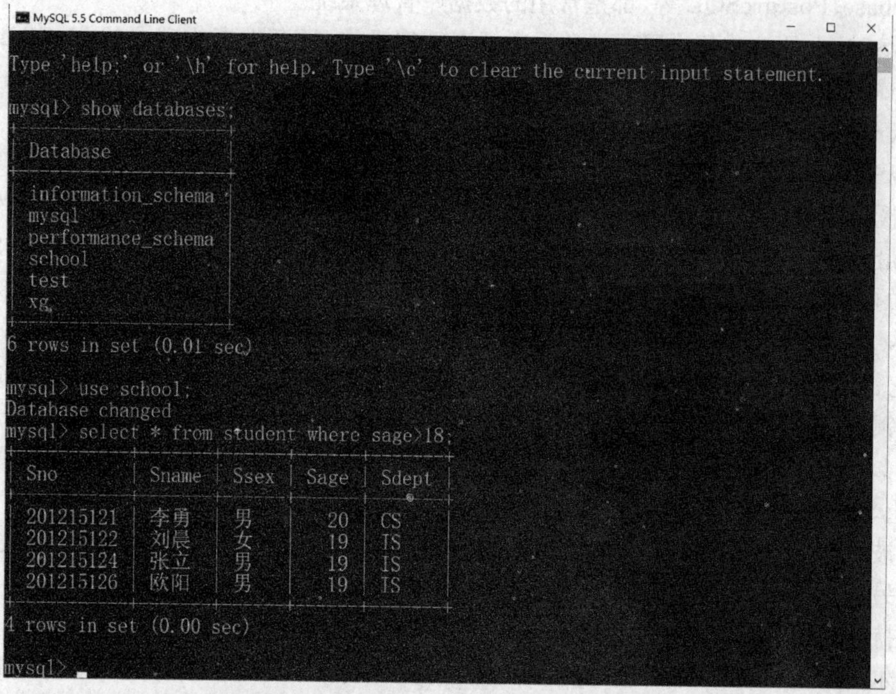

图 10－7 命令行管理工具进行 MySQL 管理

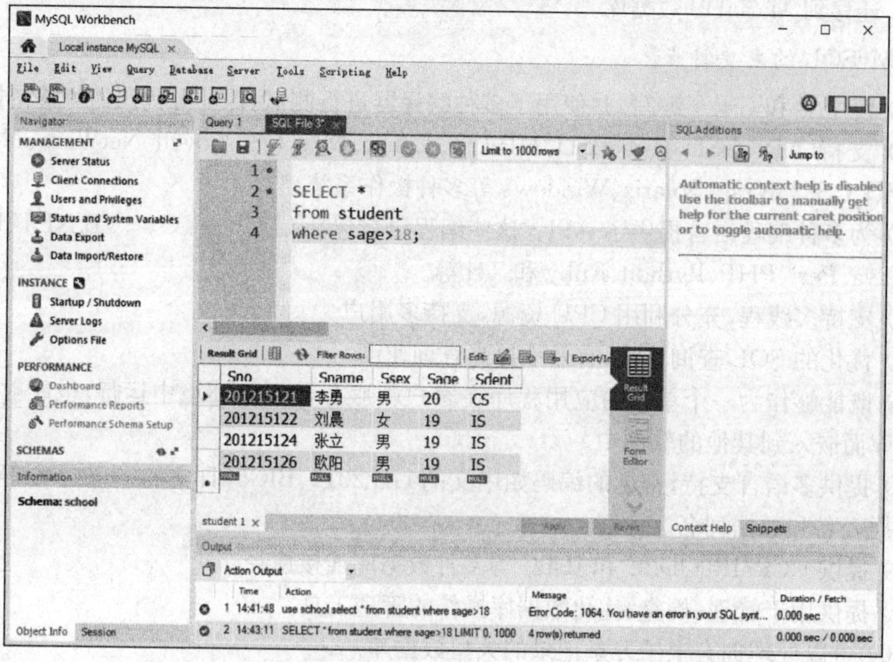

图 10－8 MySQL Workbench 管理工具进行 MySQL 管理

（2）Navicat for MySQL 是一套专为 MySQL 设计的强大数据库管理及开发工具，如图 10－9 所示。它可以用于任何版本的 MySQL 数据库，并支持大部分 MySQL 的功能，包括触发器、索引、查看等。

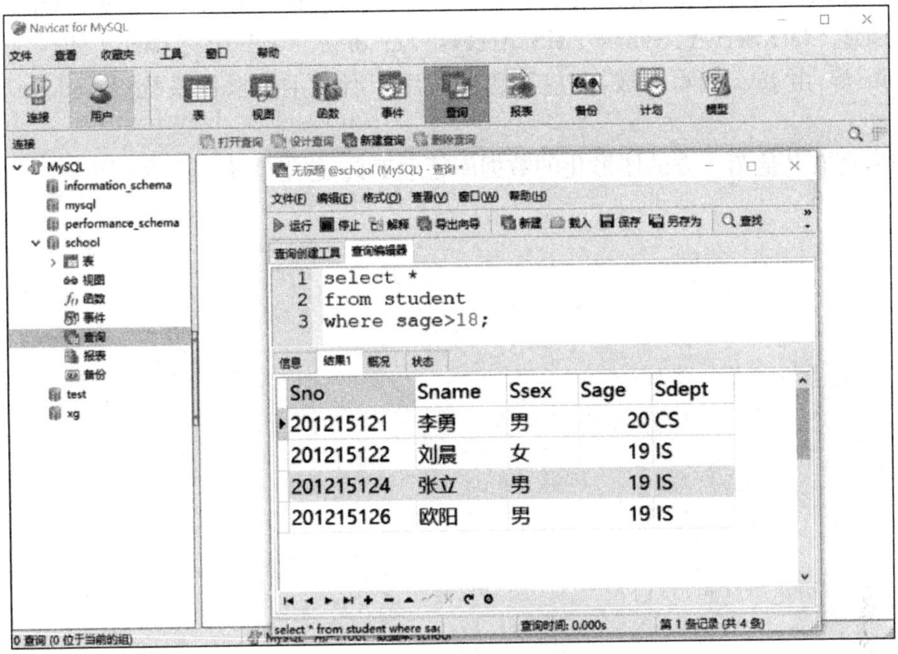

图 10 - 9　Navicat for MySQL

(3) phpMyAdmin 是由 PHP 写成的 MySQL 数据库系统管理程序，让管理者可用 Web 接口管理 MySQL 数据库，如图 10 - 10 所示。借由此 Web 接口可以成为一个简易方式输入繁杂 SQL 语法的较佳途径，尤其要处理大量资料的导入及导出更为方便。其中一个更大的优势在于由于 phpMyAdmin 跟其他 PHP 程序一样在网页服务器上运行，但是用户可以在任何地方使用这些程序产生的 HTML 页面，也就是于远程管理你的 MySQL 数据库。使用 phpMyAdmin，用户就可以方便地创建、修改、删除数据库及资料表。

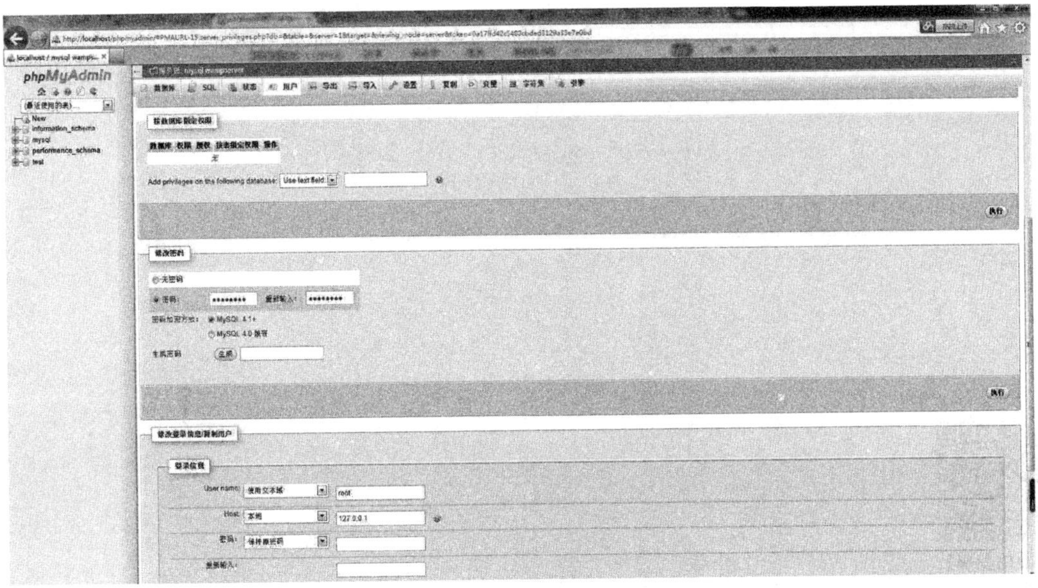

图 10 - 10　phpMyAdmin

(4) Dbeaver 软件免费，可运用于多种不同的引擎，包括 MySQL、PostgreSQL、SQLite、Oracle、DB2、SQL Server、Sybase、MS Access、Teradata、Firebird、Apache Hive、Phoenix、Presto、etc 等，由 Java 编写而成，该应用程序适用于所有主流操作系统(Windows、Mac 和 Linux)

此外，还有其他第三方的图形化的数据库管理工具，这里就不一一介绍了。

【微信扫码】
相关资源

参考文献

[1] 余悦雯.基于 Minecraft 的 Python 编程教学活动设计与实施[D].杭州:浙江大学,2019.

[2] 教育部高等学校大学计算机课程教学指导委员会.计算思维教学改革宣言[J].中国大学教学,2013,7:7.

[3] 任友群,隋丰蔚,李峰.数字土著何以可能:也谈计算思维进入中小学信息必要性和可能性[J].中国电化教育.2016,7:4-5.

[4] Brennan K, Resnick M. New frameworks for studying and assessing the development of computational thinking[J]. Proceedings of the 2012 Annual Meeting of the American Educational Research Association. 2012, 1-25.

[5] Trouille L, Beheshti E, Horn M. Bringing Computational Thinking into the High School Science and Math Classroom. American Astronomical Society Meeting. 2013, 9.

[6] 任友群,黄荣怀.高中信息技术课程标准修订说明[J].中国电化教育.2016,12:1-3.

[7] L Song, E S Singleton, J R Hill. Improving online learning: Student perceptions of useful and challenging characteristics[J], Internet & Higher Education, 2014, 2(1):46-51.

[8] Wing. Computational thinking[J]. Communications of ACM, 2006, 3:33-55.

[9] 司瑶.面向计算思维培养的中职《Python 基础》课程设计与开发[D].广州:广东技术师范大学,2019

[10] 唐培和,徐奕奕.计算思维:计算学科导论[M].电子工业出版社,2015.

[11] 蔡自兴,徐光祐.人工智能及其应用:5 版[M].北京:清华大学出版社,2016.

[12] 廉师友.人工智能概论[M].北京:清华大学出版社,2020.

[13] 王文敏.人工智能原理[M].北京:高等教育出版社,2019.

[14] 王万良.人工智能导论[M].北京:高等教育出版社,2017.

[15] 丁世飞.人工智能:2 版[M].北京:清华大学出版社,2015.

[16] 唐子惠.医学人工智能导论[M].上海:上海科学技术出版社,2020.

[17] 罗述谦,周国宏.医学图像处理与分析[M].北京:科学出版社,2016.

[18] 杨尊琦.大数据导论[M].北京:机械工业出版社,2019.

[19] 刘鹏.大数据[M].北京:电子工业出版社,2017.

[20] 黄史浩.大数据原理与技术[M].北京:人民邮电出版社,2018.

[21] 周苏,王文.大数据可视化[M].北京:清华大学出版社,2016.

[22] 冷晓彦.大数据时代的信息安全策略研究[J].情报科学,2019,37(12):105-109.

[23] 吴友富,万岩,范静,等.大数据时代健康信息隐私管理的政府行为研究[J].管理世界,2017(1):174-175.

[24] 周金海,马凯,武小川,等.计算机信息技术教程[M].高等教育出版社,2011.

[25] 金新政,陈敏,张晓祥,等.现代医院信息系统[M].北京:人民卫生出版社,2009.

[26] 冯天亮,尚文刚.医院信息系统[M].北京:科学出版社,2012.

[27] 丁宝芬.医学信息学[M].南京:东南大学出版社,2009.

[28] 董建成.医学信息学概论[M].北京:人民卫生出版社,2010.

[29] 王明时.医院信息系统[M].北京:科学出版社,2012.

[30] WHO.ICD-11 for Mortality and Morbidity Statistics[EB/OL].https://icd.who.int/browse11/l-m/en,2019-4.

[31] 徐蕾,潘其明,施佳毅.基于医院信息集成平台的急诊管理信息系统建设[J].中国数字医学,2019.14(04):54-56.

[32] 季磊,薛万国,刘敏超.解放军总医院急诊专科系统的设计与实现[J].中国数字医学,2016.11(03):36-38,48.

[33] 王明时.医院信息系统[J].北京:科学出版社,2020.

[34] 姚志洪,周强,陈金雄.医院信息系统理论与实践[M].北京:高等教育出版社,2014.

[35] 王世伟.医学信息系统教程:2 版[M].北京:中国铁道出版社,2009.

[36] 胡建平.医院信息系统功能设计指导[M].北京:人民卫生出版社,2019.

[37] 徐丽健.Spring Boot+Sprint Cloud+Element 项目实战:手把手教你开发权限管理系统[M].北京:清华大学出版社,2019.

[38] 医院信息系统(HIS)软件基本功能规范[EB/OL].

[39] 张世兵,等.基于 CDR 的门急诊整体应急信息系统解决方案[J].中国数字医学,2016.11(09):44-46.

[40] 姚志洪.医院信息系统理论与实践[M].北京:高等教育出版社,2014.

[41] 金新政,陈敏,张晓祥,等.现代医院信息系统[M].北京:人民卫生出版社,2009.

[42] 冯天亮,尚文刚.医院信息系统[M].北京:科学出版社,2012.

[43] 丁宝芬.医学信息学[M].南京:东南大学出版社,2009.

[44] 董建成.医学信息学概论[M].北京:人民卫生出版社,2010.

[45] 王明时.医院信息系统[M].北京:科学出版社,2012.

[46] 周金海,马凯,武小川,等.计算机信息技术教程[M].高等教育出版社,2011.

[47] 金新政,陈敏,张晓祥,等.现代医院信息系统[M].北京:人民卫生出版社,2009.

[48] 冯天亮,尚文刚.医院信息系统[M].北京:科学出版社,2012.

[49] 丁宝芬.医学信息学[M].南京:东南大学出版社,2009.

[50] 董建成.医学信息学概论[M].北京:人民卫生出版社,2010.

[51] 王明时.医院信息系统[M].北京:科学出版社,2012.

[52] 胡铮.电子病历系统[M].北京:科学出版社,2011.

[53] 王羽.电子病例系统功能规范与分级评价标准解读[M].北京:人民军医出版社,2012.

[54] 姚志洪医院信息系统理论与实践[M].北京:高等教育出版社,2014.

[55] 覃雄派,王会举,杜小勇,等.大数据分析——RDBMS 与 MapReduce 的竞争与共生[J].软件学报,2012,23(01):32-45.

[56] 王珊,萨师煊.数据库系统概论:5 版[M].中国大学教学,2018.